面向21世纪课程教材
Textbook Series for 21st Century

预防医学

（供非预防医学专业用）

何廷尉　李宁秀　主编

刘元福　祁秉先　孔杏云　副主编

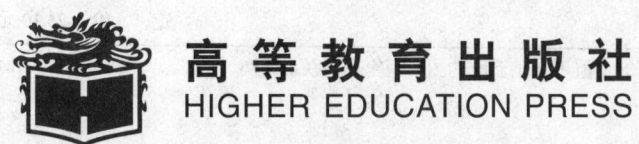
高等教育出版社
HIGHER EDUCATION PRESS

内容提要

本教材是教育部"高等医药教育面向 21 世纪教学内容和课程体系改革"项目研究成果。本书按照 21 世纪临床医学人才的基本素质要求,既讲授临床医生必须掌握的预防医学基本理论和知识,也涉及到必要的人文社会科学内容。同时,大量压缩了临床医生在工作中不用或少用的卫生学内容,突出医学模式、健康观的转变,全面介绍影响人类健康的诸因素,重视社会因素、群体健康评价、生命质量评价、社区卫生服务等内容。适合高等医药院校临床医学专业等非预防医学专业本科生使用,也可供相关专业医务工作者参考。

图书在版编目(CIP)数据

预防医学 / 何廷尉等主编. — 北京:高等教育出版社,2001.6(2012.7 重印)
ISBN 978-7-04-009494-7

Ⅰ. 预… Ⅱ. 何… Ⅲ. 预防医学-高等学校-教材
Ⅳ. R1

中国版本图书馆 CIP 数据核字(2001)第 010487 号

责任编辑	孙素青	封面设计	张 楠	责任绘图	朱 静	版式设计	马静如
责任校对	胡晓琪	责任印制	田 甜				

出版发行	高等教育出版社	咨询电话	400-810-0598
社 址	北京市西城区德外大街 4 号	网 址	http://www.hep.edu.cn
邮政编码	100120		http://www.hep.com.cn
印 刷	北京民族印务有限责任公司	网上订购	http://www.landraco.com
开 本	850×1168 1/16		http://www.landraco.com.cn
印 张	21.5	版 次	2001 年 6 月第 1 版
字 数	450 000	印 次	2012 年 7 月第 7 次印刷
购书热线	010-58581118	定 价	23.10 元

本书如有缺页、倒页、脱页等质量问题,请到所购图书销售部门联系调换
版权所有 侵权必究

物料号 9494-00

预防医学编写人员

主编
何廷尉　李宁秀

副主编
刘元福　祁秉先　孔杏云

编委(依姓氏笔画为序)

王小娟　西安交通大学医学院
王润华　重庆医科大学预防医学系
孔杏云　中南大学湘雅医学院
艾玲保　中山医科大学公共卫生学院
卢　莉　山西医科大学公共卫生学院
刘元福　重庆医科大学预防医学系
刘朝杰　四川大学华西公共卫生学院
祁秉先　昆明医学院预防医学系
李　俊　北京大学公共卫生学院
李宁秀　四川大学华西公共卫生学院
吴　杰　南通医学院卫生学系
汪　凯　四川大学华西公共卫生学院
何廷尉　四川大学华西公共卫生学院
夏昭林　复旦大学公共卫生学院
裴秋林　山西医科大学公共卫生学院

秘书　任晓晖　四川大学华西公共卫生学院

前 言

社会经济的发展，人们行为生活方式的改变，疾病谱的变化，导致社会对卫生服务的需求也发生了较大的变化。为了使医学教育同卫生服务的需求相适应，目前各国医学教育日益重视对医学生加强预防医学和社会医学的教育。近年来，在我国临床医学专业课程体系和教学内容改革中，对预防医学教学内容的改革作了许多有益的探索。为此，原华西医科大学（现四川大学华西医学中心）承担了教育部于1996年在全国高校开始实施的"面向21世纪教学内容和课程体系改革计划"中的"非预防医学专业预防医学的教学改革"项目。编写临床医学专业学生使用的《预防医学》教科书为该项目的重要成果之一。

原华西医科大学早在1991年就对临床医学专业的预防医学教学进行了初步改革。除开设流行病学、卫生统计学外，大量精简卫生学的内容并与社会医学的内容合并，编写了非预防医学专业适用的预防医学教材。1995年，我校联合昆明医学院等6所医学院校，对上述教材作了进一步修改，编写了《预防医学与社会医学》教材。1999年，华西医科大学在实施"非预防医学专业预防医学的教学改革"项目后，邀请了原湖南医科大学等10所院校参加编写临床医学专业使用的预防医学教材。本书将卫生学与社会医学的内容有机地结合起来，分4篇21章。包括基本理论、环境与健康、基本方法、社区卫生。本书以新的医学模式和健康观作为全书的指导思想，全面介绍影响人类健康的诸因素，重视社会因素、群体健康评价、生命质量评价和社区卫生服务等内容，加强预防医学与临床医学的联系。

本书在编写过程中，得到了参加编写各院校的大力支持，在此谨向他们表示衷心感谢。我们水平有限，难免有不当和值得商榷之处，恳请读者指正。

何廷尉　李宁秀
2000年12月28日

目 录

绪论 ………………………………………… 1

第一篇 基本理论

第一章 医学模式 ……………………………… 7
第一节 概述 …………………………………… 7
第二节 生物医学模式 ………………………… 8
第三节 生物-心理-社会医学模式 …………… 9
第四节 卫生事业的发展 ……………………… 13

第二章 健康观 ………………………………… 16
第一节 传统健康观和疾病观 ………………… 16
第二节 整体健康观 …………………………… 19
第三节 整体健康的内容和测量 ……………… 20

第三章 预防策略和措施 ……………………… 23
第一节 三级预防 ……………………………… 23
第二节 五层次预防 …………………………… 25
第三节 健康教育 ……………………………… 28

第二篇 环境与健康

第四章 人类与环境 …………………………… 35
第一节 人类与环境的关系 …………………… 35
第二节 环境污染及其对健康的影响 ………… 37
第三节 地质环境与疾病 ……………………… 45
第四节 环境卫生的防护措施 ………………… 51

第五章 化学因素与健康 ……………………… 57
第一节 概述 …………………………………… 57
第二节 金属和类金属 ………………………… 62
第三节 刺激性气体与窒息性气体 …………… 68
第四节 有机溶剂 ……………………………… 76
第五节 生产性粉尘与尘肺 …………………… 82
第六节 农药 …………………………………… 90
第七节 苯的氨基和硝基化合物 ……………… 99

第六章 物理因素与健康 ……………………… 103
第一节 气象条件 ……………………………… 103
第二节 噪声 …………………………………… 108
第三节 振动 …………………………………… 112
第四节 非电离辐射 …………………………… 116

第七章 生物因素与健康 ……………………… 121
第一节 生物性有害因素的来源 ……………… 121
第二节 生物性有害因素对健康的危害 ……… 122
第三节 生物性有害因素危害的预防与
　　　　控制 …………………………………… 128

第八章 食物营养与健康 ……………………… 133
第一节 营养素 ………………………………… 133
第二节 各类食物的营养价值 ………………… 145
第三节 合理营养 ……………………………… 148
第四节 特定人群营养 ………………………… 152
第五节 临床疾病营养 ………………………… 157

第九章 食品卫生与健康 ……………………… 162
第一节 食品污染 ……………………………… 162
第二节 食物中毒及其预防 …………………… 167

第十章 社会因素与健康 ……………………… 178
第一节 经济发展与健康 ……………………… 178
第二节 社会关系与健康 ……………………… 181
第三节 文化因素与健康 ……………………… 184

第十一章 社会心理因素与健康 ……………… 190
第一节 社会心理因素的分类与评估 ………… 191
第二节 生理心理应激过程 …………………… 194
第三节 心理应对机制 ………………………… 196
第四节 社会心理因素的致病意义 …………… 198

第十二章 行为与健康 ………………………… 200
第一节 人类行为发生的基础 ………………… 201
第二节 健康相关行为 ………………………… 203
第三节 行为干预与矫正 ……………………… 208

第三篇 基本方法

第十三章 调查研究 …………………………… 213
第一节 调查研究的步骤 ……………………… 213
第二节 问卷设计 ……………………………… 217

第三节 现场定性研究 …………… 224		

第十四章 实验研究 …………… 229
- 第一节 概述 …………………………… 229
- 第二节 实验室研究 …………………… 232
- 第三节 临床试验研究 ………………… 237
- 第四节 现场实验研究 ………………… 240

第十五章 健康危险因素评价 …… 243
- 第一节 概述 …………………………… 243
- 第二节 健康危险因素评价的计算步骤 … 244
- 第三节 健康危险因素评价的应用 …… 252

第十六章 健康状况评价 ………… 255
- 第一节 健康状况评价的概念和内容 … 255
- 第二节 健康状况评价的指标体系 …… 256
- 第三节 期望寿命及其演变指标 ……… 263

第十七章 生命质量评价 ………… 270
- 第一节 生命质量的概念 ……………… 270
- 第二节 健康相关生命质量评价的内容与特征 ……………………………… 271
- 第三节 生命质量评价的方法 ………… 274
- 第四节 生命质量评价的应用 ………… 281

第四篇 社区卫生

第十八章 社区卫生服务 ………… 287
- 第一节 社区卫生服务的概念和特点 … 287
- 第二节 社区卫生服务的原则和内容 … 289
- 第三节 社区卫生服务的实施 ………… 292
- 第四节 社区卫生服务评价 …………… 297

第十九章 老年人的社区保健 …… 300
- 第一节 老年人的健康问题 …………… 300
- 第二节 影响老年人健康的因素 ……… 302
- 第三节 老年人的保健服务 …………… 304

第二十章 妇女儿童的社区保健 … 309
- 第一节 妇女儿童的身心特点和保健 … 309
- 第二节 影响妇女儿童健康的社会因素 … 312
- 第三节 妇女儿童的社区保健服务 …… 314

第二十一章 慢性病的社区防治 … 319
- 第一节 概述 …………………………… 319
- 第二节 慢性病社区防治工作的内容 … 321
- 第三节 心脑血管疾病的社区防治 …… 325
- 第四节 糖尿病的社区防治 …………… 327
- 第五节 恶性肿瘤的社区防治 ………… 329

附表 ………………………………………… 333

参考文献 …………………………………… 336

绪 论

一、预防医学的概念

医学是认识人类生命现象,增进健康,防治疾病,促使机体康复,延年益寿的科学技术和实践活动。就医学的现代规模来说,已经成为一个极为庞杂的知识体系,分科众多,关系错综。对医学的划分历来存在着各种各样的分法,现在通用的一种是把医学分为基础医学(basic medicine)、临床医学(clinical medicine)和预防医学(preventive medicine)三部分。这三部分各包括有各种不同的专门学科。

预防医学是研究环境因素对健康的影响、疾病的分布规律,以及制订防治疾病、提高生命质量、延长寿命的对策和措施的一门学科。随着社会的发展和医学科学的进步,现代预防医学研究的内容有所扩展和转变,如环境因素不仅有自然环境因素,还有社会环境因素和心理环境因素;疾病防治从急、慢性传染病转向传染病与慢性非传染性疾病防治并重;增进健康从躯体健康扩展到心理健康与社会适应健康等。

二、预防医学的内容

预防医学的内容,大体上有以下四个方面:

(一)研究影响人群健康状况的环境因素

影响人群健康的环境因素,按其性质可分为生物因素、化学因素、物理因素和社会因素等;按人类生活的各个环节可分为生活环境、劳动环境、食物环境和社会环境等。预防医学是研究人类与环境之间的对立统一关系,了解环境因素对人类健康和疾病的作用规律,消除或控制环境中对人类健康有害的因素,改善或提高环境质量,增进健康。对生活、劳动和食物三大环境,已经有了较深入的研究,并形成了独立的环境卫生学、劳动卫生学、营养和食品卫生学。此外,有以研究社会环境为主的社会医学。

(二)研究预防疾病、保护人群健康的策略与措施

预防医学除了要研究一般人群的健康问题及其对策外,特别要研究脆弱人群的健康问题及其对策。按脆弱人群的生理、年龄特点,可分为围产期保健、儿童保健、妇女保健和老年保健等。它们以预防为主、防治结合;以群体为主,群体保健干预和个体保健服务相结合。目前,儿童保健、妇女保健等已发展为独立的学科。

(三)研究疾病的分布、影响因素和资料的收集、整理与分析

预防医学中研究疾病的分布规律,影响疾病发生、发展的各种因素,制订和评

价防治措施,属于流行病学范畴;而应用概率论和数理统计的原理和方法,研究医学卫生资料的收集、整理与分析则属于卫生统计学范畴。在这两门学科的基础上发展起来的健康状况评价、危险因素评价、生命质量评价等,已得到广泛的应用。现代临床医学的医疗和研究工作中,由于应用了流行病学和统计学方法,临床医学正在从单纯的个体疾病防治,扩大到群体疾病的防治。

(四)研究疾病防治的组织和科学管理方法

为了有效地防治疾病,增进人群健康,预防医学还要研究国家的卫生工作方针政策、卫生事业的组织管理和社区医疗保健等。因此,产生了卫生管理学、卫生法学、卫生经济学和社区医学等学科。

三、预防医学的任务

根据预防医学的内容,预防医学的任务如下:

(一)研究环境因素对人群健康的影响

人类的生活环境、劳动环境中,存在着影响健康的生物、物理、化学、社会等因素。预防医学的任务之一,就是要通过社会卫生调查找出这些因素中,对人类健康影响较大的高危因素,采取措施消除或控制高危因素。

(二)评价社会卫生状况

通过社会卫生调查,评价与健康有关的社会经济状况、环境卫生质量、卫生服务、人群的健康状况和生命质量等,为开展社区卫生服务,改善社会卫生状况,提高人群健康水平提供依据。

(三)制订增进健康、防治疾病的对策和措施

主要是通过疾病的三级预防、人群的五层次预防、社区卫生服务即疾病的社区防治和人群的社区保健等对策和措施,以预防控制疾病、增强人群健康。

四、预防医学的发展

预防疾病的思想,国内外很早就有记载。公元前8—7世纪,我国《易经》中已提到"君子以思患而豫防之",这是预防思想在古籍中的最早记载。公元前5—3世纪,我国第一部古典医著《黄帝内经》中也指出:"圣人不治已病治未病,不治已乱治未乱。""夫病已成而后药之,乱已成而后治之,譬如临渴而凿井,斗而铸锥,不亦晚乎!"公元前4世纪,希腊的希波克拉底在《空气、水和土壤》一书中,系统地阐述了环境因素和疾病的关系,奠定了预防医学的思想基础。

16世纪后,欧洲文艺复兴和17世纪的工业革命,推动了自然科学的发展,带来了社会和医学的发展和变革。基础医学的形成和发展,为预防医学提供了理论基础和实验手段。同时,由于工业的发展,人口集中给城市带来了生活环境和生产环境的严重污染,造成传染病的流行和职业病的不断发生,威胁着人类的生存和发展。许多科学家运用实验的方法研究传染病、职业病的流行规律,分析影响因素,

提出防治措施,促使预防医学走上与实验科学相结合的道路。

19世纪末以来,人类在战胜天花、霍乱、鼠疫等烈性传染病的过程中,逐渐认识到仅从个体预防疾病是不够的,必须在个体预防的基础上,实施群体预防,采取广泛的公共卫生措施,才能较快地控制传染病流行。群体预防的发展,是工业和医学科学发展的产物。由于世界经济的发展,国际间商贸交往日益频繁,交通发达,人口流动等因素,以致一个国家单独采取预防疾病的措施,不可能有效地控制疾病,于是产生了国际间合作的意愿。1948年成立了世界卫生组织(World Health Organization,WHO),国际间合作和交流才得以实现。WHO的目标是"使所有的人都尽可能地达到最高的健康水平"。这个目标,已超过了以某特定人群为对象的范畴,进入到以全人类为对象进行预防的时代。

1949年中华人民共和国成立后,预防医学在我国得到了进一步的发展。新中国成立初期,我国制订了"面向工农兵,预防为主,团结中西医,卫生工作与群众运动相结合"的卫生工作四大方针。同时,在卫生机构中除了医院、疗养院等医疗机构外,还建立了卫生防疫站、妇幼保健站(所、院)等预防保健机构,以加强预防保健工作。在医学教育中除临床医学专业外,还设置了预防医学专业,以加强预防医学人才的培养。因而我国在预防和控制传染病、地方病,保护人民健康,延长寿命等方面取得了举世瞩目的成绩。1997年,《中共中央国务院关于卫生改革与发展的决定》提出了新时期的卫生工作方针是:"以农村为重点,预防为主,中西医并重,依靠科技与教育,动员全社会参与,为人民健康服务,为社会主义现代化建设服务。"方针特别提出"动员全社会参与",这是我国卫生工作的经验总结。即保护人民的健康,不仅仅是卫生部门的事,而且是全社会的任务。因此,卫生工作一定要政府领导、部门协调、人人动手,才能更好地预防和控制疾病,提高人民健康水平。

五、学习预防医学的目的和意义

1988年,世界医学教育会议发布的"爱丁堡宣言"指出:"医学教育的目的是培养促进全体人民健康的医生",要求医学生必须获得不仅对个人而且还要对人群有促进健康和处理疾病的能力。因此,非预防医学专业学生学习本门课程的目的是:

(1)了解我国预防为主的卫生工作方针以及医学模式与健康观的转变,生物-心理-社会医学模式和世界卫生组织的健康观对临床医学和卫生工作的影响。

(2)了解环境因素,包括生物、物理、化学、心理和社会等因素对人类健康的影响,提高对疾病诊断和鉴别诊断的能力。

(3)学习调查研究、实验研究、健康状况评价、健康危险因素评价和生命质量评价等方法。

(4)学习社区卫生服务,特别是疾病的社区防治和人群的社区保健。

(何廷尉)

第一篇 基本理论

第一篇

基本原理

第一章

医学模式

第一节 概述

一、医学模式的概念

模式(model)是指在一定的社会历史条件下，人们观察、分析和处理各种问题的标准形式和方法。它把纷繁深奥的理论简化，对事物的内在机制及其相互关系作出直观而简洁的描述，使之成为可以仿效的标准样式。

医学模式(medical model)是指在不同的历史阶段，人们对于人类生命过程、健康和疾病的特点和本质的认识及概括，是人们观察、分析和处理医学有关问题的基本思想和主要方法。它是人类医学实践的产物，是医学观的一种高度的哲学概括。医学模式对医学科学研究、医学教育和卫生事业的发展，起着重要的指导作用，是医学工作者不可缺少的理论武器。

二、医学模式的演变

自人类出现后，就遭受到外伤和病痛的折磨。人们从与疾病作斗争开始，不断地探索、认识和体验，医学模式随之产生。但是，作为特定观念形态的医学模式的概念直到近代医学后期，才由被称之为"生物医学模式"概念的出现而登上世界医学哲学舞台。

医学模式的发展不是一帆风顺的，经历过曲折与反复。随着社会的进步、经济的发展、科学技术水平的提高和哲学思想的完善，通过医学实践，使得医学模式不断地充实、深化、发展和完善，并实现了两次大的飞跃。第一次飞跃是以感官和实地观察为手段获得知识，对人体生命现象、健康和疾病的认识和理解仅限于"知其然、而不知其所以然"的古代经验医学演变为通过有目的地实验、进行科学论证，立足于科学实验和生物科学成就基础之上，"不仅知其然，而且知其所以然"的近代实验医学;第二次飞跃是充分认识到人类除了自然的生物属性外,还具有复杂的社会属性,在考虑生物致病因素的同时,重视社会和心理因素的作用,产生了现代医学模式。

在医学史上曾有过许多医学模式,比较重要的有神灵主义医学模式、自然哲学医学模式、机械论医学模式、生物医学模式和生物-心理-社会医学模式等。其中,生物医学模式和生物-心理-社会医学模式的影响较大。

第二节 生物医学模式

一、生物医学模式产生的背景

15世纪末到16世纪,从意大利开始迅速波及西欧各国的文艺复兴运动,促进了包括医学在内的自然科学的发展。比利时人维萨留斯(Vesalius A)于1543年出版了《人体的构造》一书,为解剖学的发展奠定了重要基础。英国医生哈维(Harvey W)于1628年发表了他的著作《心血运动论》,他所建立的血液循环学说奠定了近代生理学的基础。1675年荷兰商人列文虎克(Leeuwenhoek A V)发明了显微镜,成为探索生物体微观世界的第一人。

开始于18世纪下半叶的英国工业革命,资本主义生产完成了从工场手工业向大机器工业的过渡。19世纪以来,工业化热潮和都市化进程加快,城市人口居住密度增大,带来了一系列的公共卫生问题,尤其是天花、霍乱、鼠疫和结核等传染病的发生、流行,死亡日益突出。社会生产力的发展,科学技术水平的提高,物理、化学和生物等自然科学的长足进步,尤其是能量守恒和转化定律、细胞学说和生物进化论的三大发现,为医学的发展提供了有利的条件和方法。法国学者巴斯德(Pasteur L)用实验证明微生物是所有发酵过程的原因。他认为微生物尽管在自然界能做许多有用的工作,但它也会给人类带来疾病、瘟疫和死亡,从而确立了消毒灭菌方法。德国医生科赫(Koch R)创立了微生物学的一些基本实验技术,如分离和纯化细菌的技术、固体培养基的应用、细菌染色、显微摄影等;并于1876年第一次证实炭疽杆菌是炭疽病的病原菌,1882年发现了结核杆菌,1883年发现了霍乱弧菌,总结出关于病原菌的"科赫原则",将人类引向了一个全新的细菌学时代。在生物科学基础上,从生物学的角度来研究人体的解剖、生理、病理、生化、微生物、遗传和分子生物学等基础医学学科的发展和完善以及自然科学技术成就在医学诊断、治疗中的广泛应用,促进了麻醉、外科、传染病和内科等临床医学学科体系的形成和发展,使排他的、单一性的病因概念得到了强有力的支持。为强调生物科学对医学的重要意义,人们创用了生物医学(biomedicine)这个术语,说明两者的紧密关系。并将以生物学的观点来认识人类生命现象、健康与疾病的特点和实质的思维方法称之为生物医学模式(biomedical model)。

二、生物医学模式的内容

立足于科学实验方法和生物科学成就基础上的生物医学模式,认为每种疾病都是由一种确定的生物或理化等病因引起的。可在人体内某一特定的器官、组织或细胞、分子导致可测量出的形态结构和/或生理、生化功能的改变,能够明确诊断,并通过相应的手术、药物、理疗等方法控制病理变化以达到治疗目的。并提出了病因、宿主和环境三者动态平衡的概念,如三者之间保持相对的平衡,则机体处于良好的健康状态之中;如致病因子加强、环境条件改变、机体抵抗力降低等均可使三者间的平衡破坏,导致疾病发生,如图1-1。

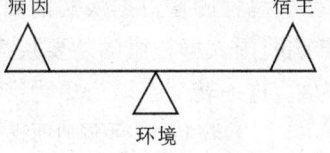

图1-1 病因、宿主、环境的平衡与健康

一种病原引起一种疾病的单因、单果的模式在一定程度上揭示了传染病的流行规律。在生物医学模式指导下,针对特定的病因,开展有效的、特异性方法的研究,促进了生物医学科学的巨大进步,推动了预防医学的发展。预防接种(免疫)、杀虫灭菌(消毒)和抗菌药物(治疗)三大手段的发展和完善,使流行猖獗的传染病得到了有效的控制,人群健康水平得到很大提高,取得了第一次卫生革命的伟大胜利。

在生物医学模式指导下,极大地促进了医学科学和卫生事业的发展。人类对自身的认识从系统、组织深入到细胞、分子层次,确立了基因理论;客观、定量的生物学指标,使人们对许多疾病的病因和发病机制的认识不断深化;对体内病灶的位置判断越发准确;对疾病的防治手段日益完善、更加有效。在保护人类健康和防治疾病中,生物医学模式在过去起着十分重要的作用,在今后的医学发展中仍将继续发挥它的重要作用。

生物医学模式的不足主要是过分强调了人类的自然属性和生物学特点,而忽略了人类所特有的社会属性和整体性特点。除生物学因素外,心理和社会因素对疾病,尤其是对慢性病的发生、发展和防治起着十分重要的作用。解释危害人类健康的疾病模式已由单因、单果的线性模式向多因、多果的网络形式发展,医学模式也由生物医学模式发展成为生物-心理-社会医学模式(bio-psycho-social medical model)。

第三节 生物-心理-社会医学模式

一、生物-心理-社会医学模式产生的背景

(一)疾病谱和死因谱的改变

疾病谱或死因谱是指一定时期内(通常以一年为单位)一个国家或地区人群发

病或死亡情况的总和,它反映各类疾病发病数在总发病例数或各类死因人数在死亡总人数中所占的比重和位次,由疾病或死因构成比和疾病或死因顺位两个指标组成。随着社会经济的发展,人们物质文化生活水平的提高以及行为生活方式的改变,人类的疾病谱和死因谱也发生了改变。世界各国先后出现了以心脏病、脑血管病、恶性肿瘤占据疾病谱和死因谱前几位的变化趋势。与其他发达国家相类似,影响我国人群健康的主要疾病也由过去的以传染病为主而逐步转变为以非传染病为主,这一转变在城市更为突出(见表1-1)。

表1-1 不同时期我国城市居民前五位死因死亡率(1/10万)及构成/%

顺序	1957年		1975年		1985年		1992年*		1999年*	
	死因 1/10万	%	死因 1/10万	%	死因 1/10万	%	死因 1/10万	%	死因 1/10万	%
1	呼吸系病 120.3	16.9	脑血管病 127.1	21.6	心脏病 131.0	23.4	恶性肿瘤 125.8	21.7	恶性肿瘤 140.5	23.9
2	传染病 112.2	15.4	恶性肿瘤 111.5	18.8	脑血管病 117.5	21.0	脑血管病 122.7	21.1	脑血管病 127.2	21.6
3	消化系病 52.1	7.3	呼吸系病 109.8	18.6	恶性肿瘤 113.9	20.3	呼吸系病 97.8	16.8	心脏病 98.9	16.8
4	心脏病 47.2	6.6	心脏病 69.2	11.7	呼吸系病 50.9	9.1	心脏病 85.1	14.7	呼吸系病 81.7	13.9
5	脑血管病 39.0	5.5	传染病 34.3	5.8	消化系病 23.3	4.2	损伤和中毒 40.4	7.0	损伤和中毒 36.9	6.3

*:1992年为北京等35个城市资料;1999年为北京等36个城市资料。

据同济医科大学20世纪80年代初期所做的调查,由行为生活方式所引起死亡的比例,已超过了生物学因素,是引起死亡的主要危险,与美国的情况趋于一致(见表1-2与表1-3)。

(二) 对保护健康和防治疾病的认识深化

随着人们对保护健康和防治疾病的经验积累和总结,认识也有了深刻的变化。对人的属性的认识,由生物自然人上升到整体社会人。对疾病的发生和变化,由生物层次深入到心理与社会层次,加深了以心理活动为中介,社会因素导致疾病的认识。在科学方法论方面,由分析性为主的思维扩展成为分析与综合相结合的思维模式,产生了一批新的交叉边缘学科,如社会医学、环境医学和行为医学等,人们对健康的认识也日趋全方位、多层次。

(三) 医学发展社会化趋势的加强

医学发展史证明,医学的发展与社会的发展息息相关。伟大的病理学家魏尔啸(Virchow R)有句名言:"医学是一门社会科学。"保护健康和防治疾病已不再是个人的活动,也不只是卫生部门的活动,而应作为全社会的公共事业,国家、社会各部门与群众都应积极参与并承担责任。只有将卫生事业纳入社会经济发展整体规划,同步发展,动员全社会力量,保护健康和防治疾病才能奏效。

表 1-2　1981～1982 年我国人群前 10 位死因及四类危险因素的比例/%

(1 岁以上,城乡 19 个点,男女合计)

死因	死亡数	占全部死亡/%	四类危险因素的比例/%			
			行为和生活方式	生物因素	环境因素	卫生服务
心脏病	5140	26.68	45.70	29.00	19.15	6.15
脑血管病	4270	22.17	43.26	36.60	15.09	5.05
恶性肿瘤	3609	18.74	43.64	45.92	6.66	3.78
意外伤亡	1648	8.56	18.34	2.34	67.34	11.98
呼吸系病	1033	5.36	41.09	27.76	18.20	12.95
消化系病	1022	5.31	25.95	27.62	19.00	27.42
传染病	960	4.98	16.41	6.70	18.74	58.15
泌尿系病	315	1.64	13.74	43.13	23.95	19.17
神经精神病	215	1.12	2.53	35.86	43.94	17.67
内分泌病	134	0.70	14.81	58.52	20.00	6.67
合计	19262	95.26	37.73	31.43	20.04	10.80

表 1-3　中、美人群前 10 位死因的四类危险因素的比例/%

国家	行为和生活方式	生物因素	环境因素	卫生服务
中国(1981—1982 年)	37.73	31.43	20.04	10.80
美国(1977 年)	48.9	23.2	17.6	10.3

注:我国为 19 个城乡点,美国为全国资料。

(四) 卫生保健需求的提高

随着社会经济的发展,国民收入的增加和生活水平的提高,人们对卫生保健的需求,由生存消费到享受消费,更进一步提高到发展消费。人们已不再满足于不生疾病,还希望增进健康;不仅要身体健康,还要有良好的心理状态和社会活动能力,提高生活质量,延年益寿。

基于上述变化,1977 年美国纽约州罗彻斯特大学精神病学和内科学教授恩格尔(Engel G)呼吁"需要创立一种超越于生物医学模式的新模式",即生物-心理-社会医学模式。

二、生物-心理-社会医学模式的内容

一般认为,在环境健康医学模式基础上发展起来的综合健康医学模式,可作为生物-心理-社会医学模式的代表。布鲁姆(Blum)于 1974 年提出环境健康医学模式,指出在影响人类健康的环境、生物、行为和生活方式、卫生服务四大因素中,环境因素特别是社会环境因素是最主要的因素。加拿大的拉隆达(Lalonde)和美国的德威尔(Dever)对环境健康医学模式加以修正和补充后,提出了综合健康医学模式,生物因素、环境因素、行为和生活方式和卫生服务仍是影响健康的四大因素。

(一) 生物因素

人类的年龄、性别、特殊生理状况和遗传因素等对健康有明显的影响。先天性遗传缺陷是许多疾病的重要原因，如完全由遗传因素决定的白化病、血友病、先天性成骨不全症等；基本上由遗传因素决定的苯丙酮尿症、蚕豆病等；与遗传因素有关的唇裂、腭裂、先天性幽门狭窄等畸形，精神发育障碍、精神分裂症、心血管疾病和糖尿病等。

(二) 环境因素

人与自然和谐统一，保持良好的生态环境，人类才能更好地生存和发展。由于人们对自然界索取过多，而付出太少，引起水土流失、气候反常、环境污染等，对人类的健康造成了很大的威胁。经济落后和贫困所导致的教育缺乏、营养不良、居住拥挤、就业不足及家庭失和、竞争加剧、人际关系紧张和社会环境不良等社会心理问题，都会影响健康。

(三) 行为和生活方式

随着社会的发展和进步及对自身价值认识的提高，人们对自己行为选择的范围越来越大，自由程度也越来越高。良好的行为和生活方式对健康起着促进作用，而不良的行为和生活方式对人类健康造成的危害日趋增多，成为影响疾病和死亡的首要因素。

(四) 卫生服务

卫生服务水平的高低、质量的优劣直接影响人群健康。为了有效地保护和促进人群健康，必须充分发挥现有卫生资源的作用，提供预防、保健、医疗和康复相结合的综合性服务。

但是，四大因素对不同类的疾病，影响的大小是不同的，参见表1-2。为了更好地为制订卫生政策、指导卫生保健工作提供依据，四大因素可进一步分为12个小因素，见图1-2。

三、生物-心理-社会医学模式的影响

在医学实践和认识领域中深刻转变时产生的生物-心理-社会医学模式，促使人们思维方式上的变革，对医学教育、卫生服务和卫生管理等各个方面产生了重大影响，进一步促进了医学科学和卫生事业的发展。

生物-心理-社会医学模式对卫生服务的影响，主要表现为"四个扩大"：①从治疗服务扩大到预防服务：在预防为主的思想指导下，由传统的防、治分家到防、治密切结合，积极开展"三级预防"工作，贯穿在预防疾病发生、发展和转归的全过程中。②从技术服务扩大到社会服务：医务工作者除治病救人、预防疾病外，还要指导人们选择健康的行为和生活方式，促进心理卫生，提高社会健康水平。③从医院内服务扩大到医院外服务：医院要由传统的封闭式院内服务，逐步转变为开放式服务，要对一定的社区人群从出生到老死的全过程开展预防、保健、治疗和康复相结合的综合性服务。④从生理服务扩大到心理服务：改变过去单纯采用药物、手术等

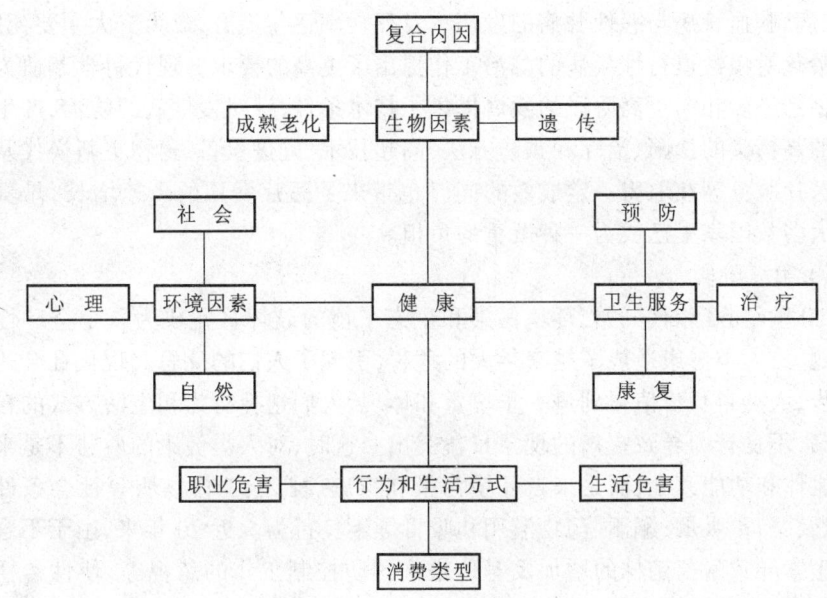

图 1-2 综合健康医学模式

方式治疗疾病,要同时运用心理治疗、心理咨询等手段,改变患者的认知活动,调动其积极性,以获得更为满意的疗效。

第四节 卫生事业的发展

一、世界卫生发展三阶段

(一) 第一阶段

肆虐人间的传染病、寄生虫病和营养不良症对人类健康和生命带来了很大的影响和巨大的威胁。起源于17世纪的近代科学为近代医学的形成和发展创造了条件,预防医学作为一门学科在19世纪形成。由于社会卫生条件差,人们健康状况不良,平均寿命短,20世纪以来,一些国家的政府进行了社会经济改革,采取了一系列的公共卫生措施,提高人们健康水平。传染病疫苗、抗菌药物和维生素类药物的研制成功并广泛应用,使各种传染病、寄生虫病和营养缺乏病得到控制,传染病的发病率和死亡率大幅度下降。后来,人们将以传染病、寄生虫病和营养不良症为对象的斗争称为第一次卫生革命,其胜利成果已推向许多发展中国家。

(二) 第二阶段

20世纪中期,第二次世界大战后,随着现代社会的高度工业化和城市化进程,经济条件普遍改善,生活水平明显提高,城市大量人口集中,居住和交通拥挤,生活紧张忙碌,社会关系复杂,体力活动减少,饮食结构与人们的行为和生活方式的改变,心脏病、脑血管病与恶性肿瘤的发病率及死亡率逐年上升,成为三大主要死因;人口老龄化对慢性退行性疾病的防治工作提出了更高的要求。现代科学革命为医药学的创新进步和向更高阶段的发展提供了技术条件,针对慢性病的防治,产生了一系列的高精尖的诊断、治疗和预防方法,高超技术、先进设备、药物更新换代及专科化的医疗服务等在取得一定成效的同时也带来了医疗费用的飞速增长,昂贵的费用在大多数国家里已成为一种沉重的负担。

(三) 第三阶段

从 20 世纪 60 年代开始,环境污染和生态平衡的破坏日益成为一个全球性的严重问题,给人类健康造成了越来越大的危害,引起了人们的反思。现代社会的文明和进步,人类自身价值得到进一步尊重和体现,人们选择行为和生活方式的自由程度更高,不良行为导致疾病的现象日益突出。这时,对人类健康的威胁不是来自内源性机体和功能紊乱,而是来自环境污染和家庭、社区、工作场所等社会条件的改变,以及暴行、吸烟、酗酒、药物滥用和吸毒等不良行为。近 20 年来,由于不合理使用抗生素导致耐药菌株的增加及对传染病预防控制工作的忽视等,使性传播疾病、结核病等一些传染病的发病率有所回升。

发达国家虽然在卫生事业发展的第一阶段取得很大成功,但是近年来却出现了一些传染病重新流行和新传染病肆虐。发展中国家同时面临着三个阶段更为艰巨的任务。

二、我国社会卫生状况三类型

由于我国社会卫生状况发展极不平衡。1989 年饶克勤等利用第三次全国人口普查资料,根据各市县的社会经济、文化教育和人口结构、健康状况等方面的指标。经过统计分析,将我国社会卫生状况划分为城市和农村四类地区。根据 1999 年卫生部在全国 36 个大、中、小城市和 85 个县、市的死亡原因统计分析,我国人群的死因类型大体上可分为三类。

(一) 第一类型

这类地区包括我国的大、中、小城市,死因顺位前 5 位依次为:恶性肿瘤、脑血管病、心脏病、呼吸系病、损伤和中毒。除损伤和中毒中、小城市高于大城市,分别为 43.2/10 万与 35.2/10 万外,大城市的四类疾病死亡率均明显高于中、小城市。表明大城市与中、小城市存在的危险因素水平尚有一定差异。

(二) 第二类型

这类地区包括我国北京、天津、上海、江苏、浙江等直辖市和省的部分县、市,也是经济较发达的农村。死因顺位前 5 位依次为:脑血管病、恶性肿瘤、呼吸系病、心脏病、损伤和中毒。与城市型相比,这种类型的呼吸系病死亡率较高,达 116.7/10 万,而城市则为 72.4/10 万~84.3/10 万;损伤和中毒也较高达 51.2/10 万。

(三) 第三类型

这类地区分布在我国经济欠发达的农村。死因顺位前 5 位依次为:呼吸系病、

第四节 卫生事业的发展

恶性肿瘤、脑血管病、心脏病、损伤和中毒。与第一、二类型相比,这种类型的呼吸系病死亡率特别高达 114.2/10 万～145.0/10 万,损伤和中毒也较高达 71.4/10 万～73.3/10 万。另一特点是传染病包括肺结核的死亡率为 15.2/10 万～18.5/10 万,而第一、二类型仅有 6.1/10 万～7.3/10 万。

我国社会卫生状况三种类型的存在,说明我国不同地区的卫生事业发展处于不同的阶段,所面临的任务也有所不同。

如何适应医学模式的转变,针对主要社会卫生问题,充分利用有限的卫生资源,因地制宜,开展社区卫生服务,建设和发展符合我国国情、具有中国特色社会主义市场经济条件下的卫生事业已迫在眉睫,亟待研究解决。

(祁秉先)

第二章

健康观

人们对健康的认识随着医学科学的发展,已由消极的治疗疾病保护健康到积极地预防疾病促进健康。健康的范围由个体健康扩大到群体健康,健康的要求由生理健康逐渐发展到心理健康,健康的内涵已逐步由身体健康扩充到社会健康。

第一节 传统健康观和疾病观

一、传统健康观

(一) 传统健康观的主要内容

疾病对健康的危害性可以直接观察到,因此一般以疾病作为参照体系来界定健康。在科学技术和医学较为落后的人类社会早期,对健康最朴素的认识是"健康等于无病",无病就成了健康的代名词,而无病又是以当时人们的认识水平和医疗技术条件来判定的。

"无病就是健康"是传统健康(classical health)观的核心。这种观点认为疾病与健康是相互排斥的,互相对立的,健康等于无病,无病等于健康。一个人是否健康,首要的是取决于机体是否患有个人可以感觉到的或医学技术可以检测到的疾病,有病就是病人,无病就是健康人。依照这种观点,健康可定义为在人的生命活动中没有疾病时的状态。

传统的健康观是消极健康或负向健康。人们只有在生病时才寻求医疗帮助,而在无病或正常情况下一般不会去考虑健康促进问题。因此,保护和促进健康不仅在一般人群而且在医疗卫生界也是处于一种被动状态。

传统健康观把人群简单地分为两类:正常人群和有病人群。有病人群包括发病和患病人群。分析某一人群的健康状况,只要找出有病人群,余下的就是健康人群。典型的代表就是传统的健康评价指标只包括发病、患病和死亡指标。这是一种剩余模式的思维方法,长期以来被人们所沿用。

(二) 传统健康观的特征

传统健康观在社会经济和医疗卫生事业发展的今天已经越来越不适应人们追求更高层次上的健康要求,这与它的几个特征有关:

(1) 传统的健康观只涉及健康的一个方面,即健康变坏状态或负向健康,而忽略了健康的多维性和复杂性,特别是忽略了健康的正向品质。负向健康实际上也不仅仅是疾病,还包括诸如伤残、能力丧失以及负向情感等状态。健康应包括更为积极的意义,因此应该含有正向健康或积极健康的内容。在评估时也应强调正向指标,而不仅是发病、患病和死亡。更为重要的是传统健康观没有注重人的心理属性和社会属性,而只从生物学角度来考虑人们对健康的需求。

(2) 以二元形式来记录健康,即疾病或死亡的有或无,忽略了从健康到疾病、死亡是连续变化的过程。从健康到疾病、死亡是一个连续的变化谱,在这个过程中有大量的中间状态。它们可能是一个没有疾病但并非健康的状态,是健康和疾病之间的过渡状态或病前状态。机体并非仅仅是非疾病即健康或非健康即疾病,这显得过分简单化。同时,人们对疾病有一个认识过程,许多疾病尚不能被早期发现,将那些没有发现疾病的人定义为健康人,健康被扩大化了,削弱了人们主动促进健康的积极性。

(3) 健康与否由医生作出判断。传统健康观中健康与否一般由临床医生进行判断。医生判断主要依靠自己的经验和一些检查结果。在生物医学模式指导下,健康的判断主要依据医学检查结果的统计学正常值范围,以此严格区分健康和疾病之间的界限。其结果是忽略了个人和社会在健康评判中的作用。实际上病人往往并不太关心而且也不容易理解那些复杂的医学检查和数据测量,而更为注重的是自己对目前的健康状况的感受和自己目前的健康是否能适应家庭、学习和工作的需要。一般来说,医生对健康判断着重于身体方面,心理学家更加强调心理健康,而社会学家比较重视健康的社会作用。

(三) 传统健康观的作用

传统的健康观在社会经济不发达,科学技术较为落后的时期,对促进人们的健康起到过一定作用。传统的健康观是现代整体健康观的基础。在认识到传统健康观的不足时,人们寻求新的健康观来满足现代人们的健康需求,取其精华,去其糟粕,并把"健康等于无病"的观点进行深化扩展,才形成了积极的健康观。

传统健康观在传染性疾病的预防和控制上起了重要作用。由于传染性疾病主要是由生物学因素引起的,预防医学的重点放在了如何控制传染源、切断传播途径和增强机体抵抗力方面,从而提出了一系列有效的控制措施,在公共卫生方面取得了辉煌的成就。

"健康等于无病"有利于人们把对健康的注意力集中到疾病上,把有限的资源投入到疾病的治疗和控制上。尤其是传染性疾病还是社会的主要卫生问题时,这种作用就更为明显。

传统的健康观也大大促进了临床医学的发展,由于对疾病的关注一定程度上大于对健康的关注,人们对疾病诊断和治疗的研究就变得较为重要,据此建立起了较为完善的疾病诊断治疗体系和医学教育体系。

二、疾病观

(一) 几种疾病观

疾病在传统的健康观中占了极为重要的地位,对疾病的认识就成了传统健康观的重要内容。常见的疾病观有:

1. 病因、宿主、环境失衡疾病观

将影响疾病的因素分为病因、宿主和环境三类因素。如果这三类因素达到一种平衡状态,机体就健康,如果三类因素失衡机体就要患病。医学的任务就是尽力去维持这种平衡,保持这种平衡的长期稳定。这种疾病观在传染病上占主导地位时,对于防治疾病和促进健康发挥了重要的作用。

2. 结构、功能异常的疾病观

随着解剖学、分子生物学等的发展,人们可以在系统、器官、细胞乃至分子、原子水平上研究疾病,加上大多数的疾病都能在结构上找到相应的变化,从而形成了按系统或器官划分疾病的理论。机体的组织、器官和系统的结构或功能的异常就是疾病。这种异常甚至可以表现在细胞水平和分子水平上。结构异常的疾病观是对疾病微观的较为深入的认识。

3. 自稳态调节紊乱的疾病观

机体稳态论是系统论、控制论和信息论在医学生物学上的重大发展。自稳调节是维持机体正常生命活动所必不可少的,疾病是在机体内外环境中某些致病因素作用下,自稳调节紊乱,引起相应的生命活动障碍。致病因素引起机体的损伤,同时机体也动员各种功能康复损伤。当损伤占优势时,疾病恶化甚至导致死亡;反之当损伤不占优势时,疾病缓解乃至康复。

(二) 疾病、病患和患病

1. 疾病(disease)

疾病是一种生物学上的失常或病理状态的医学判断或临床判断,可通过体检、化验、人体测量及其他检查加以确定,这是一种生物学尺度。疾病是一种容易找到客观事实依据的健康负向状态,也容易引起医学的注意,对于病人来讲常表现出有求医行为。

2. 病患(illness)

病患是对身体健康状况的自我感觉和判断,即对身体、心理、社会三方面失调的判断,它是一种感觉尺度,是一种个人主观上的疾病感觉。个人对自己健康状况的评判包括对目前健康和未来健康变化趋势的预测。判断的依据主要是病人的健康状况对个人、家庭、工作、学习等方面的影响范围和程度大小,因此判断结果不完全与医学判断一致。从疾病的自然史来看,病患是最早出现的疾病状态,有些病人可能表现出求医行为,而多数人没有寻求医疗帮助,因此,为了保护人群的健康,应该注意人群的病患状态。

3. 患病(sickness)

患病是社会对个人健康状态的判断,是社会对疾病的承认,是一种角色判断,反映一个人在健康状况方面所处的社会地位,即他人认为此人处于不健康状态,它是一种行动尺度。社会对疾病的评判主要依据健康状况对个人社会交往能力、劳动能力等的影响,缺勤、休工、休学等正是这种判断的结果。

第二节 整体健康观

一、整体健康观的定义

整体健康(global health)观,以生物-心理-社会医学模式为基础,视健康为多维系统,视机体为一个整体。整体健康观认为,健康由多种因素构成,注重人的生物属性和社会属性,要求躯体、心理和社会诸方面共同成长和协调发展,对不断变化的环境表现出良好的适应能力。

整体健康具有代表性的定义是世界卫生组织1948年的定义:"健康不仅是没有疾病和虚弱现象,而且是一种躯体上、心理上和社会适应方面的完好状态。"这一定义兼顾了人的自然属性和社会属性,具有更为积极的意义。该定义既包含了作为生物有机体的人的生理健康,又加入了作为完整的高级生命复合体的人所特有的心理和社会两方面的内容。一般认为WHO的健康观是积极的健康观。

二、整体健康的特征

(一)健康具有多维性

世界卫生组织提出的健康观认为健康是由多个维度组成。整体健康至少包括了三个基本维度,即躯体、心理与社会适应能力,后来又增加了道德方面的内容。一个适合操作的整体健康内容可包括:身体健康、心理健康、社会健康、角色功能和健康感觉,其中角色功能也可归为身体健康的范围内,另外还可加上一般健康问题或症状复合体。

健康的各维度相互独立,在测量中既可单独测量各维度,也可综合测量各维度组合成的综合状态。在实际应用中,并非每项研究都要把这些内容包括进去,要根据研究的目的与用途、测量对象的可接受性等因素确定测量的内容。

(二)健康具有连续性

从完全健康到最差的健康状态或死亡是个连续变化的谱级,可称为健康谱。在人的生命活动过程中存在着健康、病前状态、疾病和死亡等各个相互联系的状态。在传统健康观指导下,健康的重点放在健康的负向特质,如疾病、功能失调、生活能力丧失等,忽视了健康的正向特质,如能力、行为、社会交往等。实际上,健康的每个维度都有相应的谱级,如把身体活动表示为自由行走、行走受限、依靠轮椅到卧床。

健康的多维性和连续性可以用表2-1的多维健康状态分类系统表示。表内有3个维度,即活动性、疼痛、情感完好。每个维度又有4个水平,这样可形成$4\times4\times4=64$种多维健康状态。这64种状态可从好到差排列成一个连续变化的频谱。

表2-1 健康状态的多维分类系统

活动性	疼痛	情感完好
自由行走	无疼痛	无忧虑
行走轻度受限	轻度疼痛	轻度忧虑
行走需拐杖或轮椅	中度疼痛	中度忧虑
不能行走	严重疼痛	严重忧虑

(三)健康描述的功能性

健康描述的功能性主要是指健康描述应着重于人们在日常生活中如何完成日常活动、任务或各种角色,着重于处于某种健康状态下的个人其行为能力如何,而不是有关的临床诊断或实验室检查结果,即用行为或功能术语,如完好、健全等来表述健康。健康状态是由个体某时点的功能水平和将来的变化所构成。功能作为WHO健康定义中完好的准则更具有操作性。适宜的功能应与身体完好、心理完好和社会完好的社会标准一致,功能的概念是以"正常"与"偏离"为基础,正常功能是社会期望、大多数人能经历的,并能在日常生活活动中完成的行为,偏离功能是指背离正常的负向行为。

第三节 整体健康的内容和测量

一、整体健康的内容

(一)躯体健康

躯体健康是指躯体的结构完好和功能正常。躯体健康具有相对性,人体通常不断地通过各种机制调节各器官和组织的功能,以适应并保持与环境之间的平衡,由于环境不断变化,因而躯体与环境之间的平衡是相对的。人类社会在发展,科学在进步,对疾病的认识也不断地深化,因而不可能对躯体健康制定永恒的标准。目前所谓的躯体健康只是限于利用当代科技手段对人体进行观察和测定,如果未发现异常即认为是躯体健康。

关于躯体健康的指标,详见健康状况指标。从行为功能角度来定义躯体健康,常包括躯体活动、行动性、生活自理和体力适度性等指标,详见生命质量评价。

(二)心理健康

心理健康是指人的心理处于完好状态,包括正向心理状态与负向心理状态,主要有三方面的含义。

1. 正确认识自我

过高估计自己,过分夸耀自己,过度自信,工作没有弹性,办事不留后路,一旦受挫,易引起心理障碍;过低估计自己,缺乏自尊心、自信心,胆小怕事,缺乏事业的成就感,缺乏责任感等也是心理不健康的表现。

2. 正确认识环境

指个人要对过去的、现在的以及将要发生的一切事件和事物有客观的和一分为二的认识。

3. 及时适应环境

指自己的心理与环境相协调与平衡的过程,要求人们主动地控制自我、改造环境与适应环境。由于没有人能够通过自我控制和改造环境,使自己与环境的关系完美无缺,所以心理完全健康的人是极少的,通常只不过仅把需要进行治疗的人称之为病人。

情绪是心理健康的重要内容,它是指主观需要与客观实际相符合的程度,产生的满意与不满意的感觉。若出现愉快、喜爱、幸福,乃至狂欢或产生尊敬、崇拜、赞美和自豪等正向情绪,是为健康的表现。相反的一些负向情绪是不健康的,如忧郁、焦虑恐惧、惊慌和敌对等,可称为病态情绪。心理健康的情绪标准有:第一,一定的事物必定引起相应的情绪反应,如果受尊敬反而愤怒,则是情绪不健康的表现;第二,引起情绪反应的因素消失后,其情绪反应也应逐渐消失,如果为某种事物长期生气也是不健康的表现;第三,情绪相对稳定。如果情绪变幻莫测,则情绪不健全;第四,情绪健康最为明显的标志是精神愉快。

(三) 社会适应能力

社会适应能力良好是指人们进行社会参与时的完好状态,它包括三方面的含义:①每个人的能力应在社会系统内得到充分的发挥;②作为健康人应有效地扮演与其身份相适应的角色;③每个人的行为与社会规范相一致。

社会状况是衡量健康的重要标志。个体的社会状况包括人们的活动度和自力度。活动度指人们参与社会活动的能力水平,这与人们的行为模式和行为生活方式、人际关系有关;自力度是一个人与不断变化的社会环境作斗争以求得更好的适应水平,这受到个人的社会地位和个人角色的影响。

二、整体健康的综合测量

健康虽然是多维的。但对某一具体的人来说,健康状况是各维度综合作用的结果,是一种综合健康状态。这种状态既有广度又有深度,从理论上讲健康的广度和深度是无限的。从测量和评价的目的出发,健康的三维空间充分表达这种综合健康的概念。

健康是由身体、心理和社会构成的三维空间,每个维度都有一系列变化的状态,从完全健康到功能完全丧失。个体的健康状态可以定义为三维空间中的一点,

x_1轴代表身体功能,x_2轴代表心理功能,x_3轴代表社会功能。三维空间中的点是可变的,在某一时点,个体在三维空间中的某一方面可能表现很差,其他两方面表现非常好。从测量的观点来看健康就是身体功能、心理功能和社会功能的函数:$h = f(x_1, x_2, x_3)$。

对综合健康状态的评判,不像临床诊断有一套系统的、确定的正常值范围作参考,但可以借助与健康状态效用进行综合评判。健康状态效用(utility)是个人或群体对某种健康状态的满意水平或期望。实际上效用是给健康状态评分,评分的范围0~1,0代表死亡,表示最差的健康水平,1代表完全健康,表示最好的健康水平。效用不是健康状态的有用性,而是人们对其的偏好与愿望,反映健康状态的质量。

(汪 凯)

第三章

预防策略和措施

第一节 三级预防

一、一级预防

一级预防(primary prevention)亦称病因预防,是针对致病因素采取的预防措施,使健康人免受致病因素的危害。其目的是防止疾病发生,对疾病发生的生物、心理和社会等有关因素加以综合研究,提出增进健康的预防措施。一级预防的内容主要包括改善环境措施和增进健康措施两方面。

1. 改善环境措施

通过贯彻有关法规和卫生标准,防止和消除环境污染,保护空气、水源、土壤、农作物和食品等,以减少环境污染造成的危害。努力改善作业环境,预防职业危害,采取危害性小的原材料;改革工艺过程,尽可能实现机械化、自动化、密闭化,做好防尘、防毒、防噪声,以及处理和综合利用工业"三废"等措施,确保劳动者的安全与健康。

2. 增进健康措施

通过健康教育,提高自我保健的意识,注意合理的营养和体格锻炼,培养良好的生活方式和卫生习惯,注意心理健康和精神卫生,改善居住及生活卫生措施。有计划地进行预防接种,提高人群免疫水平。做好婚前检查和优生优育工作,禁止近亲结婚,预防遗传性疾病。做好婴幼儿、儿童、青少年、妇女及中老年的预防保健工作,以保护和增进人群的健康。

一级预防包括的范围很广泛,是积极的预防措施。除上述措施外,还要应用有关免疫学、遗传学和优生学的基本知识和技能开展预防工作。

二、二级预防

二级预防(secondary prevention)也就是临床前期预防,即在疾病的临床前期及时采取早期发现、早期诊断、早期治疗的"三早"预防措施。其目的是控制或减缓疾病病程的进展,促使疾病向痊愈的方向转化,提高治愈率。

1. 早期发现

可通过普查、筛检、定期检查、群众自我检查、高危人群重点项目检查以及设立专科门诊等方法,及早发现病人。

2. 早期诊断

提高医务人员诊断水平,发展微量和敏感的诊断方法和技术。做好早期诊断有利于疾病的预后。

3. 早期治疗

可通过早期用药、合理用药,防止带病原体、防止急性疾病转变为慢性疾病以及心理治疗等方法及早治疗病人。

二级预防要求尽可能早期发现和诊断病人(尤其是传染病人),以利于对病人及早隔离和治疗,防止周围人群受感染。传染病(或疑似传染病)诊断初步确定后,应根据《传染病防治法》规定,迅速向卫生防疫机构做好疫情报告,并采取相应的卫生防疫措施,防止传染病的蔓延。早期发现及治疗各种癌前病变也属二级预防内容。要做好生活环境和生产环境的卫生监测与监督,以便早期发现、早期诊断与治疗公害病及职业病,及时提出改善环境与控制污染的措施。要做好"三早"的办法是:①向群众进行健康教育,提高群众预防疾病的知识水平;②加强医务人员的责任心,努力提高诊断水平;③发展和研究疾病早期检测手段及技术;④认真执行疾病报告制度。

三、三级预防

三级预防(tertiary prevention)即临床预防,对已患病的病人采取及时的、有效的治疗措施,防止病情恶化,预防并发症,防止病残,使之早日康复。

1. 防止病残

主要是促进功能恢复、早日康复,力争病而不残,残而不废,防复发和防转移等。

2. 康复工作

主要是教育社会爱护病残。做好社会卫生服务,进行家庭护理指导,做好心理康复、调整性康复及功能性康复等工作。

三级预防常与治疗措施结合在一起,组成"防治结合体",目的是防止疾病恶化,预防并发症,减轻伤残程度,促进身心早日康复。

由于疾病类型不同,有不同的三级预防策略和措施。一般对疾病采用一级预防有效果的就用一级预防;一级预防效果不明显的,可采用二级预防或三级预防。如对预防某些传染病,预防接种是一级预防的主要策略和措施。对确定其他疾病在三级预防中应以哪一级为重点,一般可根据两点:

(1) 病因:病因明确且是人为所致的,如职业因素所致疾病、医源性疾病等,只要主动地采取一级或二级预防措施,就可以较容易地控制这一类疾病的发生和发展。对某些病因不清楚的恶性肿瘤防治,则采用二级和三级预防,特别是以二级预防为重点;也有一些疾病无发病预兆,则只有采用三级预防方法。

(2) 疾病的可逆性:对病程可逆的疾病,如大多数常见疾病,以一级和二级预防为主;对病程不可逆转的一些疾病,如矽肺,更要加强一级预防。

第二节 五层次预防

根据系统论的观点,人类社会是由个人、家庭、社区、社会组成的一个大系统。围绕个人、家庭、社区、社会这四个层次展开预防工作,可以使预防工作进一步扩大和深入。社会这个层次又可分为国家和国际两个层次。

一、个人预防即第一层次预防

个人预防主要包括三个方面:
1. 定期体格检查和筛检

对健康人群特别是一些高危人群和特殊人群,如婴幼儿、孕妇、老年人、接触有害作业工人和饮食行业从业人员等要进行定期的体格检查。要制订出体格检查的适宜间隔时间、内容和方法,提高体格检查的效益。筛检是一种筛出早期患者的方法。常采用体格检查、实验室检查和临床诊断技术来筛检患者,但要避免产生假阳性和假阴性。

2. 计划免疫和药物预防

如定期为儿童接种卡介苗、百日咳、白喉和破伤风疫苗,口服脊髓灰质炎疫苗等,以预防结核、百日咳、白喉、破伤风和脊髓灰质炎等疾病;在特殊人群中接种乙型肝炎疫苗;在部分人群中合理使用阿司匹林预防冠心病;对部分经绝期妇女使用雌激素预防骨质疏松症以及使用维生素类药物预防多种疾病等。

3. 建立健康的行为和生活方式

二、家庭预防即第二层次预防

同一家庭的成员,往往有共同的居室环境、饮食习惯、文化娱乐活动等。因此,家庭预防工作主要从以下几方面开展:
1. 居室环境

在选择居室装修材料时,要避免含有对人体健康有害的物质,如聚氯乙烯、聚乙烯、甲醛和石棉等。客厅墙面宜用淡黄色或橘黄色为基调的暖色,创造一个兴奋、热情的环境。卧室墙面宜用淡绿色或淡蓝色之类的冷色,使人感到幽静、柔和、舒适。卧室家具不宜用大红、大绿为主的颜色,否则会破坏宁静舒适的气氛。主要原料为甲醛类化学物质的地毯,在居室内长期挥发,反复吸入后,可引起鼻炎、哮喘乃至全身血管神经性病变。居室内的有害、有毒物质达到特定的浓度,并且室内通风不良的情况下,才可能影响健康。因此,要经常保持居室干燥、通风良好。

2. 饮食习惯

要注意提供合理的营养,对膳食的基本要求是:①供给足量的热能及各种营养素,以满足机体的营养需要。②各种营养素之间要保持数量上的平衡。某种营养素过多或过少,均可影响其他营养素的吸收和利用。③要有合理的烹调加工手段,以减少营养素的损失,提高消化吸收率,并具有良好的色、香、味,能引起食欲。④合理搭配各类食物,膳食多样化,并使各种食物在营养成分上起互补作用,达到合理营养。⑤要有合理的膳食制度,早、中、晚三餐的时间间隔和热能分配要适当。⑥食物不能含有致病性微生物和有毒化学物质等。

3. 文化娱乐活动

家庭是重要的文化娱乐活动场所。文化娱乐活动具有趣味性和自娱性,吸引人们参与,以致不少人对一些娱乐项目成瘾,成为"电视迷"、"麻将迷"、"录像迷"等。长时间的进行某项娱乐活动,长时间保持一种固定姿势,超负荷的体力或脑力劳动,不注意劳逸结合,造成精神紧张与脑力、体力、视力疲劳等症状。长期下去,可不同程度地引起各种器质性疾病,从而影响人的健康,缩短寿命。因此,开展家庭文化娱乐活动时,要脑力娱乐活动与体力娱乐活动交替进行,室内娱乐活动与室外娱乐活动交替进行。脑力、体力、娱乐均要适可而止,不要过度,不要影响工作、学习和休息。

三、社区预防即第三层次预防

我国的社区一般是指城市的街道或居(家)委会,农村的乡镇或村。一个社区的居民往往具有共同的生活环境与生产劳动环境,共同的风俗习惯与行为生活方式。因此,社区预防工作主要从以下几个方面开展:

1. 生活、生产环境

在人们居住或生产劳动的社区环境中,存在着可能危害人体健康的各种有害因素。为此,主要针对四个方面的因素进行预防:化学因素、物理因素、生物因素和工效学因素。

2. 风俗习惯

风俗习惯是人们在长期的生活实践中逐渐形成的,因而包含很多有利于健康的成分。但也有一些成分因时代的局限,不利于身心健康。要尊重和弘扬有利于健康的习俗,改变不利于健康的陈规陋习。可以采取以下策略移风易俗:①采用功能仿真方法,去旧俗,立新俗。即用原来的形式换上新的内容,实现新的功能。②创造新的节、俗、礼仪与惯例。如"无烟日"、"无烟家庭"的创设,婚丧事新办,举行集体婚礼等。③传播健康信息,淡化陈规陋习。

3. 行为生活方式

不良的行为生活方式是影响健康的重要因素之一。社区的管理机构要组织开展文明家庭、文明单位等创建活动,扫除黄、赌、毒等社会丑恶现象。反对封建迷信活动,倡导文明健康的生活方式。

四、国家预防即第四层次预防

国家预防主要是从全国范围内、从宏观着手采取的一系列措施。如卫生立法、卫生监督等。

1. 卫生立法

开展卫生立法,运用法律手段预防疾病,保护健康,是社会预防的重要措施。国家为了保障人们的健康,依靠政权的强制力,实施各项卫生法规。依照卫生违法行为的性质、情节、动机和所造成的直接或潜在的后果,可依法追究其下列责任:

(1) 卫生行政责任:指违反卫生行政管理规定,对人体健康造成一定的危害,但尚未构成犯罪,而应承担的法律后果。如出售腐败变质食品、生产销售假药、劣药等。追究卫生行政责任的形式有卫生行政处罚和处分两种。

(2) 卫生民事责任:指违反卫生法,造成损害人体健康或者造成各种医疗事故或中毒事故,应在经济上向受害人承担赔偿的法律责任。如药品、食品生产经营中发生的中毒事故、化妆品生产经销中对消费者造成的皮肤损害等。追究卫生民事责任的形式是损害赔偿。

(3) 卫生刑事责任:指在性质和情节上严重违反卫生法,已经构成犯罪而应承担的法律后果。如造成严重食物中毒事故,致人死亡或残疾;引起检疫传染病传播等。追究卫生刑事责任的形式是刑罚。

2. 卫生监督

主要有预防性卫生监督、经常性卫生监督以及国境卫生检疫监督等。

(1) 预防性卫生监督:指对新建、改建、扩建的工矿企业、食品、药品和化妆品等生产经营企业、公共场所等工程的选址、设计、施工、投产进行卫生审查和验收,核发卫生许可证等。

(2) 经常性卫生监督:指对有关单位及其工作定期检查监督。有计划地通过现场抽样检验、测定、卫生学调查等方式,考核其是否符合卫生要求、卫生标准及国家有关规定。对发现的问题,及时予以纠正。对于情节严重的违法者,卫生监督部门可根据有关法律、法规进行处理和处罚。

(3) 国境卫生检疫监督:指凡是入境、出境的人员、交通工具、运输设备以及可能传播检疫疾病的行李、货物、邮包等物品,都应当接受检疫,经国境卫生检疫机关许可方准入境或出境。

五、国际预防即第五层次预防

由于世界经济迅速发展,国际交往日益频繁,交通发达,人口流动等因素,以致任何国家单独采取的疾病防治措施,都不可能有效地控制疾病的发生,因而产生了国际间卫生合作的意愿。自 1851 年巴黎第一次国际环境卫生会议开始,至 1921 年第一次世界大战后成立国际联盟卫生组织时,均试图在预防和控制疾病中尽量国际合作。直到第二次世界大战后,1948 年成立了世界卫生组织,国际间的合作和交流才得以实现和发展。

1977 年第 30 届世界卫生大会提出了"2000 年人人健康"(Health for all by the year 2000,HFA/2000)的卫生战略目标,即到 2000 年时,全世界公民都获得在社会和经济上过着富裕生活所必备的健康水平。根据这一战略目标制定了全球卫生政策、全球卫生目标、衡量目标实现程度的评价指标和具体措施等。1978 年,国际初级卫生保健大会发表了《阿拉木图宣言》,指出初级卫生保健是实现"2000 年人人健康"的关键。初级卫生保健(primary health care,PHC)的基本内容有:①普及健康教育;②改善食品和营养供给,提供安全饮用水;③创造良好的生活环境;④开展妇幼保健和计划生育;⑤传染病的预防接种;⑥预防与控制地方病;⑦常见病伤的有效处理;⑧提供基本药。

世界卫生组织要求各国在 21 世纪为实现"人人健康"继续努力。

第三节 健康教育

一、健康教育与健康促进

健康教育(health education)是研究传播保健知识和技术,影响个体和群体行为,预防疾病,消除危险因素,促进健康的一门学科。健康教育介入保健知识与人群之间,以教育的方式改变人们不良的行为和生活方式,减少自身制造的危险因素,培养建立有益于健康的行为和生活方式。健康教育是一项投入少、效益大的卫生保健策略。实践证明健康教育能纠正不良行为,培养健康行为,有效地控制疾病危害。

健康促进(health promotion)是指通过各种社会保健措施,增强人们控制影响健康的因素,改善自身健康的能力的过程。健康促进是一项综合的社会活动过程,它不仅包括一些直接增强个体技能的活动,更包括那些直接改变社会、经济和环境条件的活动,以减少它们对人群健康的不利影响。1997 年第四届世界健康促进大会发布的《雅加达宣言》提出了 21 世纪健康促进的五项重点任务:提高全社会对健康的责任,增加对健康发展的投资,扩大健康促进的多方面合作,增强社区能力并赋予个体权力,保证健康促进的基本设施。

二、健康教育的基本理论

健康教育的目的是改变人们的不健康行为,培养建立有益于健康的行为和生活方式。行为改变是一个相当复杂的过程,因此各国学者提出了各种各样的有关行为改变的理论。

(一) 知信行理论(KABP 或 KAP)

知信行理论(knowledge,attitude,belief,practice)可用下式表示:

知→信→行

行为改变是目标,为达到行为改变,必须要有知识作为基础,要有正确的信念和积极的态度作为动力。知识是行为改变的必要条件,但知识不一定能直接导致行为改变。人们接受知识到行为改变,要经历一系列复杂的过程,只有全面掌握了行为转变的复杂过程,及时做好教育与促进工作,才能达到行为改变的目的。

行为改变一般要经历五个阶段:

1. 无打算阶段

人们不知道这样做的后果或者认为没有必要改变这种行为,甚至还有一套理论来抵制。这时人们还不具备改变行为的知识。

2. 打算阶段

人们已经意识到改变行为可能带来的益处,所要花费的代价,在效益和成本间的权衡处于矛盾心态。这时人们已具备了改变行为的知识。

3. 准备阶段

人们作出要改变行为的承诺,向医生咨询,同别人交谈,购买有关书籍,报名参加健康教育班等。这时人们的知识已上升为信念,有积极的态度。

4. 行动阶段

人们已经开始行动,但并不是所有的行动都可以看成行为的改变,行为改变要达到减少疾病的危险程度。

5. 维持阶段

人们改变行为已有较长时间,这时应当抵抗诱惑,预防反复。

(二) 健康信念模式(HBM)

健康信念模式(health belief model)认为健康信念是人们接受劝导,改变不良行为,采纳健康促进行为的关键。按照健康信念模式,首先,人们必须认识到现在不良行为生活方式的威胁和严重性;接着,相信改变不良的行为生活方式会得到非常有益的结果,并对存在的种种障碍有思想准备,有克服的办法;最后,应具有自信心,感到自己有能力作出行为的改变。故健康信念的形式主要涉及三方面的因素:

1. 对不良行为威胁的认识

(1) 认识到不良行为造成的威胁。

(2) 认识到不良行为的严重危害性。

2. 对改变不良行为效果的期望
(1) 认识到改变不良行为的益处。
(2) 认识到改变不良行为的障碍。
3. 对改变不良行为效能的期望
(1) 自我效能,即对自己能成功地采取行为并获得期望结果的信心。
(2) 间接因素,即个人的年龄、性别、收入和文化程度等,可影响对不良行为威胁的认识,改变行为的效果期望、效能期望等。

三、健康教育的传播

传播是健康教育的基本手段,开展健康教育要掌握传播学理论和传播技巧,并控制好传播的各基本要素。

(一) 传播者

传播者的声誉在传播过程中构成特殊的心理定势。选择不同威望的人作同样内容的保健知识讲座,听众听前的积极性,听时的注意力和听后的记忆程度,会有很大的差异,这就是心理定势的作用。传播者要对所传播的信息进行选择、取舍、加工制作,将科学知识转化为易于理解的信息,以提高传播效果。

(二) 信息

健康教育在传播疾病预防信息时,从传播心理分析,受传播者一般对危害性信息比对保健知识更感兴趣。从反面剖析,清除其不讲卫生的"抵抗力",与正面教育的"转变力"相比,效果更为持久。适当地运用恐怖信息,强化危害意识,能使信息在受传播者的头脑中得到深化,促发保健动机和行动。但是,一般在宣传中对正反论证要合理安排。简短的宣传,宜"先正后反",开门见山摆出论点,使论点先入为主产生"初始效应"。若长篇的教育,又宜"先反后正",最后强调论点,产生"近因效应"。

(三) 传播途径

传播的途径可分为个体传播、团体传播和大众传播三大类。大众传播,如广播、电视、报纸等是单向式传播,传播两极无直接联系,传播者一般无法知道效果。但由于它具有效率优势,仍是大规模健康教育的主要途径。个体传播和团体传播是双向式传播,传播两极可直接联系,有利于及时调整传播内容以满足受传播者的要求。但是,由于局限于个别或少数人之间的交流,效率较差。这一方式适合健康咨询、专题讨论等场合。

(四) 受传播者

人类从事任何活动都与其特定的心理特点有关。选择或接受某一信息是受心理因素支配的,针对受传播者中共同的心理因素,选择传播内容更易为受传播者接受。受传播者的心理特点有:求新心理、求真心理、求近心理和求短心理等。受传播者接受某一信息时常受到选择因素的干扰,一般有三种情况:即对自我需要或感兴趣的信息才接受,称选择性接受;对已经有所理解或评价一致的信息,易于理解,称为选择性理解;对稍有了解的、易于理解和实践的信息易于记忆,称为选择性记忆。因此,应设法减少选择性因素的干扰。

(五)传播效果

传播效果是指受传播者接受信息后,在思想、态度、行为等方面发生的变化。传播效果可分为以下四个层次:①健康信息知晓,②健康信念认同,③健康态度转变,④健康行为采纳。

(何廷尉)

第二篇　环境与健康

第四章

人类与环境

第一节 人类与环境的关系

世界卫生组织将环境定义为"在特定时刻由物理、化学、生物及社会的各种因素构成的整体状态,这些因素可能对生命机体或人类活动直接或间接地产生现时的或远期的作用。"环境与人类的关系极其密切,环境不但是人类生存发展的物质基础,而且其组成和质量的好坏会影响到人类的健康。人类的各种活动,也可使环境的构成及状态发生异常的改变,不同程度地影响人类健康。

根据环境的特征可以将环境分为自然环境和社会环境两大类。

一、人类生存的环境

(一) 自然环境

自然环境(natural environment)是指围绕于人类周围的一切客观物质条件。人类的自然环境由空气、水、土壤、阳光和各种动、植物组成,也可以将其分为生物因素、物理因素和化学因素等。自然环境实际上包括原生环境和次生环境两部分。

1. 原生环境(primitive environment)

原生环境是指天然形成的、未受到人类活动影响或影响较少的自然环境。由于人体的物质和能量均来自于环境,因而原生环境的物质构成对健康有着决定性的影响。英国科学家对人体组织成分进行了分析测量,发现组成人体的60多种元素与地壳中这些元素的分布高度相关。地壳表面元素分布并不均一,区域性的某种化学元素过多或过少,可引起相应元素的中毒或缺乏,形成地球化学性疾病(biogeochemical disease)。

2. 次生环境

次生环境(secondary environment)是指在人类生活与生产活动的影响下,自然环境中的物质、能量和信息的组成及转移和交换发生重大变化后所形成的人为环境。人类改造自然环境的主要意图是创造更适宜于生存,更有利于健康的生存环境,例如,种植农作物、饲养动物以满足机体的营养需求等。但这些生活和生产活动也可能向环境释放人类并不需要、甚至有害的物质,还可能导致全球环境向不利于人类健康的方向发展。例如,在种植农作物时使用化肥与农药,砍伐森林和开垦农田,引起水土流失、土壤沙化、气候异常和自然灾害等。

(二) 社会环境

社会环境(social environment)是指人类在长期的生活和生产活动中所形成的生产关系、阶级关系和社会关系等。与健康有关的社会因素一般包括社会制度、经济、文化、人口、就业、家庭、行为习惯、道德、宗教信仰和职业等。近年来,社会环境对健康影响的重要性,日益受到关注,已形成一门相对独立的边缘学科——社会医学。

人是有各种心理活动的高级生物,自然环境和社会环境中的各种因素都可引起人的心理反应,影响人的健康。尤其是通过影响人的情绪作用于机体的神经、内分泌和免疫系统,对健康产生影响。

二、环境对人类的影响

人类依存于环境,受到环境的影响,不断地与之适应,同时又在与自然界的长期斗争中,不断地改造环境,利用环境。生物与非生物环境之间,生物群落之间相互依存、相互制约、相互转化,形成了一个完整的对立统一体系,称为生态系统(ecosystem)。人类是这个统一体系中的一个环节。生态系统可大可小,小至一条河流,一片森林、农田,大至整个生物圈。其中又包括无数小的生态系统,每个小的生态系统都是自然界的基本活动单元。在生态系统中,生物之间以食物的形式进行物质、能量和信息的交换与转移。生物间以食物连接起来的链状关系,叫做食物链(food chain)。在一定时间和一定条件下,经食物链发生的物质、能量和信息的流动可维持动态平衡。生态系统各个环节的质和量相对稳定和相互适应的状态称之为生态平衡(ecoequilibrium)。生态系统中的任何一个环节的异常改变,必然引起与之关连最密切的某些环节的变化,继而引起其他环节乃至整个生态系统的改变。例如石油、煤炭等能源的大量消耗,大量砍伐树木而使森林面积减少等人类活动造成地球大气中 CO_2 浓度增高,导致全球气候变暖,臭氧层空洞的出现及扩大等,必然影响到人类的生存环境和生活条件,直接或间接的影响到人类的健康。全球气候变暖还有利于某些疾病的传播媒介,如蚊蝇、虱、蚤等的生长繁殖而影响某些传染病的发病率。

三、人类对环境变化的反应

随着自然条件的变化,人体不断地调节自身的适应性以保持与环境间的平衡。人类对环境的变化有很大的调节能力,只要环境的异常改变不超过人体正常生理调节范围,就不会影响人体的健康和生活能力。但是如果环境的异常变化超出了人类正常生理调节的范围,则可能导致人体某些功能和结构的异常甚至病理性改变。人体对环境致病因素引起的损害有一定的代偿能力,在疾病发生、发展过程中,有些变化是属于代偿性的,有些变化则属于损伤,二者同时存在。当代偿过程相对较强时,机体还可能保持相对的稳定,暂时不出现疾病的临床症状。这时,如果致病因素消除,机体可逐渐恢复健康。但机体的代偿能力是有限的,若致病因素继续作用于机体,代偿功能逐渐发生障碍,机体则以病理变化的形式反应,从而表现出各种疾病所特有的临床症状和体征。因此,从预防医学的观点研究环境因素对人体健康的影响,可将生理、生化效应和病理效应看作连续的健康效应谱(health effects spectrum)。随着环境因素异常变动的程度加强,对人体健康的影响逐渐由生理性向病理性发展(图4-1)。研究环境与健康的关系,不能仅仅着眼于是否出现临床症状,必须观察环境致病因素引起的生理、生化变化,及早发现临床前期表现,以防止向疾病发展。

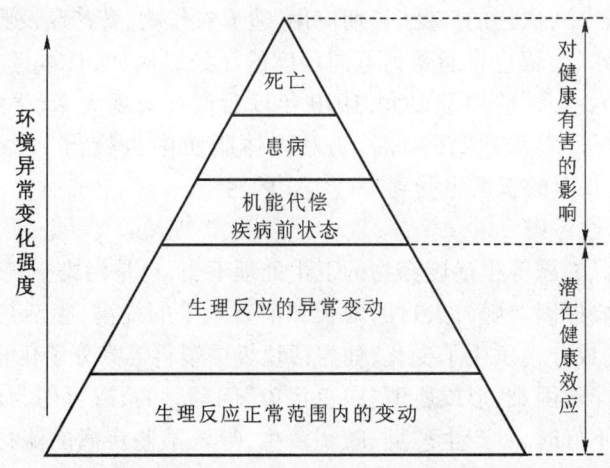

图4-1 人体对环境异常变化的反应

个体对环境的异常变化反应的性质和强度因健康状况、年龄、性别和遗传等因素而异,有的反应强烈,出现疾病,甚至死亡,有的则反应不大。易受环境有害因素损害的人群称为高危人群,例如,伦敦烟雾事件死亡者中,有80%是原有心、肺疾病的患者。因此,在进行环境致病因素的研究中,要特别注意高危人群。

第二节 环境污染及其对健康的影响

由于各种人为的或自然的原因,使环境构成发生重大变化,导致环境质量恶化,扰乱了生态平衡,对人类健康造成直接的、间接的或潜在的有害影响,这种现象称之为环境污染(environmental pollution)。严重的环境污染叫做公害(public nuisance)。

一、污染的来源

进入环境并能引起环境污染的物质叫做环境污染物(pollutant)。直接由污染源排放至环境中的污染物,称为一次污染物。一次污染物在环境化学和生物因素的作用下,化学性质可能发生改变,形成新的污染物,称为二次污染物(secondary pollutant)。目前常见的环境污染物及其主要来源如下:

(一) 生产性污染

工业生产中的原料、佐剂、中间体和半成品、成品不但可污染劳动环境,而且生产过程中所形成的"废气、废水、废渣"(工业"三废"),如未经处理或处理不当即大量排放到环境中去,还可能造成空气、水、土壤和食物等环境的污染。

在农业生产中,农药的广泛、长期应用,造成农作物、畜产品及野生生物中的农药残留;空气、水、土壤也可能受到不同程度的污染。例如,日本近30年来有机氯农药、特别是"六六六"的用量很大,1970年以后调查发现大米、牛奶、鱼、蛋、肉制品及河流中均有"六六六"污染,人奶及人体脂肪中也检出"六六六"。甚至在2000 m高的山顶上的积雪也受到"六六六"的污染。

(二) 生活性污染

垃圾、污水、粪尿等生活废弃物的卫生处理不当,也是污染空气、水、土壤、以及孳生蚊蝇的重要原因。随着人口的增长和消费水平的提高,生活垃圾的产量大幅度上升,垃圾的成分也发生了变化,如生活垃圾中塑料等高分子化合物排入环境后的无害化处理非常困难,形成所谓"白色污染"问题。粪、尿可作为农作物的肥料,但无害化处理不好时,可产生恶臭、蚊蝇孳生,导致某些疾病的流行。含有有毒物质和致病微生物的未经处理的医院污水排入水体可污染水源。

(三) 其他污染

交通运输及各种机械的转动产生的噪声、振动及汽车排放的废气;电磁波通讯产生的辐射;核工业排放的放射性废弃物;火山爆发、地震、森林火灾和洪水泛滥等自然灾害均可使环境受到污染。

上述污染来源中,以工业"三废"污染的来源最广,危害性最大,世界上的公害事件几乎均与工业污染有关,且多由化学性污染所致。

二、污染物在环境中的迁移与转化

少量的污染物一时性的进入环境中,可经过多种自然过程分解、稀释而使环境恢复平衡,环境的这种功能称为净化作用。在非生物环境中,污染物常常通过稀释、沉降、吸附、蒸发和升华等物理作用使浓度降低,同时也可通过化学分解无害化。微生物则可将有机污染物分解成简单的化合物而使其无害化。环境的自净能力是有一定限度的,当环境污染超出了环境的自净能力时,污染物会在环境中不断蓄积,进而引起公害。

(一) 生物浓集

污染物进入生物体内后将发生一系列复杂的生物化学变化,并通过食物链在各种生物体之间传递。某些物质在传递过程中,在生物体内的浓度可逐渐增高,这种现象叫生物浓集,例如,当水中DDT浓度为5×10^{-17}时,水生藻类含量可达到4×10^{-14},而鱼类含量可达2.07×10^{-12},水鸟类则高达7.55×10^{-11},经过食物链的四级生物浓集,鸟类体内DDT含量已达到水中含量的151万倍。

(二) 生物转化

污染物在环境中迁移的过程中,大部分发生的化学变化结果,是分解成无害或危害较小的简单化合物,但也有一些物质能在生物的参与下转化成为新的有害物质,如无机汞在环境中由于微生物的作用可转化为烷基汞。这一由生物参与的污染物转化过程称为生物转化。

三、环境污染对健康的危害

由于环境污染的广泛性、长期性和多样性,对人体健康的损害表现非常复杂,包括急性作用、慢性作用和远期危害等。

(一) 急性作用

环境污染物在短时间内大剂量进入机体可引起急性中毒,严重者可导致死亡。例如,具有刺激性、腐蚀性的化学毒物,在短时间内进入生产和生活环境的空气中,可刺激人体皮肤、黏膜、眼睛而导致局部损害。毒气泄漏,化学毒物污染食品、水源等,可通过呼吸道、消化管、皮肤接触等途径进入人体而引起急性中毒。

(二) 慢性作用

由于污染物多为低剂量、长时期的排入环境中,因而对人体的影响主要表现为慢性作用。当人体吸收环境污染物的量逐渐累积到足以造成机体损伤的剂量,或有害污染物对机体的微小损害积累(机能蓄积)至一定程度时,即可出现一系列的临床症状和体征。例如,日本发现的由于金属汞和镉污染环境引起的水俣病(Minamata disease)和痛痛病(ita ita disease)就是典型的例子。这些金属污染物进入环境后,通过食物链在生物体内逐级浓集,经过数年甚至数十年的长期作用而引起机体的慢性损害。

工业废气、交通工具和生活用燃料产生的废气以及悬浮在空气中的颗粒物,如SO_2、氮氧化物和飘尘等长期作用于人体,可引起慢性支气管炎、支气管哮喘和肺气肿等慢性呼吸道阻塞性疾病。在生产环境中以气态、蒸气、烟、雾和粉尘等形式存在的各种生产性毒物引起的慢性职业中毒和尘肺则更为多见。铅、汞、苯、锰等生产性毒物中毒和硅沉着病也是我国常见的职业病。

(三) 远期危害

1. 致癌作用(carcinogenesis)

近几十年来,疾病谱和死因谱有了很大的变化。恶性肿瘤已经成为目前严重威胁人类健康和生命的一类疾病。据估计,80%～90%的人类癌症与环境因素有关,其中主要是化学因素。现已证明的环境致癌因素可分为物理、化学、生物等三类。

(1) 物理性因素:如放射线的外照射或吸入放射性物质引起的白血病、肺癌等;紫外线过度照射可引起皮肤癌。

(2) 化学性因素:已经确定的化学致癌物有苯并(a)芘、β-萘胺、砷化物、氯甲醚、黄曲霉毒素和石棉等;可疑致癌物有亚硝胺类化合物及镉等。这些致癌物中,有的是直接致癌物(direct carcinogen),此类化学物进入体内后,不需要经过代谢活化即直接具有致癌作用,如烷化剂;有的是间接致癌物(indirect carcinogen),化学物本身并不直接致癌,必须在体内经代谢活化后方具有致癌作用。

(3) 生物性因素:已经证明热带恶性淋巴瘤(Burkitt lymphoma)是由吸血昆虫所传播的一种病毒引起的;鼻咽癌与EB病毒密切相关;肝吸虫与肝癌、血吸虫与结肠癌等可能也有关系。

据统计,环境致癌因素中,物理因素约占5%,病毒、寄生虫等生物因素约占5%,而化学性致癌物则占90%。常见环境致癌物见表4-1。

表4-1 常见环境致癌物

	名称	在环境中存在的形态	作用器官
化学因素	石棉	主要以粉尘状态污染空气	肺癌、间皮瘤
	羰基镍	粉尘状态污染空气	肺癌、上呼吸道癌
	苯并(a)芘	以烟尘污染空气、食物及饮水,液体还可污染皮肤	皮肤癌、肺癌
	氯乙烯	主要以蒸气污染空气	常引起肝血管肉瘤
	亚硝胺	亚硝基化合物在肠道内可与仲胺结合成亚硝胺,亚硝基化合物可污染食品、饮水,经消化道进入人体	体内各器官均可受影响发生恶性肿瘤
	砷	污染饮水、食物,粉尘污染空气	皮肤癌
	α-萘胺、β-萘胺	粉尘污染空气	膀胱癌
物理因素	放射性物质	粉尘污染空气,废水、废渣污染水源,放射线直接照射到人体,吸入、吞入可形成内照射	白血病、肺癌、皮肤癌等
	X射线及紫外线	照射到人体	皮肤癌
生物因素	黄曲霉毒素	黄曲霉菌污染食物,产生黄曲霉毒素	肝癌及其他内脏癌
	某些病毒	主要污染食物、饮水,随飞沫及粉尘也可污染空气	血液、肝及鼻咽部肿瘤

2. 致突变作用(mutagenesis)

突变是生物界的一种自然现象,是生物进化的基础。但环境污染物所引起的致突变作用往往对生物体有害。突变主要表现在两方面:染色体畸变,即染色体数目和结构的异常;基因突变,即DNA在分子水平上发生碱基对组成和排列顺序的改变。如果突变发生在生殖细胞,则可能导致不孕、早产、死胎或畸形及遗传性疾病。若突变发生在体细胞,则常导致体细胞的增殖异常而形成肿瘤。现已证明,绝大部分致癌物都是致突变物,而许多致突变物也是致癌物,二者有很密切的关系。环境中常见的致突变物主要是化学物质,但某些物理因素和生物因素,如电离辐射和某些病毒也具有致突变作用。

3. 致畸作用(teratogenesis)

外来物作用(直接或间接)于胚胎引起胚胎致死效应,如重吸收、流产、死胎和整个胚胎或某个器官生长迟缓等称为胚胎毒性或胚胎毒作用。引起胚胎发生结构和功能异常称为致畸作用,具有致畸作用的物质称致畸物。放射线照射、某些药物(如"四环素")以及风疹病毒等,已经肯定能干扰胚胎的正常发育,造成胎儿畸形。工农业生产环境中某些毒物、农药等,在动物实验中也发现有致畸作用。日本水俣病流行地区,某些妊娠妇女本身虽无明显中毒症状,但甲基汞可通过胎盘,使胎儿中枢神经系统畸变,出现小头怪胎、先天性麻痹痴呆等。许多调查表明孕期大量饮酒可诱发胎儿畸形,主要表现为发育迟缓(小婴)、小头、精神障碍以及特有的眼睑皱褶、近视、上睑下垂、斜视及上颌发育不全等胎儿酒精综合征(FAS)。1989年Shepard列出了28种已知人类致畸物(因素),包括:氨喋呤、巨细胞病毒、异维生素A酸、细小病毒B_{19}、四环素、雄激素、乙烯雌酚、锂、青霉胺、反应停、白消安、丙戊酸、汞及有机汞、苯妥英、弓形虫、氯联苯基、酒精、甲巯基咪唑、射线、三甲双酮、香豆米抗凝剂、苯壬四烯酯、氨甲喋呤、风疹病毒、环磷酰胺、高温(治疗)、委内瑞拉马脑炎病毒和梅毒等。

(四) 对免疫功能的影响

1. 致敏作用

不少环境污染物可以作为致敏原引起变态反应性疾病。如生产和应用聚氨酯塑料时接触的二异腈酸酯类化合物,棉尘、亚麻尘以及干草上的嗜热性微小霉菌孢子等,都能引起呼吸道的变态反应性疾病;生漆、二硝基氯苯等染料、三聚甲醛等显影剂、酚醛树脂等,常常引起过敏性皮炎。此外,镍盐、砷盐等粉尘,有时也可致过敏性皮炎和鼻炎等。

2. 免疫抑制作用

某些环境污染物还可能对机体的免疫功能起抑制作用,使机体的免疫反应过程的某一个或多个环节发生障碍。具有免疫抑制作用的污染物主要有烷化剂、抗代谢药物、肾上腺皮质激素、电离辐射及某些农药等。

环境污染物对人类健康的损害除表现为上述特异性作用外,尚可出现一系列非特异性损害(non-specific injury)。表现为多发病,常见病的发病率增高、人体抵抗力下降、劳动能力降低等。例如,受二氧化硫严重污染地区的居民上呼吸道感染患病率上升,接触含二氧化硅粉尘的人群肺结核患病率增高等。环境污染还可能通过影响生态平衡而间接危害人类健康,如目前全球关注的温室效应和酸雨现象等。

四、环境污染引起的疾病

(一) 公害病

公害病(public nuisance disease)是指由严重的环境污染引起的、社会影响较大的地区性疾病。公害对人群的危害比生产环境中的职业危害更加广泛,凡在公害范围的人群,不论年龄大小、性别、甚至胎儿均可受到影响。因大气、水、土壤和食品污染引起的公害事件常有报道,如伦敦烟雾事件、水俣病事件、痛痛病事件和切尔诺贝利核电站事件等。公害病具有以下特征:①是由人类生活和生产活动而造成的环境污染所致。②一般为长期(十几年或数十年)陆续发病,并可累及胎儿,危害后代,也可能出现急性暴发流行,在短时间出现大量人群发病。③在疾病谱中是一种新病种,对人体健康损害往往累及多个系统,大多数发病机制尚不十分清楚,一般缺乏特效的治疗方法。④危及健康的环境污染物种类繁多,作用复杂。有一次污染物和二次污染物;有单因素的作用,也有多种因素的联合作用,往往同时存在多个污染源,其与健康危害之间各具有一定的相关关系,但确凿的因果关系不易证实。尤其是长期低剂量的接触引起的慢性危害。

环境污染引起公害和公害病目前已成为世界性的一个重大社会问题。

(二) 职业病

在生产环境和劳动过程中存在可直接危害劳动者健康的因素,即职业性有害因素(occupational hazard)。职业性有害因素作用于人体的强度与时间超过一定限度时,造成的机体损害已不能代偿,从而导致一系列的功能性和(或)器质性的病理变化,出现相应的临床症状和体征,影响劳动能力,这类疾病统称为职业病。职业病是生产环境中存在的各种有害因素引起的一类疾病。

1. 职业病范围

医学上所称的职业病泛指职业性有害因素所引起的所有特定的疾病,但在立法意义上,职业病却具有一定的范围,是指政府法定的职业病。凡属法定职业病患者,在治疗和休息期间及在确定为伤残或治疗无效死亡时,均应按劳动保险条例的有关规定给予劳保待遇。各国法定的职业病名单不尽相同。我国卫生部于1957年首次公布了《职业病范围和职业病患者处理办法的规定》,将危害职工健康比较严重的14种职业病列为我国法定的职业病,以后又陆续补充了3种。1987年卫生部、劳动人事部、财政部及全国总工会联合颁布了修改后新的《职业病范围和职业病患者处理办法》,该规定将职业病名单扩大为9大类100余种,并于1988年1月起实施。

(1) 职业中毒:铅及其化合物中毒(不包括四乙基铅),汞及其化合物中毒,锰及其化合物中毒,镉及其化合物中毒,铍病,铊及其化合物中毒,钡及其化合物中毒,磷及其化合物中毒(不包括磷化氢、磷化锌、磷化铝),砷及其化合物中毒,氨中毒,氮氧化合物中毒,一氧化碳中毒,二硫化碳中毒,硫化氢中毒,磷化氢、磷化锌、磷化铝中毒,工业性氟病,氰及腈类化合物中毒,四乙基铅中毒,有机锡中毒,羰基镍中毒,苯中毒,甲苯中毒,二甲苯中毒,正己烷中毒,汽油中毒,有机氟聚合物单体及其热裂解物中毒,二氯乙烷中毒,四氯化碳及硝基化合物(不包括三硝基甲苯)中毒,三硝基甲苯中毒,甲醇中毒,酚中毒,五氯酚钠中毒,甲醛中毒,硫酸二甲酯中毒,丙烯酰胺中毒,有机磷农药中毒,氨基甲酸酯类农药中毒,杀虫脒中毒,溴甲烷中毒,拟除虫菊酯类农药中毒,以及根据《职业性中毒性肝病诊断标准与处理原则》可以诊断的其他职业中毒性肝病;根据《职业性急性中毒诊断标准及处理原则总则》可以诊断的职业性急性中毒。

(2) 尘肺:矽肺;煤工尘肺,石墨尘肺,炭黑尘肺,石棉肺(石棉沉着病),滑石尘肺,水泥尘肺,云母尘肺,陶工尘肺,铝尘肺,电焊工尘肺,铸工尘肺。

(3) 物理因素职业病:中暑,减压病,高原病,航空病,局部振动病,放射性疾病(含急性外照射放射病、慢性外照射放射病、内照射放射病及放射性皮肤烧伤)。

(4) 职业性传染病:炭疽,森林脑炎,布氏杆菌病。

(5) 职业性皮肤病:接触性皮炎,光敏性皮炎,电光性皮炎,黑变病,痤疮,溃疡,根据《职业性皮肤病诊断标准及处理原则》可以诊断的其他职业性皮肤病。

(6) 职业性眼病:化学性眼部烧伤,电光性眼炎,职业性白内障(含放射性白内障)。

(7) 职业性耳鼻喉疾病:噪声聋,铬鼻病。

(8) 职业性肿瘤:石棉所致肺癌、间皮瘤,联苯胺所致膀胱癌,苯所致的白血病,氯甲醚所致肺癌,砷所致肺癌、皮肤癌,氯乙烯所致肝血管肉瘤,焦炉工人肺癌,铬酸盐制造业工人肺癌。

(9) 其他职业病:化学灼伤,金属烟热,职业性哮喘,职业性变态反应性肺泡炎,棉尘病,煤矿井下工人滑囊炎,牙酸蚀病。

2. 职业病的特点

职业病病因很多,涉及机体各系统,临床表现形式多样,但具有以下共同的特点:

(1) 病因明确,即职业性有害因素。消除和控制了病因或限制其作用条件,就能有效地消除或减少发病。

(2) 病因大多数可以定量检测,接触有害因素的水平与发病率及病损程度有明确的剂量—反应和剂量—效应关系。

(3) 在接触同一种职业性有害因素的人群中,常常有一定数量的职业病病例发生,很少出现个别病例。

(4) 如能早期发现,并及时合理地处理,预后一般良好。

对职业病的防治,必须以预防为主,消除和控制职业性有害因素,早期发现临床前期的变化,做好三级预防工作。

3. 职业病的诊断和处理

职业病的诊断和处理是一项政策性和科学性很强的工作。它涉及到劳动保护待遇、劳动能力鉴定等,与国家和患者的切身利益有关,必须根据国家颁布的职业病诊断标准及有关规定,力求诊断的准确性,防止漏诊、误诊或冒诊。为了防止诊

断上的差错,职业病的诊断必须采取由诊断小组集体诊断的办法,其诊断应根据三方面的资料:

(1) 职业史:这是确定职业病的重要前提,没有职业史就不能诊断为职业病。

(2) 生产环境的劳动卫生调查:包括工艺流程、操作方法、环境卫生条件、防护措施及其使用效果等一般情况,接触方式、浓度(或强度)、时间等资料。

(3) 临床观察和实验室检查:可提供有害因素引起机体功能性或器质性病变的证据。

1) 详细询问病史:注意早期临床症状和体征。针对某种职业病的临床表现,体检时应有所侧重。

2) 实验室检查:包括血、尿、呼出气、粪便、头发等生物材料中毒物含量、代谢产物及生化指标的测定。

3) 针对职业病特点进行特殊检查:如噪声作业工人的听力测定,粉尘作业工人的X线胸片检查等。

对已确诊为职业病的患者应及时给予治疗,并视病情的程度决定是否脱离接触。对可疑的患者应进行追踪观察,根据具体情况确定永久调离,暂调离或暂不调离。

职业性有害因素除引起职业病外,还可引起职业性多发病(又称与工作有关的疾病)和工伤。职业性多发病是指职业性有害因素使机体的抵抗力下降,潜在的疾病显露或已患的疾病加重,从而表现为接触人群中某些常见病的发病率增高或病情加重的一类疾病。例如,高温作业工人的消化道疾病,接触有害气体作业工人的上呼吸道炎症等。与职业病不同的是,职业性有害因素不是惟一的直接原因,只是该病发生发展的许多因素之一,不属于职业病的范畴。

工伤是指工人在生产劳动过程中发生的突发性意外损伤,又称职业性外伤。

4. 职业病的健康监护

健康监护(health surveillance)是指以预防为目的,对接触职业性有害因素人员的健康状况进行系统的检查和分析,从而发现早期健康损害的重要措施。健康监护对职业病的防治有重要意义,也是职业病医师的重要工作职责,其主要工作内容分为就业前健康检查、定期健康检查和职业病普查。

(1) 就业前健康检查(Replacement health examination):是指对准备从事特定作业的人员在参加工作前进行的健康检查。其目的在于掌握有关人员就业前的健康状况及有关基础资料和发现职业禁忌证,以确定该人员能否从事该种作业,并可作为今后定期健康检查时的对照。我国《职业病范围和职业病患者处理办法》中,对几种主要作业的就业禁忌证作了规定。

(2) 定期健康检查(periodic health examination):是指按一定时间间隔对已从事某种作业人员的健康状况进行检查。其目的是及时发现职业性有害因素对工人健康的早期损害或可疑征象,并为生产环境的防护措施效果评价提供资料。定期检查的时间间隔可根据有害因素的性质和危害程度、工人的接触水平以及生产环境是否存在其他有害因素而定。定期检查的项目,除一般检查外,应针对有害因素可能损害的器官或系统进行重点检查,通常与该作业就业前检查的项目相同。

(3) 职业病普查:对接触某种职业性有害因素的人群进行普遍的健康检查,以检出职业病患者和观察对象。

(三) 传染病

带有病原体的生活污水、医院污水、屠宰、制革和生物制品等工业企业排出的废水、人畜粪便、生活垃圾等可污染环境,其中危害性最大的是污染水源所导致的介水传染病的流行,其特点如下。

1. 水源一次大量污染后,可出现暴发流行,绝大多数病例的发病日期集中在该病最短和最长潜伏期之间,如水源经常受污染,则病例可终年不断。

2. 绝大多数患者都有饮同一水源的历史,病例范围与供水范围一致。

3. 一旦对污染源采取治理措施,加强饮用水的净化和消毒后,疾病的流行能迅速得到控制。

介水传染病的危险性大,地面水和受地面水影响的地下水都极易受病原体污染。病原体在水中一般都能存活数日,甚至数月,在适宜的条件下繁殖。肠道病毒,特别是某些原虫包囊不易被常规的饮用水消毒所杀灭。经水传播的疾病主要有霍乱、伤寒、痢疾和肝炎等。此外,病原体还可污染空气、食物而引起某些传染病的流行。

(四) 食物中毒

环境污染物中的化学毒物、致病微生物及其毒素、霉菌及其毒素等污染食品,进入机体后可引起食物中毒。此外,食品本身含有某些有毒物质,食用后也可引起食物中毒,如木薯中的氰甙,河豚鱼中的河豚毒素等(参看"食物中毒")。

第三节 地质环境与疾病

目前认为有 30 余种化学元素为生物的必需元素(essential elements),其中有 16 种为人体的必需微量元素。这些元素在人体内含量虽少,但却是人体组织和器官不可缺少的成分,它们有的是人体内激素、酶和维生素的组成成分,有的是人体新陈代谢必不可少的元素,摄入过多或过少都可给人体健康带来严重的影响。由于自然的或人为的原因,地球的地质化学条件可能存在着区域性差异。如地壳表面元素分布的不均一性,局部地区的气候差异等。这种区域性差异,在一定程度上影响和控制着世界各地区人类、动物和植物的化学构成和生长发育,造成了生态的区域性差异。如果这种区域性的差异超出了人类和其他生物所能适应的范围,就可能造成人类、动物或植物发生特有的疾病,即生物地球化学性疾病,属于地方病的范围。

判断一种疾病是否为地球化学性的,需对大量人群中某种健康危害的出现率与某种化学因素之间的关系进行流行病学研究,符合下列条件才能作出比较肯定的结论:

(1) 疾病的发生有明显的地区性,且与该地区地质中某种化学元素之间关系密切;在不同时间、地点、人群中均有同样的相关性。

(2) 疾病的发生与地质中某种化学元素之间有明确的剂量—反应关系。

(3) 上述相关性,可以用现代医学理论加以解释。

我国常见的地方病有碘缺乏病和地方性氟中毒。另外,地方性砷中毒、克山病、大骨节病等病因尚未完全肯定,但都有明显的地区性,也列入地方病的范围。现简要介绍几种我国较常见的地方病。

一、碘缺乏病

碘缺乏病(iodine deficiency disorders)是指碘缺乏对机体造成的危害。包括在缺碘地区出现相当数量的甲状腺肿(简称地甲病)、克汀病(简称地克病)、单纯聋哑、亚临床克汀病、胎儿早产、死产和先天性畸形等。

(一) 碘缺乏病的流行病学

碘缺乏病是一个在世界各国均有流行的常见地方病。全球有碘缺乏病流行的国家110个,受碘缺乏威胁的人口约16亿。

地甲病是碘缺乏病中最常见的一种,以甲状腺肿大为主要临床表现,病人的甲状腺功能多可能维持正常。在我国,除上海市(台湾省病情不详)外,29个省、市、自治区都有不同程度的流行。以东北、华北、西北、西南等地区病情比较严重。其次在中南、华南地区亦有广泛流行。一般的发病规律为山区＞丘陵＞平原,内陆多于沿海,乡村多于城市。各年龄组的人都可发病,甚至新生儿中也可见到,但一般情况下,生长发育旺盛的青春期发病率最高,重病区男女发病无明显差别,而在轻病区女性患者多于男性。不同病区发病率差别很大,严重病区患病率可达90%以上,还可见到一些痴呆、矮小、聋哑的患者,即地方性克汀病(endemic cretinism),这是由于胚胎发育期或婴儿期严重缺碘所致。我国《碘缺乏病防治工作标准》中规定:居民甲状腺肿患病率大于3%,或7～14岁中小学生甲状腺肿大率大于20%,即可定为病区。另外,随机抽取50名健康成人测尿中碘含量,平均值低于50 $\mu g/g$ 肌酐,可作为确定病区的参考指标。

(二) 发病原因

地质环境缺碘是本病流行的主要原因。碘是人体的必需微量元素,成人的生理需要量约为100～300 $\mu g/d$,我国推荐碘供给量成人为150 $\mu g/d$。当碘摄入量低于40 $\mu g/d$ 或水中含碘量低于10 $\mu g/L$ 时,即可能出现地方性甲状腺肿不同程度的流行(表4-2)。

表4-2 河北某些地区水中含碘量与甲状腺肿患病率的关系

调查地点	检查人数	甲状腺肿患病率/%	水中含碘量/μg/L
承德郊区	3 156	25.4	0.33~0.86
青龙县	3 747	17.2	2.1
迁安县	5 030	7.9	3.6

人体需要的碘92%来自食物,4%来自饮水,4%来自空气。食物中以海产品含碘量最高,动物性食品次之,植物性食品最低,但我国人民碘的供给近60%来自植物性食品,由于植物性食品的碘主要来自土壤,土壤缺碘影响植物中的碘含量。国内绝大多数地方性甲状腺肿病区内食物中都缺碘,并且病情与含碘量密切相关(表4-3)。

表4-3 粮食含碘量/μg·kg^{-1}与地方性甲状腺肿病情的关系

粮食种类	轻病区	重病区
玉 米	263.6	132.7
小 米	244.4	156.7
高 粱	205.6	176.8
小 麦	160.8	140.7
黄 豆	160.8	128.5

值得注意的是,除碘缺乏可引起甲状腺肿之外,目前还发现了另外一些致甲状腺肿的因素,如:①高碘:过多的碘可能影响甲状腺激素合成中起重要作用的过氧化酶的活性,妨碍酪氨酸的氧化,使甲状腺激素的合成减少,再反馈性地刺激垂体分泌较多的促甲状腺激素,致甲状腺肿大。②致甲状腺肿物质(goifrogenic substance)如木薯、杏仁、黄豆、核桃仁和豌豆等食物中含有CN^-,进入体内可形成硫氰酸盐,可抑制甲状腺对碘的浓缩能力,还可从甲状腺中驱除碘,致甲状腺素合成障碍引起甲状腺肿大。芥菜、卷心菜、甘蓝和大头菜等含有硫葡萄糖苷,引起甲状腺激素的合成障碍。致甲状腺肿物质单独作用较少见,常与缺碘共同作用而导致地方性甲状腺肿和克汀病的流行。③饮水因素,据报道人们长期饮用高硬度的水或含过多氧化物和有机物污染的饮水也有致甲状腺肿的作用。

(三)碘缺乏病的预防

在缺碘性地方性甲状腺肿流行病区,补碘是行之有效的防治办法。合理补充碘一年后的甲状腺肿治愈率在50%以上,新发病率不大于3%,7~14岁甲状腺肿大率在20%以下。补碘的方法主要有:

1. 碘盐

向食盐中加入碘化钾和碘酸钾等,是防治碘缺乏病的简单易行,行之有效的办法。WHO推荐的碘和盐的比例为1:100 000。我国《食盐加碘防治地方性甲状腺肿办法》中规定为1:20 000到1:50 000。为防止碘化物损失,碘盐应保持干燥、严防日晒。

2. 碘油

一次性注射大剂量碘油,使其在体内缓慢吸收。国内采用碘化核桃油或豆油,每毫升含碘在 500 mg 左右,一次肌肉注射 1~2 ml,一般间隔 3 年再重复注射 1 次。

此外,患者也可口服碘化钾,但用药时间长,不易坚持。

二、地方性氟病

地方性氟病(endemicflurosis)又称地方性氟中毒,是长期摄入过量的氟而引起的主要以氟骨症和斑釉齿为特征的一种慢性全身性疾病。多发生在干旱和半干旱的盐渍土地区、温泉地区、富氟矿区,以及与地质结构有关的某些深层地下水饮用区。我国除上海市外,其他各省市、自治区均有流行,主要分布于 1 187 个县(市、区、旗)内,病区人口约 3.3 亿,氟斑牙现患人数 4 000 余万,氟骨症 260 余万。本病好发年龄为青壮年,女性常高于男性,患病率可随年龄增长而升高。妊娠和哺乳妇女更易发病或使病情加重。

(一)发病原因

长期摄入过量的氟是发生地方性氟病的主要原因。据报道,机体长期摄入总氟量超过 4 mg/d 时即可引起慢性氟中毒。其病因主要分为二型。

1. 饮水型

主要为长期饮用含氟量过高的饮水而患病,我国北方大部分病区属饮水型。饮水含氟量与氟骨症患病率的关系见表 4-4。

表 4-4 饮水含氟量与氟骨症患病率的关系

饮水含氟量 /mg·L^{-1}	调查总人数	氟骨症患病率/%			
		Ⅰ度	Ⅱ度	Ⅲ度	合计
1.01-	214	1.40	0.47	0	1.87
2.01-	480	4.79	5.21	0	10.00
4.01-	452	10.08	12.17	3.98	26.33
7.01-	478	16.95	21.55	5.23	43.72

2. 煤烟型

主要由于燃烧含氟量过高的燃煤所致。人们长期在室内使用没有炉盖和烟囱的各种炉灶做饭,取暖和烘烤粮食,致使室内空气、烤干的粮食和茶叶中含氟量增高,使居民摄入大量的氟而引起中毒。它是我国 20 世纪 70 年代后确认的第二大类型的病因。四川、广西、湖北、湖南和陕西等地区均有因空气、食物、茶叶含氟量高而引起中毒的报道,有的地区病情较为严重。

除上述原因外,居民的营养不良也与本病的流行有关。调查证明,贫困地区氟中毒患病率高,病情严重;营养状况好的地区,患病率低,尤其骨质软化的少见。蛋白质、钙、维生素 C、B_1、B_2、PP 和 D 等均有抗氟、保护机体的作用。特别是维生素 C 有促使氟从体内排出的作用。因此,膳食缺乏某些营养素时,则能促进氟骨症的发生。

另外,值得注意的是工业氟的污染,如铅厂、钢铁厂、硫酸厂和磷肥厂等排出的含氟废气污染周围的大气,乃至水和植物,进而引起人、畜中毒。严格地说这并不属于地方性氟中毒的范畴,但该种污染长期下去,氟在环境中长年累积,经过若干年后,即有可能形成次生性氟地球化学区,发生因环境污染引起的地区性氟中毒。

(二) 发病机制

氟是人体的必需微量元素之一,适量的氟能维持机体正常的钙磷代谢,促进牙齿和骨骼钙化,从而保证牙齿和骨骼正常生长发育。但是摄入过量的氟引起氟骨症和斑釉齿的毒作用机制,一般认为与下列几种作用有关:

1. 破坏钙磷的正常代谢

氟和钙磷有特殊的亲和力,过量氟化物进入机体后与钙结合成难溶的氟化钙,其中大部分沉积在骨组织中,小部分沉积在骨周及软组织中,致使血钙降低,严重时可出现缺钙综合征。由于氟化钙的沉积,使骨质硬化,密度增加,结果可使骨皮质增厚,髓腔变小,严重的可使椎管、椎孔变窄而压迫神经,引起一系列临床症状及体征。钙的代谢紊乱又可引起磷的代谢紊乱,阻碍正常的骨质代谢。血钙的减少又可使甲状旁腺分泌增多,促进溶骨,加速骨的吸收。此种现象多见于产妇及哺乳期的妇女。

2. 对牙齿的影响

摄入过量氟时,大量的氟沉积于牙组织中,可致牙釉质的棱晶结构形成障碍而出现不规则的球状结构,产生斑点,在此不规则的缺陷处色素沉着,呈现黄色、褐色或黑色,同时牙的硬度减弱,质脆易碎裂或断裂,常早期脱落。

3. 抑制酶的活性

因氟与钙、镁结合成难溶的氟化钙及氟化镁,故体内许多需要钙、镁参加的酶的活性被抑制。例如,抑制烯醇化酶及琥珀酸脱氢酶等,使三羧酸循环障碍、糖原合成破坏,可致骨组织营养不良;抑制骨磷酸化酶,影响骨组织钙盐的吸收、蓄积和骨盐的形成。氟能破坏胆碱酯酶,使胆碱滞留,导致肌肉紧张、僵直。

(三) 临床表现

1. 氟斑牙

(1) 白垩型:牙釉面无光泽、粗糙,可见白垩(似粉笔状)线条、斑点和斑块,可布满整个牙面。

(2) 着色型:牙釉面出现不同程度的颜色改变,浅黄、黄褐或深褐色或黑色,着色范围可由细小斑点、条纹、斑块,直至布满大部分釉面。

(3) 缺损型:牙釉质损害,脱落,点状、片状凹痕。轻者仅限于釉质表层,重者可发生深层釉质大面积的剥脱。包括邻接面,以至破坏了牙齿整体外形。

2. 氟骨症

起病缓慢,很难确定发病的具体时间,症状无特异性。最普遍的症状是疼痛,部位可1～2处,也可遍及全身。通常由腰背部开始,逐渐累及四肢大关节,直到足跟。疼痛一般是持续性酸痛,无游走性,表面无红、肿、热现象,活动后可缓解,静止后加重,与天气变化关系不大。重者可出现刺痛或刀割一样痛,患者往往不敢碰触,甚至不敢大声咳嗽和翻身,关节活动受限。部分患者除疼痛外,还可因椎孔缩小变窄,神经根受压或营养障碍而出现肢体麻木、蚁走感、感觉减退、肌肉松弛和握力下降等一系列神经系统症状。体查时,轻者一般无明显体征,随着病情的进展,以骨质硬化为主者表现为脊柱生理弯曲度消失,活动范围小、头颅及躯干运动受限。重者脊柱全部固定,挺直如棍或弯曲如弓;四肢肩、肘、髋、膝关节活动受限,甚至关节强直、变形,肘关节多固定于曲屈位。

以骨质硬化及骨旁软组织骨化的混合型病人则出现弯腰、驼背,严重者下颌骨抵胸骨柄、或胸骨剑突可触及耻骨联合,胸部呈鸡胸或漏斗胸。

(四)治疗

1. 钙剂及维生素类药物

钙和维生素D一方面可调节钙磷代谢,同时钙在胃肠道内可与氟离子结合形成难溶性的氟化钙由粪便排出,从而减少机体对氟的吸收。维生素C可促进氟的排泄。

2. 氢氧化铝凝胶

铝离子在胃肠中与氟离子结合形成难溶性的化合物由粪便排出。

3. 用涂膜覆盖法、药物脱色法治疗着色型氟斑牙及用防氟牙膏均有一定的疗效。

(五)预防措施

饮水型氟中毒应更换水源。地面水一般氟含量比地下水低,因此在高氟地下水病区应尽可能饮用地面水。如改换水源有困难,则可采用水中除氟的办法,集中式给水可用活性氧化铝法除氟。分散式给水可用碱式氯化铝除氟。

煤烟型氟污染应改炉灶,加强排烟,或更换燃料。有效治理含氟废气污染,不使用含氟高的化肥(如磷矿粉)和农药(如氟乙酰胺)。

加强营养,进行防氟的健康教育。

三、地方性砷中毒

地方性砷中毒是由于长期饮用含砷量较高的水而致的一种地方病。本病以慢性中毒多见。我国《生活饮用水水质标准》规定砷不应超过0.05 mg/L。

(一)临床表现

慢性砷中毒主要表现为躯干、四肢、皮肤色素沉着(棕褐色)和脱色斑点;掌跖部皮肤过度角化,皮肤皲裂,皮肤癌发病率高;四肢对称性向心性感觉障碍,疼痛,行走困难,肌肉萎缩,手足发绀,慢性腹泻等。此外,慢性砷中毒还可出现间歇性发作的脚趾发冷、发白、脉搏微弱、疼痛、间歇性跛行,一般大拇趾先发病,然后向中心发展,皮肤变黑,肢体末端坏死,台湾省称之为"黑脚病"。

(二) 预防措施

对饮用水中含砷超过卫生标准,流行病学调查证实有本病流行的病区,要改换水源或消除砷的污染源。还可采用饮水除砷措施:方法是首先将水中三价砷氧化成五价砷,再用石灰法处理。

第四节　环境卫生的防护措施

我国政府历来十分重视环境卫生和环境保护工作,在《中华人民共和国宪法》中明确规定:"国家保护和改善生活环境和生态环境、防治污染和其他公害。"随着我国经济建设的加快,可能会带来新的、严重的环境污染问题。近些年来,在我国因环境污染引起的公害事件屡有发生,例如,湖南省永兴县个体炼金者将含砷废水排入水体,导致当地居民长期饮用含砷的井水而导致 30 余人(已就诊者)慢性砷中毒,其中已死亡数例。因此,为了提高人类的健康水平,预防疾病,必须保护环境、防治污染,尤其是防止公害的发生。这是一项涉及许多部门和学科的综合性工作,需要多方面的配合,共同努力方可完成。

一、基本措施

(一) 制订和完善环境卫生法规和卫生标准

卫生标准是根据某物质的有害作用浓度和最大无作用浓度,结合接触时间的长短和人群的易感性等多方面因素,制订出的最高容许浓度(MAC),即对人体健康不会产生直接或间接有害影响的"相对安全"浓度。随着工农业生产的发展和科学技术的进步,将会出现更多的环境卫生问题,因此,必须尽快地建立健全符合我国实际情况的卫生法规和卫生标准体系,为卫生监督、监测和环境质量及公民维护自己的健康和生命安全提供科学的依据。

(二) 开展环境流行病学的调查

运用流行病学的基本方法,探讨环境致病因素及其对人群健康的影响规律。

1. 研究已知暴露因素对人群健康的影响

通过对已知环境污染物对人群健康影响的调查,了解环境致病因素对人群健康的危害程度。研究中不但要分析已患病者的疾病分布规律,也要研究未出现临床症状的暴露人群,发现早期功能改变。

2. 探讨人群出现健康损害的病因

通过对疾病分布规律的研究,探讨人群出现健康损害的病因。

3. 研究环境污染物的剂量—效应和剂量—反应关系

对剂量—效应和剂量—反应关系的研究可以为制订环境卫生标准提供科学

依据。

(三) 认真开展环境卫生监测工作

卫生监测是了解人群暴露水平和环境保护工作的重要手段之一,也是环境卫生的基础工作。对空气、水、土壤和食物被污染的状况进行监测,以掌握其污染的范围、程度及动态变化;对人群生物材料,如血、尿、发、唾液、乳汁、指甲及动植物中污染物的含量测定,可了解人群和动植物受污染的程度及其在生物体内的负荷量,从而估计环境污染物对人群健康可能产生的危害及其程度。环境监测数据也是进行环境质量评价的重要依据。

(四) 切实做好卫生监督工作

在全面进行卫生监测的基础上,根据国家颁布的有关法规、法令、条例、决议及各省、市、自治区制订的实施细则进行经常性和预防性卫生监督。

1. 对原有老企业进行经常性卫生监督

对原有的老企业的环境污染问题进行经常性的卫生监督,严格控制污染物的排放。使生产环境中有害物质含量控制在国家卫生标准范围内,工业"三废"在排放前要进行适当的净化处理,使其达到国家排放标准的要求。

2. 对新建、改建、扩建企业进行预防性卫生监督

城乡规划及工业企业设计是否合理、直接影响广大居民和职工的身体健康。在工业企业进行建筑设计时,应严格按照《工业企业设计卫生标准》进行卫生审查和验收,防止新的环境污染。如在厂址的选择、厂房设计和工艺流程等方面,保证各项工程建设符合卫生学要求。要将防止"三废"污染的项目和主体工程同时设计、同时施工、同时投产。

3. 对公共场所等的经常性卫生监督

对公共场所、服务性行业、家用化学品,以及城市垃圾、污水、粪便和医院污水的排放实行经常性的卫生监督,使城乡居民都能得到清洁的饮水,新鲜的空气和安静舒适的生活和工作环境。

(五) 重视和加强农村环境保护工作

1. 合理使用农药、减少农药残留

改革开放以来,农村经济发展较快。但同时滥施乱用农药造成的各种中毒事件和农田,水体的污染应引起广大卫生工作者的重视。必须大力推广高效低毒农药;限制使用毒性大,残留期长的农药;严格控制使用范围;对有致癌、致畸性的农药,应禁止使用,防止农药污染食品。

2. 防止未经处理的含毒废水排入农田

未经处理的含毒工业废水不能直接排入农田,以防土壤、水和农作物受到污染而对人体健康造成直接和间接的危害。

3. 加强对乡镇企业的卫生监督

有资料表明,在影响某些农村地区慢性疾病的主要因素中,乡镇企业环境污染占据首位。加之小城镇和农村建设中缺乏合理的布局和卫生监督。因此,应广泛开展农村环境卫生,环境保护的宣传教育工作,加强农村的卫生监督。

二、饮用水的卫生防护措施

我国"2000年人人享有卫生保健"最低限标准中有关农村各类地区安全饮用水的普及率,是我国农村预防保健战略目标。要因地制宜的采取相应的卫生对策,改善水质,使之达到生活饮用水水质标准(表4-5)的要求。

表4-5 生活饮用水水质标准(GB5749-85)

编号	项目	标准
	感官性状和一般化学指标:	
2·1·1	色	色度不超过15度,并不得呈现其他异色
2·1·2	浑浊度	不超过3度,特殊情况不超过5度
2·1·3	臭和味	不得有异臭、异味
2·1·4	肉眼可见物	不得含有
2·1·5	pH	6.5~8.5
2·1·6	总硬度(以碳酸钙计)	450 mg/L
2·1·7	铁	0.3 mg/L
2·1·8	锰	0.1 mg/L
2·1·9	铜	1.0 mg/L
2·1·10	锌	1.0 mg/L
2·1·11	挥发酚类(以苯酚计)	0.002 mg/L
2·1·12	阴离子合成洗涤剂	0.3 mg/L
2·1·13	硫酸盐	250 mg/L
2·1·14	氯化物	250 mg/L
2·1·15	溶解性总固体	1 000 mg/L
	毒理学指标:	
2·1·16	氟化物	1.0 mg/L
2·1·17	氰化物	0.05 mg/L
2·1·18	砷	0.05 mg/L
2·1·19	硒	0.01 mg/L
2·1·20	汞	0.001 mg/L
2·1·21	镉	0.01 mg/L
2·1·22	铬(六价)	0.05 mg/L
2·1·23	铅	0.05 mg/L
2·1·24	银	0.05 mg/L
2·1·25	硝酸盐(以氮计)	20 mg/L
2·1·26	氯仿	60 μg/L
2·1·27	四氯化碳	3 μg/L

续表

编号	项目	标准
2·1·28	苯并(a)芘	0.01 μg/L
2·1·29	滴滴涕	1 μg/L
2·1·30	"六六六"	5 μg/L
	细菌学指标：	
2·1·31	细菌总数	100 个/L
2·1·32	总大肠菌群	3 个/L
2·1·33	游离余氯	在接触 30 min 后应不低于 0.3 mg/L；集中式给水除出厂水应符合上述要求外，管网末梢水不应低于 0.05 mg/L
	放射性指标：	
2·1·34	总 α 放射性	0.1 Bq/L
2·1·35	总 β 放射性	1 Bq/L

(一) 饮用水的卫生学要求

1．流行病学上安全

饮用水不应含有病原微生物和寄生虫，以保证不发生介水传染病。

2．感观性状良好

饮用水外观应无色、透明、无臭和无异味。

3．化学组成对人体无害

饮用水化学性状应该良好，不含任何有害化学物。

4．水量充足，取水方便

水量应能满足居民生活饮用水的需要。

(二) 饮水净化

一般天然水源水，水质不能达到卫生学要求时，需经净化和消毒后方能饮用。水的净化包括混凝沉淀和过滤处理，目的是去除水中的悬浮物质，胶体物质和部分病原体、改善水的感观性状。

1．混凝沉淀

天然水特别是地面水中悬浮的杂质有时颗粒较小，比重轻，难以自然下沉。加入适量的混凝剂后，可将水中细微颗粒凝集成大颗粒而下沉。常用的混凝剂有硫酸铝、硫酸钾铝(明矾)、三氯化铁和碱式氯化铝等，最常用的是硫酸铝和硫酸钾铝。为了提高混凝沉淀效果，可加一定量的助凝剂，例如，原水碱度不足时，可加石灰或烧碱；絮凝体小而松散时，可加入活性硅胶，聚丙烯胺等，用以产生大而紧密的絮凝体，促进混凝沉淀作用。

2．过滤

指原水中的悬浮杂质和微生物等通过石英砂等滤料层而阻留于滤料表面或滤料中而达到净水的过程。常用的过滤装置：集中式给水系统中的各种形式砂滤池；分散式给水则可因地制宜，采用砂滤井，砂滤池和砂滤缸等。但随着使用时间的延长,悬浮物可堵塞滤料的微孔,使滤料阻力逐渐增大,必须冲洗滤料后才可继续使用。

(三) 饮水消毒

饮用水经净化处理后尚不能完全保证去除了全部病原微生物,加之饮用水水源往往受到粪便和生活污水的污染,因此,为了使水质达到细菌学标准,以保证饮水在流行病学上的安全性,过滤后的水必须消毒。某些地下水可不经净化处理,但通常仍需消毒。饮水的消毒方法可分为物理消毒法和化学消毒法。前者如煮沸、紫外线等,后者如氯、臭氧、过氧化物和碘消毒,其中应用最广的是氯化消毒。

1. 氯化消毒

(1) 原理:氯气或其他氯化消毒剂溶于水后,在常温下即很快水解成次氯酸（HOCl）

$$Cl_2 + H_2O \longrightarrow HOCl + H^+ + Cl^-$$

$$2Ca(OCl)Cl + 2H_2O \longrightarrow 2HOCl + Ca(OH)_2 + CaCl_2$$

$$Ca(OCl)_2 + 2H_2O \longrightarrow 2HOCl + Ca(OH)_2$$

次氯酸分子小,不荷电,易于穿过微生物的细胞壁。同时,它又是一种强氧化剂,影响细菌的多种酶系统,例如,使磷酸葡萄糖脱氢酶的巯基被氧化破坏,并损伤细胞膜,使蛋白质、RNA 和 DNA 等物质释出而导致细菌死亡。次氯酸对病毒的作用在于对核酸的致死性破坏。

由于水中常含有一定量的氨氮,当氯加入水中时,除产生次氯酸外,还可产生一氯胺(NH_2Cl)和二氯胺(NH_4Cl_2)。氯胺为弱氧化剂,有杀菌作用,但需要较高的浓度和较长的接触时间。

(2) 消毒方法

1) 常量氯化消毒法:即按常规加氯量(一般为 1~3 mg/L)进行饮水消毒的方法。加氯量的多少根据水质具体情况而定。从理论上要求,适宜的加氯量应为需氯量与余氯之和。需氯量是指氧化水中有机物和杀灭细菌所消耗的氯量。一般认为用氯化消毒时,余氯是评价和控制消毒效果的一项指标。适当的余氯表示水中已达到消毒所用氯的数量,并略有所余,尚有保持继续消毒的能力。我国生活饮用水规定在加氯 30 min 后,游离性余氯不应低于 0.3 mg/L,管网末梢水不低于 0.05 mg/L。

2) 持续氯消毒法:指用放有漂白粉或漂精片(一次消毒用量的 20~30 倍)容器,上面打孔,悬浮于水中,借水的振荡,容器内的消毒剂由小孔中漏出。可持续消毒 10~20 天,此法适用于井水和缸水的消毒。

3) 过量氯消毒法:加入 10 倍于常量氯化消毒时所用的加氯量,即 10~20 mg/L。本法主要适用于新井开始使用,旧井修理或淘洗,居民区发生饮水传播的肠道传染病,井水大肠菌值或化学性状发生显著恶化,井被洪水淹没或落入异物以及战时紧急用水等情况下。在消毒污染井水时,一般在投入消毒剂后,等待 10~12 h 再用水。

2．物理消毒

（1）煮沸消毒：这是一种最古老而又最常用的消毒方法之一，其消毒效果可靠，对一般肠道传染病的病原体和寄生虫卵，经煮沸 3~5 min 均可全部杀灭。

（2）紫外线消毒：波长 200~295 nm 的紫外线具有杀菌能力，其中以波长 253 nm 者杀菌能力最强。紫外线的杀菌效果除与波长有关外，尚取决于照射的时间及强度，被照射的水深及水的透明度等因素。用紫外线消毒的饮用水必须预先通过混凝沉淀及过滤处理，水层厚度不超过 30 cm，照射时间不少于 1 min。紫外线消毒的优点是接触时间短、效率高、不影响水的嗅和味；缺点是消毒后无持续杀菌作用；另外，每支灯管处理水量有限，耗资较大。

（孔杏云）

第五章

化学因素与健康

第一节 概 述

生产和生活环境中有许多能导致人中毒的化学物质(毒物)。所谓毒物是指较小剂量进入机体后,可造成生物体功能或器质性损害的化学物。

一、毒物进入人体的途径

在生产环境中,毒物主要经呼吸道进入人体,而在生活环境中,毒物则主要经消化道进入人体。某些毒物也可经皮肤吸收。

(一) 呼吸道

凡呈气体、蒸气和气溶胶(粉尘、烟和雾的统称)形态的毒物都可经呼吸道进入人体。整个呼吸道都能吸收毒物,特别是肺泡的总表面积很大(约 $50\sim100\ m^2$)、肺泡壁很薄(约 $1\sim4\ \mu m$)、肺泡间又有丰富的毛细血管,所以肺泡对毒物的吸收极为迅速。空气中的毒物浓度愈高、分散度越大,在体液中的溶解度愈大,则经呼吸道吸收的量愈快愈多。毒物经肺吸收后,不经过肝脏转化、解毒即直接进入血液循环,分布至全身。

(二) 皮肤

有些毒物可通过完整的皮肤进入人体。如有机磷、苯胺、硝基苯等脂溶性毒物,同时又具有一定水溶性,可通过皮肤吸收入血液,且能较快地被血液转运,故经皮肤吸收甚快。汞、砷等无机盐类可与脂肪酸结合,能经毛囊、皮脂腺和汗腺吸收,发际等毛囊较多的部位吸收毒物也较多。有些气态毒物,如氰化氢等也可经皮肤吸收。皮肤有破损或患有皮肤病时,因屏障的完整性被破坏,更有利于毒物通过皮肤。经皮肤吸收的速度和剂量与毒物的脂溶性、接触皮肤的面积、部位、毒物浓度及生产场所的气温、气湿等有关。经皮肤进入体内的毒物也不经肝脏即直接进入血液循环。

(三) 消化道

毒物经食物链转移至人体,是生活环境中的化学毒物危害健康的主要途径,但生产性毒物经消化道进入体内引起职业中毒的事例较少见,主要为吸入时粘附在鼻咽部、口腔中的粉尘状态的毒物被吞入消化道。个人卫生习惯不好时,也可因污染食物、饮水而通过消化道吸收。经消化道吸收的毒物,大部分经肝脏转化后再进入血液循环。

二、毒物在体内的过程

(一) 分布和蓄积

毒物被吸收进入血液后,随血液循环分布到全身。毒物的分布很大程度上取决于其通过细胞膜的能力和与体内各组织成分的亲和力。一般情况下,毒物在体内各组织和器官的分布是不均匀的,常表现出某种毒物对某些组织和器官具有选择性的亲和力。例如,铅早期分布在肝脏、肾脏,最后主要贮存在骨骼中;汞早期多分布于肝脏,后期主要贮存在肾脏;苯主要分布在骨髓等。

某些毒物长期接触可在体内蓄积(accumulation),即贮存在体内某些组织和器官内毒物的量逐渐积累,这种现象叫物质蓄积。蓄积达到一定量后,可对机体造成损害。在饮酒、过劳或患病等诱因下,蓄积在组织器官内的毒物可重新进入血液循环,引起中毒的急性发作。另外一种情况是长期接触某种毒物后体内不一定能检出该毒物的蓄积,但由该毒物引起的人体的功能改变逐步积累而表现出中毒的病理征象,这种情况称为功能蓄积。毒物在体内的蓄积作用,是发生慢性中毒的基础。

(二) 生物转化

毒物进入机体后,参与体内的生化过程,使其化学结构发生一系列的变化,称为生物转化(biotransformation)。化学毒物在体内的生物转化过程,大体上可分为第一相反应和第二相反应。第一相反应包括氧化、还原和水解。在动物肝脏内有许多酶能使亲脂化合物转化为更具水溶性的物质。首先是机体向原形化合物加入极性基因(—OH、—SH、—NH$_2$ 或—COOH),然后使这些功能基因参加第二相反应,即结合反应,使化学物或一相反应中产生的代谢产物与内生性分子进行共价结合,形成结合物,这种结合物能参与机体的转运系统,从而促使这种化合物更快地随尿或胆汁排出体外,同时也使其透过细胞膜进入细胞的能力,以及同血浆蛋白、组织蛋白、脂肪组织的亲和力减弱,从而消除或减轻其生物学效应。但有些毒物也可不经过第一相反应而直接结合被排除,经过体内的生物转化,多数情况下可使外来化学物的毒性降低或消失。但也有些毒物经生物转化后反而增加了毒性。许多致癌物,如芳香胺,就是经过体内代谢而被激活的。

(三) 排出

进入体内的毒物可经体内转化后或以原形态排出体外。

1. 肾脏

肾脏是体内排出毒物的有效器官,大多数毒物经此途径排出。例如金属和类金属、芳香烃、卤代烃等。尿中毒物的浓度与其在血液中浓度密切相关,因此测定尿中毒物或其代谢产物的含量能间接衡量一定时期内接触和吸收该毒物的水平,但与中毒的临床表现不一定有直接的相关。

2. 呼吸道

在体内不易分解或挥发性毒物主要经肺由呼气排出,例如,苯、一氧化碳、氰化氢等。

3. 消化道

许多金属(如铅、锰、镉等)经胆汁排入肠道随粪便排出。同时,经口摄入而未被吸收的毒物也可随粪便排出。

4. 其他

铅、汞、砷等毒物还可经毛发、唾液、乳汁和月经排出。苯的氨基和硝基化合物,砷化物,卤代烃等有少量经皮脂腺和汗腺排出。

毒物在排出过程中,也可损害排泄器官和组织,如汞经肾脏排出,引起肾近曲小管损害,经唾液排出时引起口腔炎;砷从汗腺排出时引起皮炎。

三、影响毒物毒作用的因素

(一) 化学结构

毒物的化学结构对毒物的毒性大小和毒作用性质有决定性的影响。在同类有机化合物中,从丙烷到辛烷,毒性随着碳原子数目的增多而加强;不饱和化合物毒性大于饱和化合物;氯代饱和烃中,氯取代氢原子数目越多,对肝脏的毒性越大。

(二) 物理特性

主要与毒物颗粒的大小、溶解度、挥发度等有密切的关系。毒物颗粒大小可影响其在进入呼吸道的深度和吸收速度;毒物的水溶性和脂溶性大小对其进入机体的途径,吸收速度、体内分布有很大的影响;挥发度大的毒物吸入中毒的危险性也大。

另外,毒物的比重也应注意,尤其是比空气重的气态毒物,在静止的空气中由于比重不同可发生分层现象,沉积在空气底层。当通风不良时易形成很高浓度,进入时应特别注意。如坑道、矿井、下水道、粪坑等。

(三) 毒物的剂量

毒物进入人体要达到一定剂量才会引起中毒。在生产条件下,毒物进入人体的剂量,常与毒物在生产场所空气中的浓度和接触时间有密切关系。

毒物的毒性大小可用引起动物某种毒性反应所需的剂量来表示。引起某种毒性反应所需毒物的剂量愈小,则说明该毒物的毒性愈大。最常用的毒性参数包括:①绝对致死浓度(剂量):使全部实验动物死亡的最低浓度(剂量),用 LC_{100} (LD_{100})表示。②半数致死浓度(剂量):使半数实验动物死亡的浓度(剂量),用 LC_{50} (LD_{50})表示,这是将实验所得数据用统计处理而得出的。③最低致死浓度(剂量):能使个别实验动物死亡的浓度(剂量),用 MLC(MLD)表示。④最大耐受浓度(剂量);使全部实验动物存活的最高浓度(剂量),用LC_0(LD_0)表示。这些指标是在急性毒性实验中,对实验动物一次染毒后观察两周所得的结果。其中LC_{50}(LD_{50})重现性较好,可比性较强,是最常用的一种急性毒性指标。常常根据LC_{50}(LD_{50})对毒物的急性毒性进行分级,表5-1可供参考。

表5-1 化学物质的急性毒性分级

毒性分级	小鼠一次经口吸入 $LC_{50}/mg \cdot kg^{-1}$	小鼠吸入染毒2h $LC_{50}/10^{-6}$	兔经皮吸入 $LC_{50}/mg \cdot kg^{-1}$
剧 毒	<10	<50	<10
高 毒	10~	50~	10~
中等毒	100~	500~	50~
低 毒	1 000~	5 000~	500~
微 毒	>10 000	>50 000	>5 000

除用死亡表示毒性反应外,还可用生理生化改变来表示,如麻醉、刺激、免疫功能等。

(四)毒物的联合作用

生产环境中多种毒物同时存在而作用于机体,引起的毒作用称为毒物的联合作用,这种联合作用表现为相加作用、相乘作用或拮抗作用。在评价生产环境中毒物对人体的危害时应考虑毒物的联合作用。同时还应注意生产性毒物与生活性毒物的联合作用,例如,酒精可增强苯胺,硝基苯的毒作用。

(五)个体情况

接触同一剂量的毒物,不同个体出现的反应可有很大的差异,引起这种差异的因素很多,与性别、年龄、个体的健康状态,生理变动、营养、免疫状态、遗传等有关。

四、职业中毒的预防

在职业人群中,职业中毒约占职业病总数的1/5。预防职业中毒,必须领导、工人、工程技术人员和医务人员共同努力,采取综合措施,才能收到良好的效果。

(一)消除和控制生产环境中的毒物

1. 采用无毒或低毒的物质代替有毒物质

限制化学原料中有毒杂质的含量,用无毒或低毒的物质代替有毒物质。例如,油漆生产中用锌白或钛白代替铅白;喷漆作业采用无苯稀料。在酸洗作业限制酸中砷的含量;溶剂汽油应不含四乙基铅等。

2. 改革工艺过程

通过工艺改革,消除或降低环境中的毒物。例如,电镀作业镀锌时采用无氰电镀工艺;制造水银温度计采用真空灌汞法;喷漆作业采用静电喷漆新工艺等。

3. 机械化、自动化和密闭化

在生产过程中尽量做到机械化、自动化和密闭化,减少工人接触毒物的机会,加强生产设备的管理和检查维修,防止有毒物质的跑、冒、滴、漏和防止发生意外事故。

4. 合理安排厂房建筑和生产过程

产生有毒物质的车间、工段或设备,应尽量与其他车间、工段隔开,合理地配置,以减少影响范围。存在有毒物质的厂房的墙壁、地面应以不吸收该毒物和不易被腐蚀的材料制成,表面力求平滑和易于清刷,以便经常保持清洁卫生。

5. 加强通风排毒

厂房内产生有毒气体、蒸气和气溶胶的地点,可采用局部抽出式机械通风系统排除毒物,以降低作业场所空气中的毒物浓度。局部抽出式机械通风系统由排气罩、通风管、通风机和净化回收装置组成。排毒效果主要取决于排气罩的正确选择和控制风速。控制风速是为使有害气体、蒸气或粉尘不致向外逸散而在排气口所必须保证的最小风速。

(二) 合理使用个体防护用品

在生产设备的防护和通风措施不够完善,特别是在事故抢修或进入设备内检修时,个体防护用具有重要的作用。个体防护用具主要有防毒面具、防护服装及防护油膏等。

1. 防毒面具

根据作用原理有过滤式和隔离式两种类型。

(1) 过滤式防毒面具:主要作用是使含有毒物质的空气过滤净化后,再进入呼吸道。可根据毒物的种类选用不同型号。

(2) 隔离式防毒面具:主要作用是使呼吸道与含有毒物质的空气隔离,另行供给新鲜空气或氧气。在作业场所空气中毒物浓度很高或氧含量在16%以下时适用。

2. 防护服装

主要用于防止酸、碱等对皮肤的刺激或腐蚀作用以及毒物经皮吸收。常用的防护服装包括工作服、手套、围裙、长筒靴等。防护服装应根据其防护目的,选用相应的质料和式样。对毒物溅入眼内有灼伤危险的作业,应给予防护眼镜。

(三) 加强健康教育和做好卫生服务工作

1. 加强卫生宣传教育,普及职业卫生知识

制定和遵守安全操作规程,建立健全卫生制度,养成良好的卫生习惯;对接触有毒工种工人进行职业安全卫生宣传教育,增强健康保护意识,预防和减少毒物对健康的危害。

2. 定期卫生检查和环境检测

定期和经常进行生产环境的卫生检查和空气中有毒物质浓度的监测,及时发现和查明有毒物质造成污染的原因、程度和变化规律,以便采取有效措施降低车间空气中有毒物质的浓度,使之不超过国家规定的最高容许浓度。

3. 做好健康监护工作

根据国家规定项目和时间,认真做好就业前和定期健康筛检,建立职工健康监

护档案,及时发现高危人群,及早预防。

4. 合理供应保健食品

根据所接触毒物的毒作用特点,在保证平衡膳食的基础上,选择某些特殊需要的营养成分(如维生素、无机盐、蛋白质等)加以补充。

(四)消除和控制环境污染,使其排出量低于国家规定标准。

(五)加强毒品的安全保护工作,防止误服或他人用来自杀和他杀。

第二节 金属和类金属

一、铅

(一)理化特性

铅(lead,Pb)是一种柔软略带灰白色的重金属,比重 11.3、熔点 327℃、沸点 1 525℃,加热到 400~500 ℃时即有大量铅蒸气逸出,在空气中迅速氧化、冷凝为铅烟,金属铅不溶于水,但可溶于弱酸。

(二)接触机会

1. 职业性接触

铅矿的开采及冶炼;蓄电池及颜料工业的熔铅和制粉;含铅油漆的生产与使用;印刷业中的铸字和浇板;制造电缆和铅管;铅化合物的生产和使用,例如,制药、汽油防爆剂、塑料稳定剂等。

2. 生活性接触

生活中接触铅主要由于铅容器的使用及误服药物,化妆品含铅等。例如,盛酒和酿酒容器含铅,药物"羊癫疯"丸含 Pb_3O_4,含醋酸铅的食物。

(三)毒理

在生产环境中铅及其化合物主要以粉尘、烟的形式,经呼吸道进入人体,少量经消化道摄入。铅的无机化合物不能通过完整皮肤吸收。经呼吸道吸入的铅由于肺泡弥散作用及吞噬细胞的吞噬,迅速进入血循环,约有 25%~30% 的铅尘被吸收。进入消化道的铅,吸收较少,约 5%~10% 被吸收经门脉入肝,一部分由胆汁排入肠内,随粪排出;另一部分进入血液。在血液中的铅约 90% 与红细胞结合,血浆中的铅由可溶性磷酸氢铅($PbHPO_4$)和与血浆蛋白结合铅两部分组成。血液中的铅初期分布于肝、肾、脾、肺等器官中,以肝、肾浓度最高,数周后约有 95% 的磷酸氢铅离开软组织以不溶性的磷酸铅[$Pb_3(PO_4)_2$]形式,沉积于骨、毛发、牙齿等。人体内 90%~95% 的铅存于骨内,呈稳定状态。铅在人体内代谢与钙相似,当食物中缺钙或因感染、饮酒、外伤和服用酸碱药物而造成酸碱平衡紊乱时,均可使骨内不溶性的磷酸铅转化为可溶性磷酸氢铅进入血液,常可引起铅中毒症状发作。铅主要随尿排出,正常人每日由尿排泄的铅约 20~80 μg,小部分随粪、胆汁、乳汁、唾液、汗液和月经排出。血铅可通过胎盘进入胎儿,影响子代。乳汁内的铅可影响婴儿。

目前认为,卟啉代谢障碍是铅对机体影响的较为重要和早期变化之一。铅通过抑制卟啉代谢过程中一系列酶的活性,导致血红素的合成障碍(见图 5-1)。现已证实,在卟啉代谢过程中,铅对 δ-氨基乙酰丙酸脱水酶(ALAD)、粪卟啉原氧化酶和亚铁络合酶(血红素合成酶)有抑制作用。ALAD 受抑制后,δ-氨基乙酰丙酸(ALA)形成卟胆原过程受阻,血中 ALA 增加,由尿排出增加;粪卟啉原氧化酶受抑制后,阻碍粪卟啉原Ⅲ氧化为原卟啉Ⅸ,结果血、尿中粪卟啉增多;铅抑制亚铁络合酶,使原卟啉Ⅸ不能与二价铁结合为血红素,红细胞中原卟啉(EP)增多,可与红细胞线粒体内含量丰富的锌结合,导致锌原卟啉(ZPP)增加。铅对氨基乙酰丙酸合成酶也有影响。所以尿中 ALA,粪卟啉及血液中的 EP 和 ZPP 测定都可作为铅中毒的诊断指标。由于血红蛋白合成障碍,导致骨骼内幼红细胞代偿性增生,血液中点彩、网织、碱粒红细胞增多。

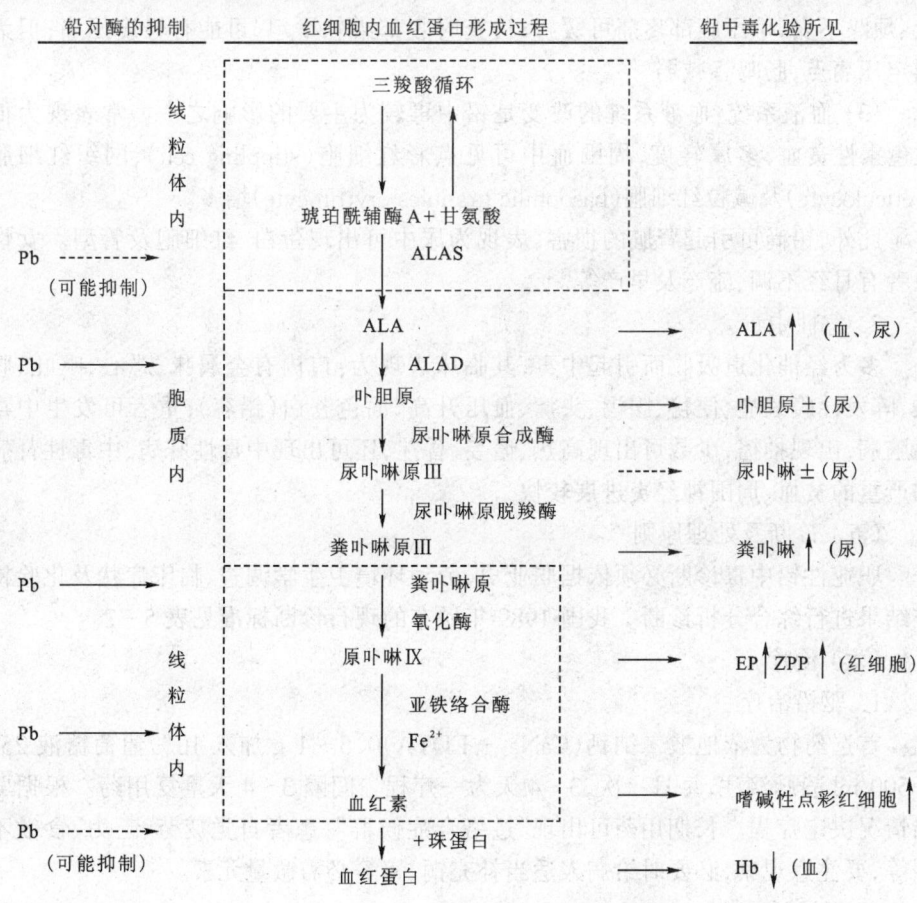

图 5-1 铅对卟啉代谢的影响示意图

(四) 临床表现

铅中毒是常见的职业中毒之一,生活性铅中毒也屡有发生。铅中毒多表现为慢性中毒。

1. 慢性中毒

铅对全身各系统和器官均可产生毒作用。

(1) 神经系统：神经衰弱症候群是铅中毒的早期常见的症状，主要表现为头痛、乏力，肌肉关节的酸痛，失眠和食欲不振等。随着病情的进展，可出现周围神经炎，有感觉型、运动型和混合型。表现为肢端麻木，呈手套或袜套样感觉障碍；伸肌无力，握力下降，重者可出现伸肌瘫痪，即腕下垂。严重铅中毒病例，可出现铅中毒性脑病，主要表现为癫痫样发作，精神障碍或脑神经受损的症状。铅中毒引起的腕下垂和中毒性脑病，在我国已很少见。

(2) 消化系统：口内有金属味、食欲不振、恶心、腹胀、腹隐痛，腹泻或便秘是常见症状。口腔卫生较差者在门齿、犬齿牙龈边缘有蓝黑色"铅线"。中等或较重中毒病例，可以出现铅绞痛(lead colic)，多为突然发作，呈持续性绞痛，阵发性加剧，部位多在脐周，少数在上腹部或下腹部，发作时患者面色苍白，出冷汗，多伴有呕吐、烦躁不安，手压腹部疼痛可缓解；检查时腹部柔软平坦，可能有轻度压痛；但无固定压痛点，肠鸣音减弱。

(3) 血液系统：血液系统的改变是铅中毒较为主要的影响之一。常表现为低血色素性贫血，多属轻度，周围血中可见点彩红细胞(stippling cell)、网织红细胞(reticulocyte)及碱粒红细胞(basophilic granules erythrocyte)增多。

此外，铅尚可引起肾脏的损害，表现为尿中可出现蛋白、红细胞及管型。女性患者有月经不调、流产及早产等。

2. 急性中毒

多为经消化道吸收而引起中毒，其临床表现为：口内有金属味、恶心、呕吐、腹胀、阵发性腹绞痛、便秘、腹泻、头痛、血压升高、面色苍白(铅容)，重者可发生中毒性脑病，出现抽搐，少数可出现高热、谵妄、昏迷，还可出现中毒性肝病、中毒性肾病和严重的贫血、周围神经炎进展较快。

(五) 诊断及处理原则

职业性铅中毒诊断必须依据职业史、劳动环境卫生学调查、临床症状及化验检查结果进行综合分析诊断。我国1989年颁布的现行诊断标准见表5-2。

(六) 治疗

1. 驱铅治疗

首选药物为依地酸二钠钙($CaNa_2$-EDTA)0.5~1 g加入10%葡萄糖液250~500 ml静脉滴注，每日一次，3~4天为一疗程。间隔3~4天重复用药。根据驱铅情况决定疗程。长期用药可出现"过络合症候群"，患者自觉疲劳、乏力、食欲不振等，要注意观察，必要时给病人适当补充铜、锌等必需微量元素。

2. 对症治疗

铅绞痛发作时，可静脉注射葡萄糖酸钙或肌肉注射阿托品，可缓解铅绞痛。

3. 一般治疗

适当休息，合理营养，补充维生素等。

表 5-2 职业性铅中毒诊断分级及处理原则

铅中毒分级	诊断标准	处理原则
铅吸收	有密切铅接触史,但无铅中毒临床表现,尿铅≥0.39 μmol/L(0.08 mg/L)或 0.48 μmol/24 h(0.1 mg/24 h);或血铅≥2.40 μmol/L(50 μg/dL);或诊断性驱铅试验后尿铅≥1.44 μmol/L(0.3 mg/L)而<3.84 μmol/L(0.8 mg/L)者	可继续原工作,3~6月复查一次
轻度中毒	①常有轻度神经衰弱综合征,可伴有腹胀、便秘等症状,具有下列一项者:a.尿中 δ-氨基乙酰丙酸≥23.8 μmol/L(4 mg/L)或 35.7 μmol/24 h(6 mg/24 h);b.尿粪卟啉半定量≥(++);c.血红细胞游离原卟啉(FEP)≥2.34 μmol/L,或红细胞锌原卟啉(ZPP)≥2.07 μmol/L(130 μg/dl);②经诊断性驱铅试验尿铅≥3.84 μmol/L(0.8 mg/L)或 4.80 μmol/24 h(1 mg/24 h)	驱铅治疗后可恢复工作,一般不必调离铅作业
中度中毒	除轻度中毒的临床表现外,至少具有下列表现之一:腹绞痛、贫血、中毒性周围神经病	驱铅治疗后,原则上调离铅作业
重度中毒	除中度中毒的临床表现外,尚有铅麻痹或铅中毒性脑病	必须调离铅作业,给予积极治疗和休息

二、汞

(一) 理化特性

汞(mercury,Hg),又称水银。银白色液态金属,熔点 -38.7 ℃、沸点 357 ℃,在自然界以 HgS 的形式存在,易溶于硝酸,能溶于类脂质,可与金、银等贵重金属生成汞齐。汞在常温下即可蒸发,20 ℃时汞蒸气饱和浓度可达 15 mg/m³。汞蒸气较空气重 6 倍。金属汞表面张力大,溅洒地面或桌面后立即形成许多小汞珠,增加蒸发的表面积。汞蒸气易被墙壁、地面、天花板、工作台、工具及衣服所吸附,成为持续污染空气的来源。

(二) 接触机会

1. 职业性接触

汞矿开采及冶炼;仪器、仪表和电气器材的制造或维修,如水银温度计、气压计、汞整流器、荧光灯、石英灯、X 线球管等;化学工业中用汞作阴极;电解食盐生产烧碱和氯气;冶金工业用汞齐法提取金、银等;口腔医学中用银汞合金补牙;军工生产中,雷汞为重要发爆剂;此外汞化合物还应用于照相、医学和农业等。

2. 非职业性接触

含汞工业三废污染环境,误服含汞农药和使用含汞药物,如轻粉($HgCl_2$)。食用被甲基汞污染的食物。

(三) 毒理

金属汞主要以蒸气形式经呼吸道进入人体。汞蒸气具有高度弥散性和脂溶性,易透过肺泡吸收。经呼吸道吸收的汞可占吸入量的 75% 以上。金属汞经消化道吸收量极少,约为摄入量的0.01%。皮肤吸收仅见于使用含汞的油膏。汞盐除以气溶胶形式经呼吸道吸收外,还可经完整皮肤和消化道吸收。有机汞由肠道吸收可达90%,同时也易经呼吸道和皮肤吸收。

汞进入血液后,无机汞大部分与血浆蛋白结合,有机汞90%与红细胞结合,以后分布于全身各器官中,以肾脏含汞量最高,其次是肝、心和中枢神经系统。肾脏中汞可与多种蛋白结合,特别是与金属硫蛋白结合成汞硫蛋白贮存于皮质近曲小管上皮细胞。随着进入机体的汞量增加,肾脏内金属硫蛋白的含量与含汞量均见增高。待这种低分子蛋白与汞结合而耗尽时,汞即可对肾脏产生毒害,尿排泄量也随之降低。有机汞亦主要作用于中枢神经系统,对胎儿也有较强毒性。

由于汞蒸气的高度的扩散性及亲脂性,故其易透过血脑屏障及胎盘,因此金属汞对中枢神经系统及胎儿的毒性远较无机汞化合物为强,进入脑组织的汞不易排出,生物半衰期可达一年。

汞主要经肾由尿排出,约占总排出量的70%。少量汞随唾液、汗腺、乳汁、粪便、月经等排出。

汞中毒的机制尚未完全清楚。金属汞氧化成二价汞离子后,由于Hg^{2+}具有高度亲电子性,故对体内含有硫、氧、氮等电子供体的基团,如巯基、羰基、羧基、羟基、氨基等具有很强的攻击力。上述基团均是体内重要的活性基团,与Hg^{2+}共价结合后即失去活性,而对机体的生理生化功能产生重大影响。尤其Hg^{2+}与蛋白质中巯基有高度亲和力,与其结合成稳定的汞的硫酸盐。一般认为Hg-S反应是汞产生毒作用的基础。它可抑制多种含巯基酶的活性,影响机体代谢。

(四)临床表现

1. 慢性中毒

长期接触汞蒸气可导致:

(1) 易兴奋征:开始主要表现为神经衰弱综合征,如乏力、头痛、头昏、记忆力下降、多梦等,然后出现精神症状。表现为易激动、不安、失眠、无故烦躁、易发怒、爱哭等。或呈抑郁状态,表现为胆小、害羞、感情脆弱、忧虑、沉默等。

(2) 汞性震颤:主要为神经性肌肉震颤,早期见于眼睑、舌、手指,以后可发展至腕、上肢甚至下肢。一般为非对称性的无节律细微震颤,逐渐发展成为粗大的意向性震颤,即在集中注意力做精细动作时震颤明显,而在安静或睡眠时震颤消失。全身性震颤出现较晚,是病情加重的表现。

(3) 口腔炎:表现为流涎、牙龈酸痛、牙齿松动或脱落,口腔黏膜、舌肿胀及溃疡,牙龈红肿、压痛、溢脓、易出血,沿牙龈可见暗蓝色色素沉着,即汞线,但口腔卫生好者不一定出现。

除上述临床特征外,汞中毒患者可出现胃肠功能紊乱和脱发,肾功能损害而出现低分子蛋白尿、氨基酸尿、尿中管型、红细胞等。

有机汞中毒主要表现为神经精神症状,早期亦多为神经衰弱综合征,少数严重者病情持续发展,可出现精神症状,甚至神志障碍、谵妄、昏迷、锥体外系受损。如小脑受损可出现步态不稳、书写困难,颅神经受损则可出现视听障碍。其他系统如肾脏、心、肝也可能受到损害。在日本发生的水俣病就是典型的慢性有机汞中毒。

2. 急性中毒

短时间内吸入高浓度的汞蒸气（>1 mg/m³）数小时后即可发病。起病急骤，开始有头痛，头昏、乏力、失眠、多梦、发热等神经系统及全身症状；明显的口腔炎，如流涎、口内金属味、牙龈红肿、酸痛、糜烂、出血、牙根松动等；急性胃肠炎，表现为恶心、腹痛、腹泻、水样便或大便带血等；部分病人可于发病 1～3 天后出现汞毒性皮炎，多为红色斑丘疹，四肢及头面部较多，可有融合倾向；少数严重病人可出现间质性肺炎，X 线胸片检查可见广泛性不规则阴影；尿汞增高，尿中可出现蛋白、红细胞、管型，严重者则进展为急性肾功能衰竭。

口服汞盐中毒多见于误服、自杀，主要表现为急性腐蚀性胃肠炎、汞毒性肾炎和急性口腔炎。汞毒性肾炎严重者可出现少尿或无尿，因急性肾功能衰竭而死亡。

（五）诊断及处理原则

根据我国卫生部 1974 年颁布的《职业性慢性汞中毒的诊断标准及处理原则》处理，见表 5-3。

表 5-3 职业性汞中毒诊断分级及处理原则

汞中毒分级	诊断标准	处理原则
汞吸收	尿汞增高，尚无汞中毒的临床表现	根据具体情况，可进行驱汞治疗
轻度中毒	尿汞升高，并出现神经衰弱综合征及轻度口腔、牙龈炎及震颤者	应予驱汞治疗，原则上不必调离原工作
中度中毒	在神经衰弱的基础上出现精神性格改变且伴有明显的口腔-牙龈炎及震颤者	应积极予以驱汞治疗 适当安排工作与休息 治疗后一般应调离汞作业
重度中毒	除中度中毒的临床表现外，有明显的神经精神症状，粗大的震颤等中毒性脑病表现	必须调离汞作业，给予积极治疗

慢性汞中毒尿汞含量波动较大，宜根据多次测定结果才比较可靠。目前规定尿汞正常上限值为双硫腙法 250 nmol/L（0.05 mg/L），冷原子吸收法为 100 nmol/L（0.02 mg/L）。

根据职业史及临床表现，怀疑有慢性中毒但尿汞不高者，可进行驱汞试验以帮助诊断。方法是肌肉注射 5% 二巯基丙磺酸钠 250 mg 或静脉注射二巯基丁二酸钠 1.0 g；注射后收集 24 h 尿样进行汞含量测定，如果尿汞排出量超过正常值上限者，即有辅助诊断价值。

（六）治疗

驱汞治疗的药物主要为巯基络合剂，既可保护人体含巯基酶不受汞的毒害，又可解救与汞作用而失去活性不久的酶。药物中巯基与汞结合后，可由肾脏排出。首选的药物是二巯基丙磺酸钠，剂量为 0.25 g，每日肌注 1～2 次，连用 3～4 天，间歇 3～4 天，再重复用药。二巯基丁二酸钠剂量为 0.5～1.0 g，每日静注 1～2 次，疗程同上。该药应现用现配，不能久置空气中。

口服汞盐患者不应洗胃,需尽速灌服鸡蛋清、牛奶或豆浆,以使汞与蛋白质结合,以保护胃壁。也可用0.2%～0.5%的活性炭吸附汞。

第三节　刺激性气体与窒息性气体

一、刺激性气体

刺激性气体(irritant gas)是化学工业、医药、冶金等行业经常接触到的有害气体。在生产过程中多因设备,管道被腐蚀或意外事故而发生跑、冒、滴、漏,致使气体外逸,通过呼吸道进入体内而引起急性中毒。因其共同特点是对眼和呼吸道黏膜有刺激性作用而得名。

(一) 刺激性气体分类

具有刺激作用的化学物质种类很多,大致可分为以下几类:

酸:硫酸、盐酸、硝酸、铬酸。

成酸氧化物:二氧化硫、三氧化硫、二氧化氮、铬酐。

成酸氢化物:氯化氢、氟化氢、溴化氢。

卤族元素:氟、氯、溴、碘。

无机氯化物:光气、二氯亚砜、三氯化磷、三氯化硼、三氯氧磷、三氯化砷、三氯化锑、四氯化碳。

卤烃:溴甲烷、氯化苦(三氯硝基甲烷)。

酯类:硫酸二甲酯、二异氰酸甲苯酯、氯甲酸甲酯、甲酸甲酯、醋酸甲酯。

醚类:氯甲基甲醚

醛类:甲醛、乙醛、丙烯醛。

有机氧化物:环氧氯丙烷。

氟代烃类:六氟丙烯、八氟异丁烯、氟光气、氟聚合物的裂解残液和热解物。

成碱氢化物:氨。

强氧化剂:臭氧。

金属化合物:氧化镉、羰基镍、硒化氢。

以上除后三项外,其余化合物的刺激作用都与酸有关。在上述化合物中,有些物质在常态下虽非气体,但可以通过蒸发、升华及挥发后的蒸气和气体作用于人体。常见的刺激性气体有氯、氨、氮氧化物、光气、氟化氢、二氧化硫和三氧化硫等。

(二) 毒理

呼吸系统是刺激性气体毒作用的主要靶部位。其损伤部位和程度取决于毒物的溶解度、浓度及接触时间。水溶性大的氨、盐酸、氯、二氧化硫接触到湿润的球结膜和上呼吸道黏膜时,立即溶解发生刺激作用。故以上呼吸道刺激症状为主;水溶性低的刺激性气体,如二氧化氮、光气,对上呼吸道的刺激作用小,易进入呼吸道深部及肺引起化学性肺炎或肺水肿；刺激性气体浓度大或接触时间较长，短时间内进入体内的量足够大时，即使水溶性大的气体如氯、氨，也可以引起严重的肺水肿。

常温下呈液体状态的刺激性毒物直接接触皮肤黏膜可发生灼伤。

中毒性肺水肿是肺组织对外源性毒物急性损伤的一种非特异性反应。刺激性气体在发病早期的直接损伤中起主要作用。其发病机制可归纳为以下几点：

1. 肺泡上皮和毛细血管内皮细胞损伤

大量的刺激性气体进入肺组织，直接作用于肺泡上皮和肺毛细血管内皮细胞，使肺泡和血管损伤，通透性增强，大量的水分和蛋白质进入肺间质和肺泡，形成间质型和肺泡型肺水肿。

2. 肺表面活性物质减少

肺泡Ⅱ型上皮细胞受损，肺泡表面活性物质减少，肺表面张力明显增高，肺泡缩小，可促进液体从血管壁进入肺间质。

3. 血管活性物质释放

中毒使体内释放大量血管活性物质，如组织胺、5-羟色胺、缓激肽、前列腺素等，可增加血管的通透性。

4. 神经体液因素

毒物通过交感或副交感神经引起肺毛细血管收缩或扩张，使血管壁通透性升高；中毒时交感神经兴奋，可使淋巴管痉挛，淋巴回流障碍，加重肺水肿。

5. 缺氧

缺氧可引起毛细血管痉挛，使毛细血管压力增加以及导致毛细血管麻痹性扩张，血管内液体成分漏出增加，促使和加重了肺水肿。

(三) 临床表现

1. 急性中毒

(1) 眼和上呼吸道炎症：临床症状有畏光、流泪、结膜充血；流涕、喷嚏、咽痛、咳嗽、咳痰、胸闷等，并可伴有轻度乏力、头晕、头痛等全身症状。检查可见鼻黏膜、咽部充血，水肿，肺部可有呼吸音粗糙和干啰音，胸部X线可表现为肺纹理增粗，病变部位多以肺中、下野和右下明显；吸入某些高浓度的刺激性气体(氯气、氨、二氧化硫、硫酸二甲酯等)有可能引起喉头痉挛和水肿，表现为极度呼吸困难和喉鸣以及缺氧窒息而发生的紫绀；支气管黏膜损伤严重时，可发生黏膜坏死、脱落，引起突然的呼吸道阻塞和肺不张。

(2) 化学性肺炎：除上述症状外，主要为剧烈咳嗽、咳痰，并可有胸闷、胸痛和气急。肺部有干湿啰音，有时可闻支气管呼吸音。胸部X线征象可见肺纹理增强，边缘不清，肺野内可见沿支气管走向分布的局灶性片点状密度增高的阴影。

(3) 肺水肿

1) 刺激期：表现为上呼吸道炎或合并有支气管肺炎。

2) 潜伏期：患者及时脱离接触并得到适当治疗，上述症状可缓解甚至消失。但有相当数量病人经此段缓解后症状又突然加重，出现明显肺水肿。此期的长短随毒物的种类及个体差异而不同，多数为1~24小时，水溶性小的可达48小时，甚至 72 小时。

3) 肺水肿期:潜伏期后症状突然加重,出现呼吸极度困难,烦躁不安,恶心、呕吐,出冷汗,皮肤苍白,口唇及指端紫绀,咯白色或粉红色泡沫样痰。病情严重时,血性泡沫痰或血性液体自口、鼻大量涌出。体检可见呼吸、脉搏次数增加,血压下降,肺部听诊可闻两肺布满湿性啰音。白细胞增加,动脉血气分析显示低氧血症。X 线胸片示全肺透光度降低,肺纹理模糊,两肺散在不规则的片状阴影,严重者可融合成大片。如缺氧持续不能纠正,则出现呼吸衰竭,导致代谢性酸中毒和呼吸性酸中毒,重者有可能进入 ARDS(adult respiratory distress syndrome, ARDS)期。

4) 恢复期:经治疗后,一般 3~4 日症状体征逐渐减轻,两周内基本痊愈。肺功能基本正常,大多不留后遗症。部分毒物(八氟异丁烯、氨等)所致肺水肿,可留有部分肺间质纤维化。

2. 慢性中毒

低浓度长期接触可致慢性支气管炎、结膜炎、鼻炎、咽炎以及牙齿酸蚀症,可伴有神经衰弱症候群和消化道症状。接触二异氰酸甲苯酯及氯气,少数人有支气管哮喘发作。

(四) 治疗原则

刺激性气体的主要危害是肺水肿,积极防治肺水肿是抢救中毒的关键。

1. 阻止毒物进入、处理灼伤

迅速将患者移离中毒现场,脱去污染衣服,静卧、保暖,密切观察 24~72 小时。同时应立即阻止毒物继续进入和处理灼伤。

(1) 皮肤污染的处理:用大量清水彻底冲洗,还可采用中和剂,酸灼伤可用 2%~3% 碳酸氢钠湿敷,碱灼伤可用 2%~4% 硼酸或 5% 醋酸湿敷。一些无机氯化物遇水产生氯化氢和热,易扩大烧伤面积,应先尽快用布将液体吸干,再用水彻底清洗。

(2) 眼灼伤的处理:立即用大量水或生理盐水彻底冲洗 15~20 min,在冲洗液中加入 0.2% 丁卡因可减轻眼痛,并使痉挛的眼睑松弛。然后用抗生素、氢化可的松眼液点眼,每 2 小时一次,预防感染和粘连。

2. 保持呼吸道通畅

(1) 吸氧:常用鼻导管或面罩给氧,必要时气管插管或气管切开。严重的低氧血症不能纠正时,可用正压呼吸,但应防止发生纵隔气肿和气胸。

(2) 雾化:吸入成酸类毒物可用 2% 碳酸氢钠或 1/6 乳酸钠溶液进行雾化;吸入碱类毒物可用 3% 硼酸或柠檬酸溶液雾化吸入。根据病情可适当加入 α-糜蛋白酶、氨茶碱、利多卡因、庆大霉素、地塞米松等药物,以中和酸或碱性毒物、稀释痰液、减轻呼吸道损伤和预防感染。肺水肿时产生大量泡沫样痰阻塞气道,可反复用 1% 二甲基硅油雾化吸入。

(3) 吸排阻塞物:呼吸道黏膜脱落及分泌物阻塞,及时用吸引器吸出,注意将负压调至能吸出痰为止,轻、稳、快,尽量避免反复插管,以防加重黏膜损伤出血。必要时气管切开。

3. 改善血管壁通透性

尽早、足量、短期应用肾上腺皮质激素,是治疗肺水肿的关键。氢化可的松200～600 mg/d 或地塞米松 20～40 mg/d 加入葡萄糖液中静脉注射或滴注,症状改善后逐渐减量。

4. 并发症防治

预防和控制感染,维持水、电解质及酸碱平衡。补液量以不加重肺水肿为原则,不足的热量及水、电解质的补充,应尽量通过消化道给予。

二、窒息性气体

窒息性气体(asphyxiant gas)是指那些主要以气态侵入机体而直接引起窒息作用的物质。根据毒作用机制不同,可将这些气体大致分为二类。

单纯窒息性气体:这类气体本身的毒性很低或属惰性气体,如果其在空气中浓度很高,可使空气中氧分压降低,而导致机体缺氧窒息。例如,氮气、甲烷、二氧化碳、水蒸气等。

化学窒息性气体:主要是对血液中的血红蛋白和组织细胞内的呼吸酶产生直接的特殊化学作用,使氧的运送和组织细胞利用氧的功能障碍,使机体出现缺氧。常见的有一氧化碳、硫化氢和氰化氢。

(一) 一氧化碳

1. 接触机会

一氧化碳由含碳物质不完全燃烧产生,其接触机会非常广泛。金属冶炼,矿石爆破,机械铸造,化学工业用 CO 合成氨、光气、丙酮、甲醇及羰化镍等,制取多种含CO 可燃气体,各种交通运输车辆等内燃机燃料燃放,各种建筑材料焙烧窑,家庭煤炉和煤气具的使用。

2. 毒理

CO 经呼吸道吸入,通过肺泡迅速弥散入血,约 95% 与红细胞内血红蛋白原卟啉IX的亚铁复合物紧密而可逆的结合,形成 HbCO(carboxyhemoglobin)。少量的CO 与血管外的血红素蛋白如肌红蛋白(myoglobin)、细胞色素 a、细胞色素 P_{450} 以及过氧化氢酶、过氧化物酶结合。CO 与 Hb(hemoglobin)的亲和力比 O_2 与 Hb 亲和力高 240 倍,其解离比氧合血红蛋白(HbO_2)慢 3600 倍,且 HbCO 的存在还影响HbO_2 的正常解离,致使血液携氧能力下降,导致低氧血症,引起组织缺氧。CO 与肌红蛋白和细胞色素 a 等结合有可能损害线粒体功能,阻断电子传递链,延缓还原型烟酰胺嘌呤二核苷酸(NADH)的氧化,抑制组织呼吸。

中枢神经对缺氧最敏感,脑内三磷酸腺苷在完全无氧的情况下,10 min 内即可耗尽。故缺氧可造成细胞毒性脑水肿、细胞间隙脑水肿、脑内微循环障碍,进一步加重组织缺氧。缺氧也可激活黄嘌呤氧化酶,生成大量氧自由基(oxygen-radiculs)及花生四烯酸产物(血栓素、白三烯、前列腺素等),造成组织损伤及血脑屏障功能障碍。因此,急性一氧化碳中毒如不及时纠正脑缺氧,可致恶性循环,造成严重脑水肿。临床上不仅出现严重的脑功能障碍,而且可以出现颅内压增高的现象,甚至形成脑疝,危及生命。

脑缺氧和脑水肿继发的脑血管循环障碍,可使脑内某些血管吻合支较少的部位形成血栓或缺血性软化,以及广泛的脱髓鞘病变。这些改变可能与"假愈期"后出现的急性 CO 中毒神经精神后发症有关。

3. 临床表现及诊断

(1) 急性中毒

接触反应:出现头痛、头晕、心悸、恶心等症状,吸入新鲜空气后症状消失者。

轻度中毒:上述症状加重,并有四肢无力、呕吐或中度意识障碍。血液中 HbCO 浓度可高于 10%。

中度中毒:在上述临床表现的基础上出现昏迷,抢救治疗后无并发症者。血液中 HbCO 高于 30%。

重度中毒:患者出现深昏迷、去大脑皮质状态或出现下列任何一项临床表现者:脑水肿、休克或严重的心肌损害、肺水肿、呼吸衰竭、上消化道出血、脑局灶性损害(锥体系或锥体外系损害体征)。血液中 HbCO 的浓度高于 50%。

急性 CO 中毒患者意识障碍恢复后经 2~21 天的"假愈期"又出现下列临床表现之一者:精神或意识障碍、锥体外系神经障碍、锥体系神经损害,大脑皮质局灶性功能障碍,可诊断为急性 CO 中毒迟发脑病。

急性 CO 中毒应与各类安眠药物中毒、脑血管意外、糖尿病昏迷等鉴别。

(2) 慢性影响:长期接触低浓度 CO 能否造成慢性中毒,尚有争论。一些学者认为目前尚缺乏 CO 引起慢性中毒的证据,因接触者除 HbCO 轻度增高外,往往很少有客观体征,且可对 CO 的接触产生适应性。但也有人根据一些调查结果认为,长期低浓度接触可引起神经衰弱综合征和植物神经功能紊乱以及心电图异常和冠心病患者症状加重。

4. 治疗

立即将中毒者移至空气新鲜处,静卧保暖,保持呼吸道通畅,轻度中毒者可迅速好转。中、重度中毒者应根据病情进行相应治疗。

(1) 积极纠正脑缺氧:立即常压面罩给氧,有条件应尽早采用高压氧舱治疗。呼吸已停者立即进行人工呼吸或气管插管,加压给氧,注射呼吸中枢兴奋剂。

(2) 治疗脑水肿:消除细胞内水肿,多用高渗脱水剂如甘露醇,按 1 g/kg 体重快速静脉滴注,根据病情每日 2~3 次,并可与 50% 葡萄糖 40~60 ml 静注交替使用。地塞米松 10~20 mg 静注,常与脱水剂配合使用,对消除间隙性脑水肿有较好效果。

(3) 改善脑微循环、促进神经细胞恢复:可使用血管扩张剂(低分子右旋糖酐)、钙通道阻滞剂(尼莫地平、异搏停)、促进神经细胞代谢功能物质(ATP、细胞色素 C、辅酶 A、维生素 B 族、脑复康等)改善脑微循环,促进神经细胞恢复。

(4) 对症治疗:抗休克;躁动不安、频繁抽搐或高热者,给予安定等镇静剂,或视病情给予冬眠疗法;呼吸道阻塞致呼吸困难者,可进行气管插管或气管切开;碳酸氢钠静滴纠正严重酸中毒,维持水、电解质平衡;抗感染及加强护理防止褥疮等。

(二) 氰化氢

1. 接触机会

氰化氢的制备;制造丙烯腈、三聚氯氰、丙酮氢醇、巴比妥、乙腈、丁二腈、甲基丙烯腈、氰基甲酸甲酯等的原料或副产品;电镀铜、金、银;提炼矿石中的金和银;船舱和仓库的烟熏灭鼠。

2. 毒理

氰化氢及其盐类可经呼吸、消化道迅速吸收,也可经皮肤吸收。进入体内的氰化氢,部分以原形由肺呼出,另一小部分生成氰钴氨素(cyanocobalamin)参与维生素 B_{12} 的代谢,还有小部分可被氧化为 CO_2 和 NH_3 从呼气中排出。大部分在硫氰酸酶的作用下,与含硫化合物结合,转化为低毒的硫氰酸盐,经尿排出体外。接触氰化物后,血和尿中硫氰酸盐明显升高。少量的氰化物进入体内经上述过程代谢解毒,不致发生急性中毒。但短时间大量 CN^- 进入组织细胞内,可抑制体内含有铁、铜等金属离子的42种酶,与细胞色素氧化酶的 Fe^{3+} 的亲和力最大,使其失去传递电子的能力,呼吸链中断,生物氧化过程不能进行,引起细胞内窒息。由于中枢神经系统对缺氧敏感,故首先受到损害。

氰化物中毒时,虽然血液为氧所饱和,但不能被组织利用,静脉血仍呈动脉血的鲜红色。动静脉血氧差由正常的4%~5%降至1.0%~1.5%,所以氰化物中毒时皮肤、黏膜呈鲜红色。另外,氰化物能与约2%正常存在的高铁血红蛋白相结合,对细胞色素氧化酶可起到保护作用。

3. 临床表现

(1) 急性中毒:急性中毒多由于意外事故或误服而发生。轻度中毒出现乏力、头痛、头晕、胸闷及轻度黏膜刺激症状,偶有恶心、呕吐,呼吸和脉搏加快,血压略高。经过治疗,一般2~3天可恢复。严重中毒者,意识丧失,极度呼吸困难,瞳孔散大,眼球突出,出现惊厥,呼吸浅表而频数,脉搏微弱,最后由于呼吸中枢麻痹而死亡。严重时可在吸入后1~6 s内无任何先兆而突然昏倒,2~3 min内呼吸停止而死亡,即"电击型"死亡。非瞬间死亡者,临床经过可分为四期。

1) 前驱期:患者呼出气中有杏仁味。主要表现为眼、咽喉及上呼吸道黏膜刺激症状,而且逐渐加重。此期一般短暂。

2) 呼吸困难期:表现为极度呼吸困难和节律失调,其频率随中毒深度而变化。血压升高,脉搏加快,心慌,患者有恐怖感。皮肤黏膜呈鲜红色。

3) 痉挛期:意识丧失,出现强直性和阵发性抽搐,甚至角弓反张,血压骤降,尿便失禁,发绀。常并发肺水肿和呼吸衰竭。

4) 麻痹期:全身肌肉松弛,反射消失,呼吸停止。但心跳减慢常可维持一段时间,随后心跳停止。

由于病情进展快,各期间并非十分明显。若抢救及时或轻型病人,经治疗可逐渐恢复。

(2) 慢性中毒:经常在超过容许浓度的环境中工作,持续接触一定量的氰化氢或经常反复轻度中毒,均可对人体健康造成一定影响,表现为神经衰弱综合征、运动肌肉酸痛及甲状腺肿大等。

4. 诊断原则

急性中毒诊断主要根据接触史和临床表现。呼出气中有苦杏仁味,皮肤、黏膜及静脉血呈鲜红色,系氰化物中毒的特殊体征。尿中硫氰酸盐的大量增加有助于诊断。出现呼吸障碍后皮肤黏膜可转为紫绀,需加以注意。由于氰化物中毒发病急骤,诊断不必等待化验结果,以免贻误抢救。

5. 治疗

(1) 脱离接触:迅速将病人移至空气新鲜处,脱去污染衣物,用肥皂水及清水反复清洗污染的皮肤。经口摄入者应立即用氧化剂溶液,如 0.2% 高锰酸钾溶液或 3% 的过氧化氢洗胃,使体内氰化物变为氰酸盐。呼吸停止应立即进行人工呼吸,并使用呼吸中枢兴奋剂。现场抢救人员应有防护措施。

(2) 氧疗:高浓度氧(50%~90%)吸入 6~8 小时后,改用 50% 左右的氧持续吸入。重度中毒者可用高压氧治疗。也可静脉注射 0.3% 双氧水(50% 葡萄糖液稀释而成)50 ml,视病情 1~2 小时可重复一次。

(3) 解毒:解毒的原理是使部分血红蛋白氧化成高铁血红蛋白,后者在体内达到一定的浓度,能与 CN^- 结合形成氰化高铁血红蛋白,同时还能夺取已与细胞色素氧化酶结合的 CN^-,使该酶的活力恢复。由于氰化物的主要代谢途径是通过硫氰酸酶的作用,使氰化物转变成硫氰酸盐,只要供应足量的供硫剂,它可在硫氰酸酶的作用下,与逐渐从氰化高铁血红蛋白中解离出来的 CN^- 结合成低毒而又不易分解的硫氰酸盐从尿中排出,达到真正解毒的目的。

1) 高铁血红蛋白形成剂:3% 亚硝酸钠,缓慢静脉注射 10~20 ml。如无亚硝酸钠也可吸入亚硝酸异戊酯 1~2 安瓿/次,每 1~2 min 令患者吸入 15~30 s。

2) 直接与 CN^- 结合解毒剂:注射 3% 亚硝酸钠后,用同一针头缓慢注射硫代硫酸钠 15~20 g(25% 的溶液),若中毒征象重新出现,可按半量再给亚硝酸钠和硫代硫酸钠。轻症者单用硫代硫酸钠即可。直接与 CN^- 结合的解毒剂还有依地酸二钴、羟钴氨素等。葡萄糖可与 CN^- 结合成无毒的腈类,故葡萄糖和维生素 C 一起大量注射可作为亚硝酸疗法的辅助解毒剂。

(4) 对症治疗:积极改善脑细胞代谢,防治脑水肿,随时纠正酸中毒和电解质紊乱等。

(三) 硫化氢

1. 接触机会

含硫有机磷农药、硫化染料、三硫化二砷、磺胺噻唑等含硫化合物生产制造过程,常有大量 H_2S 气体产生;石油(含硫量 0.1%~5%)钻探开采、石油炼制加工;矿石(煤矿、硫磺矿、石膏矿、各种金属矿等)中含有杂质硫,故采矿及冶炼过程均可有 H_2S 产生;含硫有机物的发酵腐败可产生 H_2S,例如,以动、植物为原料的生产过程,如制糖、造纸、咸菜淹渍和鱼、肉、蛋腐败变质;清理粪池、垃圾、阴沟等。

2. 毒理

H_2S 主要从呼吸道进入人体。进入体内的 H_2S 大部分被氧化为无毒或低毒的硫酸盐、硫代硫酸盐及小量硫化物从尿排出,唾液、胃液及汗液也可排出小部分氧化产物,小部分 H_2S 可以原形从呼气中排出。一般无蓄积作用。高浓度 H_2S 吸入后,在体内不能被及时氧化,则引起急性中毒,其毒作用机制主要有以下方面:

(1) 抑制细胞呼吸酶:硫化氢与细胞色素氧化酶的三价铁结合,使该酶失去传递电子的功能,生物氧化过程受阻,造成细胞缺氧窒息。这是 H_2S 造成细胞窒息的主要机制。另外,H_2S 在体内可解离出巯基(sulfhydryl, -SH),与含有二硫键的肽类或酶反应,可影响生物氧化还原过程载氢体(如谷胱甘肽、琥珀酸脱氢酶),加重组织内缺氧。

(2) 强烈的刺激作用:H_2S 具有较大的水溶性,它与眼结膜、角膜及上呼吸道黏膜接触后,迅速溶于其表面的水溶液中,形成氢硫酸和硫化钠,产生明显的上呼吸道刺激作用,严重者可引起肺炎及肺水肿。

(3) 中枢神经系统兴奋—抑制:H_2S 的强烈刺激对于嗅神经末梢、呼吸道黏膜的神经末梢、颈动脉窦和主动脉的化学感受器都具有明显的兴奋作用,并可反射性引起中枢神经系统兴奋(呼吸加速、心悸、血压升高、血糖升高、外周血 RBC 增加、烦躁不安等)。H_2S 浓度过高,很快由兴奋转为抑制,引起昏迷、呼吸麻痹,甚至"电击样"死亡。临床上常见到严重 H_2S 中毒病人虽然全身组织细胞的生物氧化过程明显受抑制,对氧的利用降低,但却出现全身明显的紫绀。可能和中枢神经系统明显抑制,机体进入休克状态而致全身末梢循环不良有关。

3. 临床表现及诊断

H_2S 中毒的临床表现和接触浓度有关:低浓度时,机体可耐受较长时间,主要表现为对呼吸道的刺激作用;中等浓度则兼具刺激和细胞窒息的全身作用;浓度高时可很快导致昏迷、死亡。

根据中毒者呼出气和衣物均带有臭蛋样气味及其他中毒现场调查资料,结合临床表现特点等可进行诊断。

急性中毒分级

(1) 刺激反应:眼及上呼吸道黏膜出现轻度刺激症状,在短时间内可以恢复。

(2) 轻度中毒:出现眼结膜炎症及轻度头痛、头昏、乏力等症状,肺部可有干性啰音。

(3) 中度中毒:具有下列临床表现之一者:有明显的头痛、头昏等症状,并出现轻度意识障碍;有明显的黏膜刺激症状,视力模糊,眼结膜水肿、角膜溃疡,以及化学性支气管炎及肺炎。

(4) 重度中毒:具有下列临床表现之一者:昏迷、肺水肿、呼吸循环衰竭、电击型中毒。

4. 治疗原则

(1) 脱离接触、对症治疗:迅速将中毒者移至空气新鲜处,保持呼吸道通畅。对呼吸、心跳骤停者,立即进行心、肺、脑复苏术。污染部位立即用清水冲洗。

(2) 解毒:因 H_2S 在体内氧化解毒速率很快,且与呼吸酶等结合后解离速度也较快,故临床上一般不主张使用高铁血红蛋白形成剂,而用大剂量的谷胱甘肽、半胱氨酸或硫锌酸、胱氨酸等含二硫基或巯基的药物,直接结合 H_2S。还可给予维生素 C、细胞色素 C、三磷酸腺苷、辅酶 A 等,以加强细胞的生物氧化能力,加速对 H_2S 的解毒及减少它对细胞呼吸的窒息作用。

(3) 预防肺水肿、脑水肿:由于 H_2S 对呼吸道黏膜和神经系统的强烈作用,应预防肺水肿和休克发生。对于脑水肿应早期足量、短期应用糖皮质激素。

第四节 有机溶剂

有机溶剂种类多,用途广泛。在工业生产中常用作原料和溶剂。日常生活中装饰和建筑材料以及家用化学品的使用是居室有机溶剂污染的主要来源。根据有机溶剂化学组成的不同,可将其分为烃类、卤代烃、醇类、酮类、醚迷和其他类型。

有机溶剂多为液体,易挥发,故以呼吸道吸入为主。其进入体内的速度,除与空气中的浓度有关外,还受血/气分配系数(甲醇 1700、二硫化碳 5)的影响。此系数越高,进入血流的初始速度就越大,达到平衡的时间长,进入体内的有机溶剂的量也多。低挥发性、脂溶性和水溶性均高的有机溶剂可经皮肤进入体内。大多数有机溶剂吸入后 20%~60% 以原形从呼吸道排出。进入体内的有机溶剂,多分布于富含脂质的组织,如脂肪、神经系统和肝脏等。血流量大的器官如心肌、骨骼肌也有分布。大多数有机溶剂可通过胎盘屏障和乳腺而进入胎儿和母乳内。肝脏是有机溶剂进行代谢的主要器官。一般来说,有机溶剂的生物半衰期较短,数分钟至数天。

联合作用近年来引起广泛重视。实际接触的溶剂多为混合物,也可同时或先后接触多种有机溶剂。由于代谢酶的诱导或抑制,联合作用结果可使毒作用增强、相加或拮抗。例如,甲苯是苯代谢的竞争性抑制剂,二者联合作用结果减低了苯代谢后的毒性。接触一些醇类、酮类可加重氯代烃所引起的动物肝脏损害。

一、苯

(一) 理化特性

苯(benzene)是一种易挥发和易燃的无色透明液体,带有芳香气味。沸点 80.1 ℃、溶点 5.5 ℃、蒸气比重 2.77。微溶于水,易溶于乙醇、乙醚、汽油、丙酮、二硫化碳等多种有机溶剂。

(二) 接触机会

苯的制造:由焦炉气(煤气)和煤焦油的轻油部分回收,或由石油裂解产生。苯作为原料:制造含苯环的染料、药物、香料、农药、塑料、合成纤维、合成橡胶、炸药等。苯用作溶剂和萃取剂:用于油漆、油墨、树脂、人造革、黏胶以及生药的浸渍、提取、重结晶。混合使用:工业汽油和甲苯中苯的含量可以达 10% 以上。室内装修中油漆含苯。

(三) 毒理

苯以蒸气状态存在,主要经呼吸道进入体内,皮肤吸收微量;虽然消化道可以完全吸收,但实际意义不大。

苯吸收后约50%以原形重新由呼吸道排出。40%左右在体内氧化。氧化产物有苯酚、对苯二酚(氢醌)、二羟二氢苯、邻苯二酚、1,2,4三羟基苯,它们与硫酸根和葡萄糖醛酸结合随尿排出;邻苯二酚也可再氧化成黏康酸,然后分解为CO_2和水排出体外;环氧化苯或小部分苯直接与谷胱甘肽结合,形成苯基硫醚氨酸经尿排出。约10%的苯贮存于体内脂肪较多的组织内,逐渐转化为上述代谢产物排出体外。长期反复吸收,则随着蓄积量的增加,排出时间延长。曾有脱离苯作业几年后仍可在骨髓中查到苯的报道。

尿酚可作为评价苯接触程度的指标,但这些环羟化代谢产物一般在24~48小时之内经尿液排出。因此,必须在苯接触后短时间内收集尿样;苯基硫醚氨酸和黏糠酸在尿中排泄的时间同尿酚,但正常人尿中本底浓度很低,而且低浓度的苯接触,尿中苯基硫醚氨酸也呈强相关性。故该指标因其特异性和对较低剂量苯接触具有较高的灵敏度而受关注;苯的代谢产物与血红蛋白的加合物,可作为人体苯接触累积效应的生物标志物。

长期接触苯可引起骨髓造血系统的损害,甚至发生白血病。目前研究认为苯的毒作用是苯在体内的代谢产物所致。其作用机制有以下几种观点。

1. 抑制造血细胞

酚类为原浆毒,可直接抑制造血细胞的核分裂,对骨髓中核分裂最活跃的幼稚细胞具有明显的毒作用,在细胞形态上可见核浓缩、胞浆中出现毒性颗粒和空泡。多数研究发现苯可致骨髓IL-1和IL-2减少,TNFa水平升高。IL-1和IL-2能刺激多系造血细胞的生长;TNFa可抑制粒-单核祖细胞增殖。提示细胞因子在苯致造血抑制的过程中可能占有重要地位。

2. 破坏血细胞

对苯作业工人的血样进行研究发现,苯的代谢产物环氧化苯、对苯二酚和反式黏康醛,可与血红蛋白及一些血清蛋白的亲核性位点发生烷基化反应而生成相应的加合物。

3. DNA和染色体损伤

苯染毒动物血液、骨髓、肝脏中测出了苯代谢物-Hb加合物。苯作业工人的淋巴细胞5、7、8、9号染色体畸变率较高。

4. 白血病相关基因

职业接触苯的人群中存在较高的 *ras* 基因点突变率,可能具有恶性转化的潜能。

5. 细胞色素P_{450}酶系

细胞色素P_{450}(CYP)位于肝微粒体,至少有6种同工酶,其中$2E_1$、$2B_2$与苯代谢有关,两者都是苯羟化酶。苯染毒$CYP2E_1$缺失型小鼠或染毒前特异性抑制$CYP2E_1$活性,小鼠不出现苯中毒或毒性减轻。故认为$CYP2E_1$活性直接影响苯对机体的毒性。

(四) 临床表现和诊断

1. 急性中毒

(1) 急性轻度中毒：短期内吸入高浓度苯蒸气后出现头晕、头痛、恶心、呕吐、兴奋、步态蹒跚等酒醉样状态，可伴有黏膜刺激症状。呼气苯、血苯、尿酚增高可作为苯接触指标。

(2) 急性重度中毒：在急性轻度中毒的基础上出现烦躁不安、意识模糊、昏迷、抽搐、血压下降，甚至呼吸循环衰竭。呼气苯、血苯、尿酚测定值增高，可作为苯接触指标。

根据短期内吸入大量高浓度苯蒸气，临床表现有意识障碍，并排除其他疾病引起的中枢神经功能改变，方可诊断为急性苯中毒。

2. 慢性中毒

慢性苯中毒的诊断需要根据较长时期密切接触苯的历史，临床表现主要有造血抑制，亦可有增生异常，参考环境调查及现场空气中苯浓度测定资料进行综合分析，并排除其他原因引起的血象改变；慢性苯中毒又按血细胞受累及的系列和程度，以及有无恶变分为轻、中、重三级。

(1) 观察对象：苯作业人员的血液检验发现有以下改变之一，在3个月之内每1~2周复查一次仍无好转，且不能找到其他原因者，可列为观察对象。

1) 白细胞计数波动于 $4 \times 10^9 \sim 4.5 \times 10^9/L$。

2) 血小板计数波动于 $60 \times 10^9 \sim 80 \times 10^9/L$。

3) 红细胞计数男性低于 $4 \times 10^{12}/L$，女性低于 $3.5 \times 10^{12}/L$；血红蛋白定量男性低于 120 g/L，女性低于 110 g/L。

4) 周围血细胞计数增高，出现幼稚或形态不正常的细胞。

(2) 慢性轻度中毒：在3个月内每1~2周复查一次，如白细胞计数持续或基本低于 $4 \times 10^9/L$ 或中性粒细胞低于 $2 \times 10^9/L$。常有头晕、头痛、乏力、失眠、记忆力减退等症状。

(3) 慢性中度中毒：多有慢性轻度中毒症状，并有易感染和(或)出血倾向。符合下列之一者：

1) 白细胞计数低于 $4 \times 10^9/L$ 或中性粒细胞低于 $2 \times 10^9/L$，伴血小板计数低于 $60 \times 10^9/L$。

2) 白细胞计数低于 $3 \times 10^9/L$ 或中性粒细胞低于 $1.5 \times 10^9/L$。

(4) 慢性重度中毒：出现下列之一者：

1) 再生障碍性贫血。

2) 骨髓增生异常综合征。

3) 白血病。

4) 全血细胞减少症。

(五) 治疗原则

急性中毒者应迅速将其移至空气新鲜处，立即脱去被苯污染的衣服，用肥皂水清洗被污染的皮肤,注意保暖。急性期应卧床休息。急救原则与内科相同,可用葡萄糖醛酸,忌用肾上腺素。

慢性中毒者,由于苯所致造血系统损害无特效解毒药,按内科血液疾病对症处理。

(六) 预防

1. 采用低毒或无毒溶剂替代苯

如在油漆及制鞋工业中,以汽油、二乙醇缩甲醛、甲苯、丁酮、醋酸甲酯等作为稀释或黏胶剂。制药工业中以酒精代替苯作萃取剂。

2. 改革工艺

如苯的生产合成过程采用密闭化、自动化、机械化、连续化作业;手工喷漆改为静电喷漆、电泳涂漆。

3. 通风排毒

以局部机械通风方式为主,根据操作方式和生产特点,设计出各种形式的通风装置,以达到就地排出的目的,并经净化处理后排入大气。

4. 卫生防护和监督

做好就业前体检工作,如患中枢神经系统、血液系统和肝、肾器质性疾病,以及严重皮肤病者不宜从事苯作业。加强个体防护,及时配带个体防护用品,减少接触机会。坚持定期体检制度,早发现,早处理。女工怀孕和哺乳期须暂调离工作岗位。作业场所空气中苯浓度定期进行监测与评价,使其不高于最高容许浓度($40mg/m^3$)。

二、甲醇

(一) 理化特性

甲醇(methyl alcohol methanol, CH_3OH)为无色易挥发和易燃的液体,略有乙醇气味。沸点64.70 ℃、蒸气比重1.11,能与水和乙醇、酮、酯、卤代烃混溶。

(二) 接触机会

甲醇用于制造甲醛、甲基丙烯盐酸、甲胺、甲基卤化物、乙二醇和甲基叔丁基醚等;作为溶剂,广泛用于农业、医药、化妆品、塑料、油漆、印染和干洗等行业;曾有误服掺入甲醇的乙醇而致严重中毒的报道。

(三) 毒理

甲醇可经呼吸道、消化道和皮肤吸收。迅速分布在机体组织内,其在各组织中的含量与该组织的含水量成正比。脑脊液、血、胆汁和尿液中含量最高,骨髓和脂肪组织最低。进入机体的甲醇在肝脏醇脱氢酶和过氧化物酶的作用下,氧化为甲醛,再经醛脱氢酶的催化,产生甲酸,甲酸受过氧化物酶的作用,氧化为二氧化碳和水,从呼气和尿中排出。甲醇在体内氧化缓慢,排出也慢,有较明显的蓄积作用。未被氧化的甲醇,可经呼吸道和肾脏排出,部分可经胃肠道缓慢排出。

甲醇主要作用于神经系统,具有明显的麻醉作用。对神经细胞有直接的毒作用,可引起基底神经节(豆状核)和小脑皮质变性和坏死;甲醇在眼房水和玻璃体内含量较高,由于醇脱氢酶的作用,转化为甲醛,而该部位缺乏将甲醛转化为甲酸的酶,致使甲醛聚积,抑制视网膜氧化磷酸化过程,导致视网膜和视神经病变,最终引起视神经萎缩;由于甲醇转化为甲酸,导致体内甲酸堆积。甲醇在体内还可抑制某些氧化酶系统,使糖的需氧分解和机体代谢受到障碍,乳酸和其他有机酸蓄积,引起代谢性酸中毒。

(四) 毒作用表现

1. 急性中毒

短期吸入或口服大量甲醇,主要表现为中枢神经系统损害,如头痛、头晕、步态不稳、恶心、呕吐和酒醉状态。严重者可出现意识模糊、谵妄、昏迷等,甚至呼吸抑制。少数病例可出现精神症状,如狂躁、幻觉,以及周围神经病。视力障碍为较早出现的症状,最初眼前有黑影、闪光点、视觉模糊。重者视力急剧下降,甚至失明。视力减退多伴有瞳孔对光反应迟钝、视乳头充血水肿、视野改变为旁中心或中心暗点。周边视野缩小见于中毒的晚期。视神经受损严重者 1~2 个月内即可出现视神经萎缩。代谢性酸中毒,轻度中毒可无明显症状,仅 CO_2 结合力降低;较严重者可出现深而快的呼吸,CO_2 的结合力在 30% 以下。

2. 慢性中毒

长期接触甲醇可出现神经衰弱综合征和植物神经功能紊乱,也可有黏膜刺激和视力减退等症状。皮肤反复接触可出现脱脂性皮炎等改变。职业性慢性中毒目前尚无定论。

(五) 诊断

根据职业史、临床症状及眼底检查,一般不难确诊。视觉诱发电位测定,可作为视神经早期损害的敏感指标。早期血液中甲醇大于 1.6 mmol/L 或甲酸大于 7.6 mg/dL,尿中甲酸超过 200 mg/dL,有诊断意义。

(六) 治疗原则

1. 清除已吸收的甲醇

口服中毒者立即洗胃。如口服甲醇 30 mL(15.6 mmol/L)以上,或血液中甲醇含量超过(50 mg/dL)应用血液透析,可使甲醇排泄速度增加 5~10 倍。及时施行透析疗法,可减轻中毒症状,减少后遗症,是目前最有效的治疗方法。

2. 纠正酸中毒

静脉滴注碳酸氢钠或 5%~10% 的乙醇葡萄糖溶液。

其他有机溶剂的防治见表 5-4。

表 5-4 其他有机溶剂的防治要点

毒物	毒理	毒作用表现	防治要点
正己烷 ($CH_3(CH_2)_4CH_3$)	呼吸道吸入,皮肤吸收较差,也可经消化道吸收;分布于血液、神经系统、肾和脾等;代谢产物 2,5-己二酮具有神经毒性	急性吸入高浓度可出现眼和上呼吸道黏膜刺激症状,并出现麻醉作用;长期接触低浓度可引起多发性周围神经病	穿防护服,戴护目镜;进入眼立即用清水冲洗;皮肤污染用肥皂水洗;大量吸入,立即脱离接触;急性中毒对症处理;慢性中毒应立即停止接触毒物,对症与支持治疗

第四节 有机溶剂

续表

毒物	毒理	毒作用表现	防治要点
甲苯 ($C_6H_5CH_3$)	可经呼吸道、皮肤及消化道吸收；尿中马尿酸可作为接触指标；吸入高浓度蒸气对中枢神经系统的麻醉作用较苯强烈，对皮肤及黏膜有刺激作用，长期接触可影响肝、肾功能，对血液无明显影响	急性中毒主要表现为中枢神经系统的麻醉作用和植物神经功能紊乱以及黏膜刺激症状，重者甚至抽搐、神志不清，有的出现癔病样症状；慢性中毒常出现神经衰弱综合征，亦可致脑病及肝肾损害；女工可有月经异常；对血液系统作用不明显	同苯
二甲苯 ($C_6H_4(CH_3)_2$)	进入途径同甲苯，尿中甲基马尿酸可作为接触指标；低浓度吸入可引起呼吸道刺激和胃肠功能紊乱；高浓度可致麻醉作用；慢性毒作用比苯弱；对血液影响不明显	同甲苯	同苯
四氯化碳 (CCl_4)	呼吸道、皮肤和消化道（小肠）均可吸收；乙醇可促进其吸收；代谢迅速，约50%以原形经肺呼出；体内分布广泛，组织中四氯化碳排出缓慢（2～3月）；高浓度可见黏膜轻度刺激和中枢神经系统轻度麻醉，而对肝、肾则严重损害；可增加心肌对肾上腺素的敏感性	吸入高浓度后，迅速昏迷、抽搐，可于几小时后恢复，严重者可突然死于呼吸中枢麻痹，心室颤动；第2～4天可出现肝、肾功能损害；长期接触中等浓度可有头晕、疲乏无力、失眠、记忆力减退、食欲不振、恶心，少数可发展为慢性肝病	生产场所密闭通风。避免接触火焰；使用四氯化碳灭火机，应戴供氧式防毒面具，并注意发生光气的危险；急性中毒时应脱离现场，采取急救措施和对症治疗；出现低血压时禁用肾上腺素和去甲肾上腺素；保护肝肾
二硫化碳 (CS_2)	人体吸收主要经呼吸道和皮肤。吸收的10%～30%从呼气中排出，70%～90%在体内进行生物转化，尿中2-硫代噻唑烷-4-羧酸是较好的接触指标	主要表现为中枢和外周神经损害；急性轻度中毒呈酒醉样头晕、头痛、恶心、步态蹒跚及精神症状，以后出现谵妄、昏迷以至呼吸中枢麻痹而死亡；慢性中毒最初可见神衰综合征及一些躁狂、抑郁与定向力障碍的精神症状，随后出现四肢感觉障碍、肌张力消失的多发性神经炎症状，并可出现视、听、味觉神经障碍；长期接触还可导致动脉粥样硬化，特别是引起大脑、肾和心脏的动脉血管硬化；慢性中毒也可影响生殖系统的功能	就业前和定期健康检查；严格掌握就业禁忌证；发现有早期CS_2作用的体征时，应调离CS_2作业；佩戴防护用品，提高自我防护意识；定期进行作业环境空气中CS_2浓度监测评价；治疗主要采用对症和支持疗法；大量吸入，立即脱离接触；急性中毒对症处理；慢性中毒应立即停止接触

第五节　生产性粉尘与尘肺

生产性粉尘是指在生产过程中形成的，能较长时间漂浮在作业场所空气中的固体微粒。地面的降尘可能成为二次尘源。长期吸入生产性粉尘引起的以肺组织进行性纤维化为主的疾病，叫尘肺。截止 1986 年底，在全国县以上的国有、集体企业中，已确诊的尘肺患者 40 万人，至 1999 年底已达 50 余万，其中已死亡近 8 万人，此外尚有可疑尘肺 50 余万人，而且病例数仍在逐年增加。

一、生产性粉尘的来源、分类、理化特性及卫生学意义

（一）来源

生产性粉尘的来源主要有：①矿山开采、开拓隧道：打眼、放炮、装运矿物、综采。②金属冶炼业的原料准备、冶炼过程：矿石粉碎、筛分；逸散在空气中的铅、锌等可氧化成为氧化锌、氧化铅气溶胶。③机械工业中铸件的配砂、混砂、造型、清砂、抛光等。④耐火材料、玻璃、水泥工业：粉碎、混合、产品包装。⑤纺织业、皮毛工业的原料处理、加工：棉、麻、毛皮、羽绒。⑥农业生产中的收割、脱粒、粮食加工等。⑦化学工业中固体原料如三大合成产品、染料等的加工、包装等工序。

（二）分类

根据粉尘的性质可将粉尘分为以下几类：

1. 无机粉尘

无机粉尘又分为矿物性粉尘，如石英、石棉、煤；金属粉尘，如铁、锌、铜、铅和人工无机粉尘，如玻璃、水泥。

2. 有机粉尘

有机粉尘包括植物性粉尘：棉、麻、谷物；动物性粉尘：皮毛、羽绒；人工有机粉尘：染料、合成产品。

3. 混合性粉尘

任何两种或两种以上的粉尘混合存在，叫混合性粉尘。生产条件下粉尘多以混合形式存在。如煤矿开采时，岩尘和煤尘；金属制品加工和研磨时，金属和磨料（砂轮或布轮等）粉尘；棉纺厂准备工序，棉花和土壤粉尘等。此种粉尘在生产过程中最为多见。

（三）理化特性及卫生学意义：

1. 粉尘的化学成分

粉尘的化学组成不同，引起的人体损伤各异。如铅及其化合物（铅烟和铅尘）引起中毒；棉尘、亚麻尘引起以支气管痉挛为主要表现的棉尘病；石英、石棉、滑石、

煤等引起不同程度的肺纤维化。含结晶型游离二氧化硅70%以上的粉尘,往往引起以结节为主的典型矽肺病变。而含结晶型游离二氧化硅10%以下的粉尘,往往引起肺组织间质纤维化为主的病变。吸入量越多,病情发展越快,危害越大。

2. 粉尘的分散度

分散度是指物体被粉碎的程度。以不同粒径粉尘的数量或质量组成百分比来表示。较小颗粒粉尘的数量或质量百分比大,则分散度高,反之,分散度低。粉尘粒子直径大小一般用微米(μm)来表示。

(1) 分散度与粉尘在空气中的稳定程度有关:分散度越高的粉尘,沉降速度越慢,稳定程度越高,被机体吸入机会则越多。粉尘在空气中稳定程度往往取决于很多因素,如比重、形状、空气流动状态等。假如这些条件相对稳定时,粉尘在空气中持续停留的时间、稳定程度则主要决定于粒子的直径。

(2) 粉尘的分散度与其在呼吸系统中的阻留部位有关:直径10 μm左右的大颗粒粉尘,绝大部分被上呼吸道阻留,多数不易经过呼吸道而到达肺脏。从矽肺尸检发现,在肺组织中多数尘粒直径小于5 μm。粒径再小的粉尘(0.5 μm以下),因其重量极小,可随空气分子运动由呼气排出,其阻留率下降;而直径0.1 μm以下的粉尘颗粒,又因弥散作用而使阻留率再度升高。一般将直径小于15 μm的粉尘颗粒,称为可吸入性粉尘(inhalable dust);直径小于5 μm的粉尘颗粒,称为呼吸性粉尘(respirable dust)。

3. 空气中粉尘的浓度

空气中粉尘浓度高低主要与生产方式和防尘措施有关。例如,用镐挖煤、打眼放炮、综采,机械化程度越高,产生的粉尘量越大,采取有效的防尘措施,是降低空气中粉尘浓度的关键环节。

二、呼吸系统对粉尘的清除

沉积在呼吸道和肺泡的粉尘,主要经两种方式清除:黏液纤毛系统和肺泡巨噬细胞吞噬作用。

所有气管、支气管包括终末支气管的管腔面上有一层黏液纤毛,正常健康情况下,它以一定的速率向咽喉部运动。如进入终末支气管的粉尘颗粒被黏附在黏液弹力滴的上面,大约经过45 min就可能被运送到喉部,然后以痰的形式被咳出或咽下。

进入呼吸性支气管和肺泡内的粉尘颗粒,虽然比各级支气管要少的多,但由于呼吸性支气管的黏膜没有纤毛装置(Ⅱ型细胞分泌的表面活性物质可吸附进入肺泡的细菌、粉尘等微粒物质,把它们带给有吞噬作用的肺泡巨噬细胞,因而肺泡Ⅱ型上皮细胞被认为是保护肺脏对外来异物有防卫作用的细胞。),肺泡和呼吸性细支气管的粉尘颗粒清除比较缓慢,主要依靠肺内巨噬细胞的吞噬活动,将捕捉到的尘粒运送到终末支气管,然后再经黏液纤毛的运动清除出肺部。还有小部分尘粒本身被巨噬细胞吞噬后,通过肺泡间隙进入淋巴系统。

人体通过各种清除功能,可使进入呼吸系统的约98%的粉尘排出体外。呼吸系统虽有良好的防御功能,但若长期吸入任何高浓度粉尘,均可有一定量沉积在肺内,产生不良作用。

三、粉尘对人体的致病作用

生产性粉尘根据其理化性质、进入人体的量和作用部位不同,可引起不同的病变。

(一) 职业性肺部疾患

1. 尘肺

工人长期吸入生产性粉尘,两肺产生进行性、弥漫性的纤维组织增生,逐渐进展影响呼吸以及其他系统的功能,是危害最大的一类职业病。目前认为尘肺按其病因可分为5类:

(1) 矽肺:吸入含游离二氧化硅量较高的粉尘
(2) 硅酸盐肺:吸入含结合二氧化硅粉尘(石棉、滑石、水泥、云母、陶土)。
(3) 炭尘肺:吸入煤、石墨、炭黑等粉尘。
(4) 混合性尘肺:长期吸入含有游离二氧化硅和其他某些物质的混合性粉尘所引起,如煤矽肺、电焊工尘肺、铸工尘肺。
(5) 其他尘肺:吸入某些金属粉尘,如铝及其氧化物所引起的铝肺。

上述各种尘肺中,以矽肺、煤矽肺、石棉肺比较常见,而以矽肺的危害最严重。

2. 粉尘沉着症

有些金属(铁、钡、锡等)粉尘吸入后,可在肺组织中呈现异物反应,并继发轻微纤维性变,由于粉尘吸收X线的系数高,在X线片上表现为边缘清晰的点状阴影,但对人体健康危害较小,脱离粉尘作业后,病变可无进展,阴影可逐渐消失。这类肺部病变国内一般称为粉尘沉着症,目前未列入尘肺范围。

3. 有机粉尘引起的肺部病变

吸入棉、亚麻等植物性粉尘可引起以支气管痉挛为主要表现的棉尘病。吸入霉变枯草、霉变蔗渣、禽类排泄物后可引起变态反应性肺泡炎,如农民肺、蔗渣工肺、禽类饲养工肺。长期吸入这类粉尘,反复发作过敏性肺泡炎,可导致肺部纤维性增生。这类疾患国内报道较少,目前也未列入尘肺范围。

4. 呼吸系统肿瘤

有些粉尘已确认可致癌,如放射性矿物铀尘、某些金属尘(镍、铬、砷)可引起肺癌,石棉尘可引起肺癌、胸腹膜间皮瘤。

(二) 局部作用

由于上呼吸道黏膜长期受粉尘刺激,接尘者鼻炎、咽炎、尘性支气管炎多见。此外,经常接触粉尘,可引起皮肤、眼的疾病。粉尘堵塞皮脂腺,使皮肤干燥,并引起粉刺、毛囊炎、脓皮病等。金属磨料粉尘可引起角膜损伤,导致角膜感觉迟钝和角膜混浊。

（三）中毒作用

铅、砷、锰等有毒粉尘吸入肺内,溶解吸收后引起中毒表现。

（四）变态反应

棉、大麻,对苯二胺等粉尘可作为致敏原引起变态反应,如湿疹、支气管哮喘等。

（五）光感作用

沉着于皮肤的沥青粉尘,在日光照射下产生光化学反应而引起光照性皮炎。

四、预防措施

尘肺是完全可以控制的疾病。世界许多国家已经树立了消灭矽肺的范例,ILO/WHO已联合发出"全球消除矽肺国际规划"。

（一）法规措施

1956年国务院颁布了《关于防止厂矿企业中矽尘危害的决定》,发出了防止硅尘危害的动员。为贯彻国务院的决定,1958年卫生部、劳动部联合颁布了《矿山防止矽尘危害技术措施暂行办法》,对矿山实行湿式作业、通风防尘、个人防护及相关的技术要求都作出明确的规定。1987年国务院又颁布了《中华人民共和国尘肺病防治条例》。规定各级政府要统筹安排尘肺防治工作,企业要制定尘肺防治规划并实施,还规定了"三同时"原则及监督监测、健康管理和奖励与处罚等措施。先后制定修订了33项粉尘卫生标准。目前,大中型矿山和工厂尘肺的发病率已明显下降,尘肺的发病工龄明显延长。但我国仍然是尘肺危害最严重的国家,特别是近年来大量中小企业的兴起,防尘措施又不够完善,尘肺发病有增加的趋势,应引起有关方面的重视。

（二）组织措施

各级地方政府,企业主管部门以及厂矿领导应十分重视防尘的组织领导工作,切实落实"三同时"要求。建立健全粉尘监测、安全检查、定期健康监护制度。做好防尘宣传教育。

（三）技术措施

采取综合技术措施,降低粉尘浓度,是防治尘肺的最根本的预防措施。

1. 革新工艺、设备

通过改进工艺及设备使生产中不或少产生粉尘,不使用或少使用含二氧化硅的原料,以达到减少或消除矽尘危害。如铸造工业中用低二氧化硅含量的"70砂"(石灰石成分)代替石英砂为型砂;真空填砂造型避免粉尘逸散;机械化、自动化、密闭化操作。

2. 湿式作业

是防止粉尘飞扬的有效措施。例如,湿式凿岩、水爆清砂、扬尘点喷雾洒水和水磨石英等。

3. 密闭、通风、除尘

不宜采用湿式作业的生产过程,应将尘源密闭,并安装局部通风除尘设备,使含尘空气经净化后再排入大气。

(四) 卫生保健措施

1. 个人防护

对于一些受条件限制,暂达不到卫生标准的作业场所,可佩戴防尘口罩,作为辅助措施。必要时也可佩用送风式防尘头盔或密闭式个人防护用具。

2. 就业前体检

《粉尘作业工人医疗预防措施实施办法》中规定,不满18岁以及有下列疾病者不得从事粉尘作业:①活动性肺结核;②严重的上呼吸道和支气管疾病,如萎缩性鼻炎、鼻腔肿瘤、支气管哮喘、支气管扩张及慢性支气管炎等;显著影响肺功能的肺或胸膜病变,如弥漫性肺纤维化、肺气肿、严重的胸膜肥厚与粘连;严重的心血管系统疾病。

3. 定期体检

根据粉尘的理化特性及浓度,安排不同间隔的体检。由地方卫生主管部门根据情况决定。原则是粉尘中二氧化硅含量高,浓度大,尘肺发展快的,1~2年检查一次;粉尘浓度低、二氧化硅含量少,尘肺发展慢的2~3年检查一次;怀疑有尘肺者1~2年检查一次;粉尘浓度降到国家标准后可3~5年检查一次;已经脱离粉尘作业的工人,即使调离本厂矿者,也应根据接触粉尘情况继续随访。

(五) 粉尘最高容许浓度

作业场所空气中粉尘的最高容许浓度,是做好卫生监督工作的主要依据。

五、矽肺

生产环境中长期吸入一定量结晶型游离二氧化硅粉尘,引起的以肺组织结节和弥漫性间质纤维化为主的疾病,叫矽肺(silicosis)。游离二氧化硅在自然界中分布很广,如石英中含99%、砂岩中含80%、花岗岩中含65%以上,它也夹杂存在于黏土、矾土、滑石以及其他矿物和岩石原料中。因此,接触游离二氧化硅的作业非常广泛。

我国矽肺的发病工龄20世纪50年代平均为9.54年,到了80年代延长为26.25年。在缺乏防护措施的情况下,持续吸入高浓度(每立方米空气中几十至几百毫克)、高结晶型游离二氧化硅含量的粉尘,经1~2年即有个别人发病,称为"速发型矽肺"。矽肺是一种进行性疾病,一经发生,即使调离矽尘作业,仍可继续发展。而且有些接尘工人,脱离作业时虽未发病,但过若干年后,仍有可能出现矽肺,称为"晚发型矽肺"。因此对调离矽尘作业的工人,还应继续定期体检。

(一) 矽肺的发病机制

游离二氧化硅粉尘是矽肺发病的原因,但其引起肺内纤维化的发病机制尚未完全阐明。近年来的研究逐渐深入,已取得一定进展。可归纳为几方面(见图5-2)。

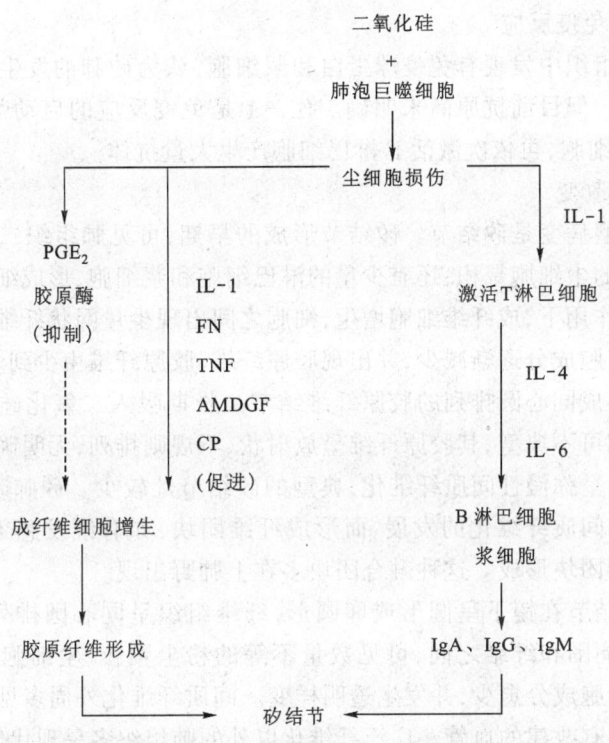

图5-2 矽肺发生过程示意图

1. 肺泡巨噬细胞为主的生物膜损伤

二氧化硅粉尘与空气中水分子作用,表面产生羟基(—OH),即硅烷醇(silanol)活性基团;游离二氧化硅粉尘被肺泡巨噬细胞吞噬后,溶解并聚合成聚合硅酸,其表面也存在羟基基团。这些羟基基团可与细胞膜上的受氢体(氮、氧、硫原子)形成氢键,改变细胞膜的通透性。

游离二氧化硅粉尘在粉碎过程中,与空气、体液相互作用产生硅自由基(Si)及硅氧自由基(SiO SiO_2 SiO_3);体外实验显示,二氧化硅与肺泡巨噬细胞膜接触点出现 O_2^-。自由基可致细胞膜脂质过氧化,改变脂质膜流动性。石英在空气中形成的自由基构成了尘粒的表面功能部位,与肺巨噬细胞发生反应而导致成纤维细胞异常增生最终导致纤维化。

肺泡巨噬细胞吞噬游离二氧化硅粉尘后,称之为尘细胞。尘细胞膜损伤可导致生物活性物质的分泌和溶酶体酶的释放。游离二氧化硅粉尘和尘细胞释放的溶酶体酶也可损伤Ⅰ型肺泡上皮细胞(占总肺泡面积的95%),Ⅱ型肺泡上皮细胞随之增生以修复损伤的肺泡上皮。

2. 与矽肺纤维化有关的细胞因子

正常情况下,肺泡巨噬细胞(aleolar macrophages,AM)和成纤维细胞(fibroblast,FB)通过细胞因子或互相直接接触等通讯方式,调节肺间质FB的生长平衡,以利于保持肺间质的正常结构。但吞噬游离二氧化硅的肺泡巨噬细胞功能异常,过度产生一些使间质成纤维细胞增生的细胞因子,进而产生纤维化。

3. 矽肺与免疫反应

因在矽肺组织中发现有免疫球蛋白和浆细胞,认为矽肺的发生发展与免疫因素的参与有关。但目前抗原尚未明确。IL-1是免疫反应的启动剂与激活剂,它能激活T淋巴细胞,再依次激活B淋巴细胞产生大量抗体。

(二) 病理改变

矽肺的典型病变是矽结节。矽结节形成的早期,可见肺组织二氧化硅粉尘沉积部位有大量的尘细胞聚积,还有少量的淋巴细胞和浆细胞,形成细胞结节。在致纤维化因子的作用下,成纤维细胞增生,细胞之间出现少量网状纤维。随后网状纤维逐渐增粗,细胞成分逐渐减少,并出现胶原纤维,胶原纤维由少到多,由结节中心向外围扩展,形成同心圆排列的胶原纤维结节。长期吸入二氧化硅含量较少的粉尘,硅结节形态可不典型,其胶原纤维呈放射状、不规则排列,无明确的同心圆式的纤维分层形态,呈弥漫性间质纤维化,典型的矽结节灶较少。矽肺晚期,由于硅结节增多、增大和间质纤维化的发展,而形成纤维团块,如有继发感染,特别是肺结核,可促进融合团块形成。这种融合团块多在上肺野出现。

典型的硅结节在镜下呈圆形或卵圆形,纤维组织呈同心圆排列,类似葱头切面。在硅结节周围和纤维之间,可见数量不等的粉尘颗粒、尘细胞、成纤维细胞。结节愈成熟,细胞成分愈少,并发生透明样变。间质纤维化外周多见一宽窄不等的组织带,附近可有改建的血管。广泛纤维化以外的肺组织多呈现代偿性肺气肿。

肉眼观察,矽肺的肺脏一般呈灰褐色,肺重量和硬度增大,弹性丧失,触摸表面有散在的砂粒感或硬块,即为孤立或融合的硅结节。肺脏切面可见到米粒至绿豆大小的灰白带黑色结节,境界分明,质地致密,半透明,微隆起,而大块融合病灶质硬不易切开。

(三) 临床表现

矽肺患者早期无明显的症状,随着病程进展或有了合并症,才渐趋明显。

1. 症状

(1) 气短:早期重体力劳动时出现气短,以后逐渐加重,在一般劳动甚至休息也出现;晚期矽肺常伴有合并症,这时患者常不能平卧,而采取坐位或跪位呼吸。这主要是由于肺部纤维性变和肺气肿引起肺功能障碍所致。

(2) 胸闷胸痛:部分患者早期可有间断性胸部隐痛或刺痛,与呼吸体位无关。晚期胸痛可减轻,代之以胸部紧迫或沉重感。这可能与胸膜粘连增厚等病变有关。

咳嗽、咳痰:早期仅有轻度干咳,晚期加剧。这主要是由于粉尘刺激和上呼吸道炎症所致。

此外,患者常伴有食欲不振、疲倦、头晕、失眠、多梦、记忆力减退和心悸等。这可能和植物神经功能紊乱,以及晚期并发肺源性心脏病有关。

2. 体征

矽肺患者早期无明显体征。随病程的发展,继发症和合并症增多,体征逐渐明显。由于支气管壁肥厚、管腔狭窄,肺部常可听到干性啰音。支气管痉挛时,可听到哮鸣音。并发肺部感染时,哮鸣音加重,且出现湿性啰音。有肺气肿时,可出现桶状胸；肺部叩诊呈过清音，肝浊音界下降，心浊音界缩小；听诊肺泡呼吸音减弱。呼气明显延长。并发肺心病时，可出现相应体征。

3. 肺功能

因肺组织的代偿功能很强，故早期矽肺病人的肺功能虽受损害，但临床上表现不出来，与X线胸片显示的病变不完全一致。肺活量可减低，但时间肺活量仍正常。病变进展和并发肺气肿时，肺活量进一步降低，时间肺活量和最大通气量减少，残气量增加。肺泡的大量破坏和肺毛细血管壁的增厚，引起弥散障碍。肺功能测定可作为矽肺患者劳动能力鉴定的依据。

4. X线表现

(1) 肺纹理：矽肺早期X线胸片上可表现为肺纹理普遍增多、增粗、毛糙、延长到肺野外带。当病变进一步发展时，由于纤维组织的收缩牵引，可发生肺纹理的扭曲变形、紊乱及断裂等改变。晚期，由于矽肺类圆形小阴影的增多和肺气肿加重，肺纹理反而显著减少。

(2) 肺门阴影：矽肺患者肺门阴影可扩大、密度增高，增大的淋巴结如包膜下钙盐沉着，可见"蛋壳样钙化"。矽肺患者肺门淋巴结病变一般出现较早，且肺门阴影改变程度与其接触二氧化硅粉尘的量有一定关系。

(3) 小阴影：指直径约1 cm以下密度较高的阴影，它可分为两型：类圆形和不规则形。小阴影数量增多、密度增加、分布范围扩大是矽肺进展的标志。

小阴影的形态可是类圆形或不规则形。类圆形小阴影形态呈圆形或近似圆形，边缘整齐。多数矽肺患者类圆形小阴影最早出现在两肺中下肺区内中带，逐渐扩展至全肺。类圆形小阴影的病理基础为硅结节。

不规则形的小阴影是由许多粗细、长短、形态不一的致密线条状阴影组成，互不相连，或杂乱无章地交织在一起，呈粗网状或蜂窝状。常出现在两肺中下区，交织在肺纹理之间，但和它又无联系。不规则形小阴影的病理基础是弥漫性肺间质纤维化。

(4) 大阴影：指长径1 cm以上的致密阴影，是晚期矽肺的特征性表现。大阴影多位于两肺上区，往往对称出现，边缘清晰。周边常有气肿带。大阴影的病理基础是融合团块。

(5) 胸膜改变：早期出现在肺底部，常见肋膈角变钝或消失。晚期膈面粗糙，由于肺部纤维组织收缩牵拉和膈胸膜粘连呈"天幕状"阴影。

(6) 肺气肿：多为弥漫性、灶周和泡性肺气肿。严重时形成肺大泡。

(四) 合并和继发症

1. 肺结核

有报道一般城市居民、其他尘肺患者、矽肺患者肺结核发病率分别约为1%、2.16%~6%和15%~75%。故肺结核是矽肺最常见的并发症。两者互相促进。是造成矽肺患者死亡的主要原因。

2. 肺部炎症

矽肺患者肺部抵抗力降低，易感染细菌、病毒，合并支气管炎、肺炎等。长期反复的慢性炎症发作,又促进肺纤维化的发展。

3. 肺心病

晚期矽肺患者易继发肺心病,并发肺部感染时,可诱发或加重呼吸和心力衰竭。

4. 自发性气胸

矽肺合并结核,由于结核病灶破裂所致的自发性气胸是常见的原因。它也见于晚期矽肺患者合并有肺气肿、肺大泡者,往往由于剧烈咳嗽、体力活动增加、情绪激动等使靠近胸膜的肺大泡破裂所致。

(五) 诊断原则

详细了解受检者的职业史,包括接触粉尘的种类、游离二氧化硅的含量、浓度、接尘时间等,判断有无发生矽肺的可能性,这是诊断矽肺的前提条件;矽肺诊断以技术质量合格的后前位 X 线胸片为主要依据。1963 年卫生部、劳动部和全国总工会联合颁布的《矽尘作业工人医疗预防措施实施办法》中规定了矽肺 X 线分期及诊断标准。在总结多年 X 线诊断经验的基础上并借鉴国际尘肺 X 线影像分类法,经修定于 1986 年初颁布了《尘肺 X 线诊断标准及处理原则》(GB5906-86)。此项诊断标准适用于包括矽肺在内的 12 种尘肺。参考临床表现、肺功能等进行综合分析,经专业诊断小组审定,方可确诊。

(六) 治疗原则

矽肺目前还没有找到根治的方法,仍然处于探索和实验研究阶段,因此对于已诊断为矽肺者,首先应调离粉尘作业,并根据病情的轻重程度,采取相应的措施。

一般支持疗法:加强营养、预防感染、坚持适宜的体育锻炼,以增强体质;按具体情况,安排适当的劳动和休息;在医务人员指导下进行康复活动。

对症治疗、积极防治合并症:单纯矽肺的病情发展比较缓慢,且不是致死的原因。因此,对并发症的预防和治疗应予以足够重视。以减轻病人痛苦,延缓病情进展,延长寿命。

治疗矽肺的药物:多年来我国已进行了大量研究工作,并通过动物实验和临床试用了一些药物。如克矽平(聚 2-乙烯吡啶氮氧化物,简称 P204)和柠檬酸铝,它们的主要疗效机制是保护巨噬细胞膜,从而减轻其致纤维化作用。磷酸喹哌(抗硅-14)和汉防己甲素,可抑制胶原蛋白的合成。临床应用主张适当配伍,减少剂量,增强疗效,减少副作用。

第六节 农 药

农药(pesticide)指用于控制或消灭危害人类赖以生存的动植物的害虫、病菌、鼠类、杂草等和调节植物生长的各种药物。广泛应用于农业、林业、畜牧、渔业、卫

第六节 农 药

生以及农副产品的保存等,对促进增产丰收、除害灭病、保护人民健康起着重要作用。但多数农药对人畜都有不同程度的毒性,甚至剧毒。

农药中毒常发生在以下过程中:农药生产合成、混配、分装、运输等过程,其中尤以手工操作的包装工序危险性最大。设备的跑、冒、滴、漏以及维修;农药使用中配药、喷洒农药未遵守操作规程和未采取有效的防护措施,以及器材渗漏等;日常生活中由于管理不严、保管不当,误服、误食被农药污染的食物以及自杀服用农药等。

农药生产和使用过程中可污染环境:如农药厂的废气、废水、废渣等,农药使用时对空气和土壤的污染,进而转移到水中或沉降于水底淤泥中。还可通过食物链的蓄积和农作物的吸收转化,使食物中的农药浓度大大增高。

农药按其用途可分为:杀虫剂、杀螨剂、杀鼠剂、杀菌剂、除草剂、脱叶剂、植物生长调节剂等,其中以杀虫剂的品种最多,用量最大。按其化学成分可分为:有机磷、氨基甲酸酯类、脒类、有机氟、拟除虫菊酯类等。

一、有机磷农药

有机磷农药(organophosphorus pesticide)具有广谱、高效、低残留的特性,是我国目前广泛使用的杀虫剂。常用的有对硫磷、内吸磷、马拉硫磷、乐果、敌百虫、敌敌畏等;有些品种可用作杀菌剂,如稻瘟净、克瘟散等;近年来,有机磷农药的研制又有了新的发展,先后合成一些灭鼠剂、杀线虫剂、除草剂、脱叶剂、不育剂、生长调节剂等。

(一) 理化特性

多为黄棕色的油状液体,具有类似大蒜的臭味。一般不溶于水,而溶于多种有机溶剂及动植物油。对光、热、氧较稳定,遇碱易分解破坏。敌百虫为白色结晶,能溶于水,在碱性溶液中可变成毒性较大的敌敌畏。

(二) 毒理

有机磷可经呼吸道、消化道和完整的皮肤黏膜进入体内,生产和使用农药时,皮肤吸收是最主要的接触途径。

经上述途径进入体内的有机磷农药,迅速分布至全身的器官组织,其中以肝脏的含量最大,肾、肺、脾次之。一些脂溶性很强的有机磷农药,如硫代磷酸酯或二硫代磷酸酯类农药,可能在脂肪组织中短暂贮存,再缓慢释放。有些有机磷化合物可透过血脑屏障或胎盘进入脑和胎儿体内。

有机磷农药由于分子结构不同,体内的代谢转化很复杂,主要有三种方式:①氧化:有机磷在混合功能氧化酶的作用(活化)下,一般其氧化产物毒性增强。②水解:有机磷原型或中间代谢氧化产物可被磷酸酯酶或羧酸酯酶水解(解毒作用),水解产物毒性降低。③结合:氧化水解的最终产物,根据其水溶性大小,可以以游离状态或与葡萄糖醛酸、硫酸、谷胱甘肽等结合经尿排出。

有机磷农药的毒作用机制主要是抑制胆碱酯酶(cholinesterase, ChE)的活性。

乙酰胆碱是中枢和胆碱能神经的化学递质，完成神经冲动传导作用后，在胆碱酯酶的作用下水解，以利于所支配的下一级神经元或器官组织能接受后续的神经冲动。有机磷的结构和胆碱酯酶很相似，当体内的有机磷或其氧化产物超过机体的解毒能力，它们就会和胆碱酯酶结合，形成磷酰化胆碱酯酶，其自然水解缓慢，且往往缓慢形成单烷基乙酰酶（老化），丧失对乙酰胆碱的分解作用。造成乙酰胆碱堆积，引起胆碱能神经兴奋的临床表现。对中枢神经系统的作用，主要是破坏兴奋抑制平衡，引起功能紊乱。

某些有机磷，常见的有甲胺磷、磷酸三邻甲苯酯、敌敌畏、辛硫磷、丙氟磷、敌百虫、乐果、氧化乐果及马拉硫磷等中毒时，不仅抑制胆碱酯酶的活性，还可能抑制神经靶酯酶（neurotarget esterase，NTE）的活性，形成磷酰化的神经靶酯酶，最终导致周围神经及脊髓长束的轴索变性。这种轴索变性虽然呈多灶性分布，但有特殊的分布特征。即累及传入神经后根神经节细胞轴索远端、锥体束大脑锥体细胞和脊髓前角细胞轴索远端。表现为脊髓后索深感觉上行纤维及背外侧索脊髓小脑束上行纤维变性，脊髓侧索锥体束下行纤维和周围神经运动纤维即前角细胞远端轴索变性。这种特殊的分布可以较完善地解释迟发性神经损伤的表现特征。

少数急性中毒病例胆碱能危象之后，出现进行性颅神经支配的肌肉无力、瘫痪，累及呼吸肌、颈肌、上肢，导致呼吸衰竭而死亡，称为中间期肌无力综合征。它的病理变化主要在运动终板，神经—肌肉接点功能障碍可能在发病中起着主导作用。近年研究认为，中间期肌无力综合征的发生可能与突触间隙内积存的大量乙酰胆碱持续作用于突触后膜的 N 受体并使之失敏有关。

（三）临床表现

1. 急性中毒

也称急性胆碱能危象（acute cholinergic crisis，ACC），临床表现可分为三类。

（1）毒蕈碱样症状：早期即可出现，主要表现为食欲减退、恶心、呕吐、腹痛、腹泻、多汗、流涎、视力模糊、瞳孔缩小、呼吸道分泌物增多；严重者可引起肺水肿。

（2）烟碱样症状：病情进一步发展或较大剂量时，除上述症状加重外，出现全身紧缩感，动作不灵活，发音含糊，胸部压迫感，肌束震颤（多见于胸部、上肢和面颈部）等。

（3）中枢神经系统症状：一般表现为头昏、头痛、乏力、失眠或嗜睡、多梦、言语不清，重症病例出现昏迷、抽搐，往往因呼吸中枢或呼吸肌麻痹而危及生命。

急性有机磷中毒（acute organophosphorus poisoning，AOPP）除了引起急性胆碱能危象外，尚可导致多种并发症，常为致残、致死的主要原因。

2. 迟发性神经病

迟发性神经病（organophosphate induced delayed polyneuropathy，OPIDP）多在重症急性有机磷中毒后 1~2 周开始发病，有的延迟到 3~5 周起病。起初多见于双下肢腓肠肌胀痛，可伴有袜套样感觉障碍，并渐出现下肢无力，共济失调，弛缓性麻痹。病情严重者可累及上肢和双手。临床检查可见双侧对称性垂足、垂腕、跟腱反射和膝反射减弱或消失；较重者可出现肢体远端肌萎缩。少数病例后期可发展为痉挛性麻痹。肌电图检查可见运动和感觉神经传导速度减慢、诱发电位波幅降低甚至消失。迟发性神经病是最常见的并发症，目前国内的发病率高达11%～17%，多数需6个月～2年才可恢复，少数合并脊髓损害的患者，可遗留永久性肢体瘫痪，应予以充分重视。

3. 中间期肌无力综合征

中间期肌无力综合征(intermediate myasthenic syndrome, IMS)常发生于OPIDN发生前和急性有机磷中毒后的1～4天内，此时患者急性中毒症状明显改善。主要表现为张口困难、咀嚼无力、饮水呛咳、眼球活动受限、四肢肌肉无力、抬头困难、持续胸闷、气憋等。但神志清楚，感觉无异常。常迅速进展为呼吸衰竭。IMS具有明显的自限性，度过呼吸障碍后，患者可于1～3周左右完全恢复。恢复的经过：颅神经功能最先恢复，其次是呼吸肌和肢体近端肌力，颈屈肌功能最后恢复。

4. 慢性中毒

多见于农药厂工人。由于长期多次少量接触有机磷，胆碱酯酶活性持续下降，甚至降至很低水平。但症状一般并不很明显。临床表现多为神经衰弱综合征，部分患者出现毒蕈碱样和烟碱样症状。少数患者可出现视觉功能损害（屈光不正、视野缩小、色觉障碍等）。神经—肌电图和脑电图异常。

5. 致敏作用和皮肤损害

有些农药具有致敏作用，吸入可引起支气管哮喘，皮肤接触可引起过敏性皮炎和接触性皮炎。

（四）诊断

有机磷农药中毒的诊断一般根据接触史、临床症状、体征，以及患者体表、呼出气或呕吐物中所具有的特殊气味，诊断并不困难。血液胆碱酯酶活性或尿中有机磷代谢物的测定或胃内容物中有机磷的定性分析，对诊断和鉴别有很大帮助。

急性中毒多发生于夏季大量使用农药期间，应与中暑、急性胃肠炎等鉴别。重度中毒要与药物中毒、毒蕈中毒引起的昏迷相区别。

1. 急性中毒

短时间内接触较大量有机磷农药可引起急性中毒，根据不同的表现可分为轻度、中度和重度中毒。

（1）轻度中毒：有头晕、头痛、恶心、呕吐、多汗、胸闷、视力模糊、无力等症状，瞳孔可能缩小。全血胆碱酯酶活性一般在50%～70%。

（2）中度中毒：除轻度中毒的症状加重外，有肌束震颤、瞳孔缩小、轻度呼吸困难、流涎、腹泻、腹痛、步态蹒跚，神志清楚或模糊，血压可升高。全血胆碱酯酶活性一般在30%～50%。

（3）重度中毒：上述症状进一步加重，并出现下列情况之一者，可诊断为重度中毒：①肺水肿；②昏迷；③呼吸麻痹；④脑水肿。全血胆碱酯酶活性一般在30%以下。

2. 慢性中毒

长时间接触有机磷农药后出现下列情况之一者,可诊断为慢性中毒。

(1) 出现神经衰弱综合征、轻度毒蕈碱样症状和烟碱样症状中的两项,胆碱酯酶活性在50%以下,并在脱离接触后1周内连续3次检查仍在50%以下者。

(2) 出现上述症状中的一项,胆碱酯酶活性在30%以下,并经1周内连续3次检查仍在50%以下者。少数患者还可出现视觉功能损害。

3. 观察对象

持续较长时间接触少量有机磷农药后,出现以下情况之一者,可列为观察对象。

(1) 有轻度或不典型的毒蕈碱样症状、烟碱样症状或中枢神经系统症状,而全血胆碱酯酶活性不低于70%者。

(2) 无明显中毒临床表现,而全血胆碱酯酶活性在70%以下者。

4. 迟发性神经病

在急性重度中毒症状消失后2~3周,出现感觉、运动型周围神经病,神经—肌电图检查显示神经原性损害。

(五) 治疗原则

1. 急性中毒

(1) 清除毒物:皮肤吸收者,脱去污染衣物,用肥皂水(忌用热水)彻底清洗皮肤、头发、指甲等污染部位;眼部污染,用清水或1%~2%碳酸氢钠溶液冲洗;经口中毒者,反复彻底洗胃。

(2) 特效解毒药:在清除毒物的同时,迅速给予解毒药。

1) 抗胆碱药物(anticholinerics):该类药物主要有阿托品(atropine)、东莨菪碱(scopolamine)和山莨菪碱(anisodamine)等。多首选阿托品。阿托品应用宜早期快速阿托品化,并维持用药。根据中毒程度,轻、中、重度中毒首次剂量可分别为2~5 mg(皮下注射)、5~10 mg(静脉注射)、10~20 mg(静脉注射)。阿托品注射后15~20 min可达峰效,半衰期约为2小时,故阿托品化前每10~20 min,以前量的半量重复注射;阿托品化后改用1~2 mg为维持剂量,根据患者情况,可2~6小时重复一次。维持时间应根据病情变化确定,患者的毒蕈碱样症状完全消失、全血胆碱酯酶(WBChE)或红细胞胆碱酯酶(EChE)活性恢复稳定48小时以上可考虑停药。

2) 肟类药物(oximes):肟类药物亦称胆碱酯酶复能剂或重活化剂,可分为单肟类,如解磷定(pralioxime methiodide, PAM-I)、氯磷定(pralioxime methichlride, PAM-CI)、磺磷定(pralidoxime methanesuifonate, PMS)、双吡啶单肟或酰胺磷定(HI-6);双肟类,如双复磷(trimedoxine, TMB4)、双吡啶双肟(HLO-7)等。目前国内氯磷定的应用渐居首位,而且WHO也将其推荐为首选的肟类药物。目前临床主张早期、首剂足量、重复给药、延长用药时间。轻、中、重度中毒,氯磷定的首次剂量可分别为0.5~1.0 g(肌注)、1.0~1.5 g(静脉注射)、1.5~2.0 g(静脉注射)。肟类在体内的半衰期短,约1~1.5小时,首次剂量后1~2小时应重复给药;2~3次后可改为静滴维持(0.25~0.5/小时)。氯磷定每日总量以不超过10 g为

第六节 农 药

宜。一般应延长至中毒症状及肌颤完全消失,病情稳定至少48小时后再考虑停药,可能有助于减少或减轻各种并发症,提高治愈率。

有机磷农药轻度中毒可单独给予阿托品,中度或重度中毒者须与肟类药物并用,并用时剂量应适当减少。

3) 复方制剂:临床目前应用的有解磷注射液(由阿托品、苯那辛和氯磷定组成)、苯克磷(内含苯甲托品、开马君、双复磷组成)、复方HI-6(由HI-6、阿托品、胃复定、安定组成)等,简便、快速,也有较好的疗效。

(3) 对症治疗:治疗过程中要特别注意保持呼吸道通畅,必要时作气管插管或切开。维持呼吸、循环功能,防治并发症。

急性中毒患者临床表现消失后,仍应继续观察2~3天;乐果、马拉硫磷、久效磷中毒者,应延长观察时间。重度中毒者应避免过早活动,防止病情突变。轻度中毒者治愈后可恢复原工作。中度和重度中毒者治疗恢复后,3个月内不宜再接触有机磷农药。如出现迟发性神经病变,应调离有机磷作业。

2. 观察对象

应暂调离有机磷作业1~2周,并复查全血胆碱酯酶活性,有症状者可适当对症处理。

3. 迟发性神经病

迟发性神经病似与胆碱酯酶抑制程度无关,阿托品和肟类均不能有效防治其发生。随着对迟发性神经病发病机制认识的深化,近年来探索出一些防治方法:

(1) 早期诊断:急性中毒发生后1~2天内,外周血淋巴细胞靶酯酶活性抑制约大于70%,可能是发生迟发性神经病的预兆。

(2) 糖皮质激素:地塞米松的常规应用,可延缓迟发性神经病的发生,促进健康。

(3) 钙通道阻滞剂:动物实验证实,异搏定或硝苯吡啶可有效阻止迟发性神经病的发生,建议临床试用。异搏定5~10 mg,口服2~3次/日,连用30天以上;硝苯吡啶用量方法同上。

4. 中间期肌无力综合征

早期规范使用肟类药物。

(六) 预防措施

1. 农药生产

关键是改善生产设备,实行密闭化、自动化、连续化生产,及时进行设备维修,防止跑、冒、滴、漏,加强通风和个体防护。

定期监测作业场所空气中毒物的浓度,了解工人接触毒物和皮肤污染情况,及时发现问题,配合有关部门采取有关措施。

新工人就业前应进行健康检查。凡有神经系统器质性疾病,明显的肝、肾、呼吸系统疾病,全身性皮肤病,血液胆碱酯酶活性低于正常者,不宜从事接触有机磷的工作。现有工人每年应进行一次健康检查。

2. 农药使用

目前我国农村中使用农药仍以分户自理为主,而施药人员大多未经必要的培训,故广泛、深入地开展安全卫生宣传教育,普及有关安全使用农药的法规(如《农药合理使用准则》、《农药贮运、销售和使用规程》)和预防农药中毒的知识,具有特别重要的意义。

皮肤吸收是使用农药中毒的主要途径,故使用中必须严格遵守安全操作规程,防止或减少皮肤接触。施药人员有条件可穿防护服或采用塑料薄膜围裙、裤套和鞋盖,提高防护效果;衣服背面和易被污染的皮肤上涂肥皂,也可以减少药液经皮肤吸收。配药、拌种、撒药及检修喷药器械时,应使用工具代替徒手操作。皮肤污染,应及时用肥皂水清洗。为防止呼吸道进入,可戴防毒口罩或碱液纱布口罩。避免夏季午间气温过高时喷药。

预防农药中毒是一项涉及面很广的工作,除安全生产、规范使用以外,还应加强安全运输、供销和管理。研究推广高效低毒新品种农药,提倡用生物防治病虫害。

二、氨基甲酸酯类农药

氨基甲酸酯类农药(carbamates)是继有机磷后发展起来的新品种农药,具有速效、内吸、触杀、残留期短、选择性强及对人畜毒性低的优点。广泛用作杀虫剂,也用作除草和杀菌剂。西维因是最常用的杀虫剂。

(一) 毒理

氨基甲酸酯类主要通过呼吸和消化道侵入人体,在胃肠道几乎完全吸收。虽也可经皮肤黏膜吸收,但吸收缓慢。在体内经水解、氧化和结合迅速代谢,代谢产物大多毒性降低,主要经尿,少量经肠道排出。西维因的代谢终产物为萘酚。

氨基甲酸酯类杀虫剂的大鼠经口 LD_{50} 为 $0.6\sim850$ mg/kg。除涕灭威、草肟威和呋喃丹属高毒外,大多属中等毒类。其对皮肤和眼有一定刺激作用。长期接触对肝、肾和造血系统可能有影响。

氨基甲酸酯类杀虫剂对机体的作用与有机磷化合物毒性相似,主要是抑制胆碱酯酶活性。在体内不经代谢活化,可直接与胆碱酯酶结合,形成氨基甲酰化胆碱酯酶,使其失去水解乙酰胆碱的能力。氨基甲酸酯及其复合体分解迅速(半衰期约 $30\sim40$ min),故胆碱酯酶抑制的表现一般较轻,恢复也较快。

(二) 临床表现

急性氨基甲酸酯类中毒的临床表现与有机磷中毒相似,主要为中枢神经系统症状、毒蕈碱样和烟碱样症状。尤以毒蕈碱样症状较为明显,血液胆碱酯酶活性轻度下降。由于氨基甲酸酯类在体内代谢迅速,被抑制的胆碱酯酶活性恢复较快,一般较有机磷症状轻。重症患者主要见于大量经口中毒者。彻底清除毒物后,病情通常无反复。中毒后不发生迟发性神经病。

(三) 治疗原则

氨基甲酸酯类中毒首选阿托品。轻度中毒 $1\sim2$ mg 肌注;中度中毒首剂 $1\sim2$ mg 肌注或静注,可根据病情重复 $2\sim4$ 次;轻、中度中毒不强调阿托品化。重度中毒必须静注,并达到阿托品化。单纯氨基甲酸酯类中毒不用肟类药物,尤其是单甲基氨基甲酸酯类(如西维因、呋喃丹等)中毒时,禁用肟类药物。因这类化合物能增强其毒性,延长其抑制胆碱酯酶的作用,在严重氨基甲酸酯和有机磷混配中毒或品名不清的胆碱酯酶抑制剂中毒时,氯磷定可作为阿托品的辅助药物。避免使用对呼吸有抑制作用的镇静剂。

(四)预防

参见"有机磷农药"的预防。

其他常见农药的防治见表5-5。

表5-5 常见农药防治要点

类别	主要品种	毒理	毒作用表现	治疗要点
有机氯杀虫剂	"六六六" 林丹 "滴滴滴" "二二三"	主要分布、蓄积于有脂肪的组织,排泄途径以肾、肠道为主,亦可由乳腺、皮脂腺排出少量	急性中毒主要侵犯神经系统,出现头昏、头痛、恶心、呕吐、乏力、四肢酸痛、共济失调、震颤、多汗;重症者昏迷、抽搐和呼吸衰竭;可有中枢性发热和肝、肾损害;慢性中毒时常见黏膜刺激症状、咽部灼痛及神衰综合征,晚期有肝、肾损害,血象可见贫血及白细胞、血小板减少,皮肤刺激作用主要表现为接触性皮炎及湿疹样损害	经口中毒者以2%碳酸氢钠溶液洗胃或催吐,出现神经兴奋症状时给予镇静剂,忌用肾上腺素
有机氟杀虫剂	氟乙酰胺(敌蚜胺)	毒作用可能是氟乙酰胺进入人体后,脱胺形成氟乙酸,破坏三羧酸循环,影响糖代谢	早期表现以中枢神经系统和消化道症状为主,轻者头痛、头昏、无力、口渴、恶心、呕吐;重者烦躁易怒,肌肉颤动,阵发生抽搐,呼吸抑制,血压下降,心率不齐,昏迷,大小便失禁,甚至脑水肿	急性中毒时,清除毒物,给予镇静剂及其他对症治疗。解毒治疗可用解氟灵(乙酰胺)2.5~5.0g肌注,同时给予辅酶A50单位及三磷酸腺苷20~40 mg肌注
拟除虫菊酯类杀虫剂	溴氰菊酯	主要侵犯神经系统,对皮肤黏膜有刺激作用	急性中毒时头痛、恶心、呕吐、乏力、食欲不振,重症可出现肌束震颤、抽搐及麻痹;局部刺激症状:流泪、喷嚏、面部发痒或烧灼感,皮肤出现粟粒样丘疹	治疗以对症为主,污染皮肤以碱性溶液洗净,经口中毒者以2%碳酸氢钠溶液或肥皂水洗胃
	氰戊菊酯	急性毒作用主要表现兴奋、共济失调,四肢动作徐缓、抽搐	急性中毒时恶心、呕吐、流涎、腹痛、头晕、头痛、口唇或肢体麻木,乏力、多汗、胸闷、视力模糊等	同溴氰菊酯
脒类杀虫剂	杀虫脒	急性毒作用主要表现兴奋、躁动、抽搐、气急,最后因呼吸循环衰竭而死;对小鼠有致癌作用,对人有潜在致癌危险性	急性中毒有头晕、头痛、乏力、口干、心悸、胸闷、恶心等;继之厌食、嗜睡、出血性膀胱炎、血压下降、视力模糊、呼吸表浅;可因呼吸、循环衰竭而致死	因可疑对人有致癌作用,国外已停止生产、销售。我国曾用于杀灭水稻螟虫,目前正采用蚕类毒素农药杀虫双替代

续表

类别	主要品种	毒理	毒作用表现	治疗要点
有机锡杀菌剂	薯瘟锡（三苯基醋酸锡）毒菌锡（三苯基氢氧化锡）	在体内有蓄积作用，主要损害神经系统	急性中毒时，头痛、乏力、恶心、呕吐、腹痛、畏光、瞳孔散大、肌张力减低、心动过缓、体温下降；重症可有急性脑水肿、昏迷、呼吸循环衰竭	中毒时以一般急救措施和对症治疗为主；皮肤污染，可用高锰酸钾溶液或漂白粉溶液清洗
酰胺类除草剂	敌稗	不能经皮肤吸收，农业使用较安全，但乳油剂对皮肤、黏膜有一定的刺激作用	可引起接触性皮炎	防止皮肤污染和误服。皮炎有渗出液时，可用3%硼酸溶液湿敷，以后用炉甘石洗剂涂局部
苯氧羧酸类除草剂	2,4-滴(2,4-D) 2,4滴丁酯 二甲4氯	由于用药量少，浓度低，施药次数不多，一般使用较安全；2,4-滴钠和2甲4氯对皮肤刺激性小，且不易通过皮肤吸收。但2,4-滴丁酯污染皮肤时，可引起中毒；误服这类化合物也可造成急性中毒；在农业使用中，一般不引起慢性中毒	发病缓慢，在2~3天内症状逐渐加重，表现为恶心、呕吐、食欲减退、极度疲乏感、肌无力；较大剂量时出现肌震颤、反射亢进、肌张力增高、四肢强直、运动失调、心律失常、肝肾损害，严重者可出现昏迷、呼吸衰竭；恢复期常遗留迁延性神经炎，伴有感觉异常、骨关节疼痛；慢性中毒时，可出现中枢神经系统运动调节机能障碍；皮肤经常接触者可发生皮炎、痤疮	经口中毒时，洗胃、催吐；可给予10%硫酸亚铁溶液，每15~30 min口服10 ml，共3~4次；抽搐时，用苯巴比妥钠0.1 g肌注。补充维生素B、C；对症、支持疗法
酚类醚类除草剂	五氯酚钠	有蓄积作用及强烈局部刺激作用；阻抑代谢中氧化磷酸化过程，致使代谢增高，引起高热缺氧等	吸入五氯酚钠时，出现喷嚏、呛咳、咳嗽、流泪；皮肤经常接触，可使皮肤灼痛、红肿、干燥粗糙脱皮，严重时可引起皮炎。轻度中毒时，头痛、无力、食欲减退、恶心、呕吐、多汗、体温升高；重者尚有气急、胸闷、呼吸心率加快、烦躁不安、高热、大汗，可发生肺水肿、酸中毒、昏迷	物理降温，药物降温；必要时，冬眠疗法，补充水、盐、维生素B、C，给予保肝药物，纠正酸中毒，维持电解质平衡
	除草醚	个别人对除草醚有过敏反应	除草醚引起接触性皮炎	皮炎治疗同敌稗。内服抗过敏药物，补充维生素C
取代脲类除草剂	敌草隆 灭草隆 非草隆	不能经皮肤吸收，但因其化学性质稳定，在施药后收获的粮食中有残留药物，可引起慢性中毒	慢性中毒可使体重下降，红细胞减少，肝、脾肿大	防止误服，对症处理
均三氮苯类除草剂	西玛嗪（西玛津）	对皮肤刺激性小，反复吸入高浓度可引起中毒	急性中毒时，首先出现上呼吸道刺激症状，尿量增多，体重减轻，重者可引起支气管炎、肺出血、肺水肿及肝、肾功能损害；慢性中毒可使体重下降，红细胞数少，血红蛋白含量降低，白细胞略有增加	对症处理，预防感染

第七节 苯的氨基和硝基化合物

一、理化特性和接触机会

苯环上的一个或几个氢原子被氨基($-NH_2$)或硝基($-NO_2$)取代而生成的一类衍生物。苯环上的氢也可以同时被卤素、烃基取代,产生多种化合物。常见的有苯胺、苯二胺、联苯胺、二硝基苯、三硝基甲苯、硝基氯苯等。这类化合物大多属于沸点高、挥发性低的液体或固体。不易溶于水而易溶于脂肪和有机溶剂。广泛应用于染料、炸药、农药、医药、橡胶、塑料、油漆、合成树脂、合成纤维等。

二、毒理

大多数苯的氨基和硝基化合物经皮肤吸收,以蒸气和粉尘形态存在于空气中时也可经呼吸道吸收。在体内,氨基被氧化,硝基被还原。主要转化为水溶性代谢产物经尿排出。尿中的对氨基酚、对硝基酚、2,6-二硝基-4-氨基甲苯含量可以反映苯胺、硝基苯、三硝基甲苯的接触程度。

苯的氨基和硝基化合物种类多,毒作用存在共同之处,也有独特的表现。

(一) 高铁血红蛋白

正常情况下,血红蛋白内含有 Fe^{2+},能与氧结合成氧合血红蛋白。当该类化合物进入血液中,与血红蛋白作用,形成大量高铁血红蛋白,失去携氧能力。一般认为,它们的代谢产物苯基羟胺(苯胲)和苯醌亚胺有较强的高铁血红蛋白形成能力;仅少数如对氯硝基苯、对氨基酚等才直接形成高铁血红蛋白。形成高铁血红蛋白的强弱次序如下:硝基苯胺>苯胺>硝基氯苯>硝基苯>三硝基甲苯>二硝基甲苯>硝基甲苯。有些化合物,如二硝基酚、联苯胺等则不形成高铁血红蛋白。体内形成的高铁血红蛋白可逐渐还原,故停止接触或经治疗,可逐渐或促进其恢复。

(二) 溶血作用

苯的氨基、硝基化合物在体内经转化产生的中间代谢产物,可使还原型谷胱甘肽减少,从而引起红细胞膜破裂;毒物及其代谢产物可直接作用于球蛋白分子的巯基,使球蛋白变性,形成沉淀而出现于红细胞中,即"变性球蛋白小体",亦称赫恩滋小体(Heinz body)。形成大量球蛋白小体的红细胞极易破裂。赫恩滋小体呈圆形或椭圆形,直径 $0.3\sim2~\mu m$,具有折光性,一般位于红细胞的边缘或细胞膜上,多数为 1~2 个。赫恩滋小体形成略晚于高铁血红蛋白。其消失的时间与接触毒物的种类有关。苯胺中毒时血液中该小体存在时间为 5~9 天,平均 7.5 天;硝基苯中毒存在 8~30 天,平均 16.6 天。慢性中毒患者出现赫恩滋小体机会少或不出现。

(三) 肝脏损害

有一部分氨基或硝基化合物,多见于硝基化合物,可作用于肝细胞,引起中毒性肝病。严重的急性中毒性肝损害也可能是继发于大量红细胞破坏,血红蛋白及含铁血黄素沉积所致,一般恢复较快。引起肝损害的毒物有硝基苯、硝基苯胺、二硝基苯、硝基氯苯、三硝基甲苯等。

(四) 泌尿系统损害

接触某些苯的氨基化合物可引起肾实质损害,出现肾小球及肾小管上皮细胞变性、坏死,或由于大量溶血,红细胞破坏后的溶解产物如血红蛋白及胆色素沉积于肾脏,间接地引起肾脏损害。接触者少数可出现急性化学性膀胱炎,表现为尿急、尿频、排尿后烧灼感等。邻、对位甲苯胺可引起一过性肉眼血尿。

(五) 眼及晶体损害

三硝基甲苯、二硝基酚、二硝基邻甲酚可经血循环进入前房,直接损害晶体,使晶状体混浊,出现迟发性白内障。

(六) 皮肤损害和致敏作用

对苯二胺、二硝基氯苯、对亚硝基二甲苯胺等可引起过敏性皮炎,表现为丘疹、疱疹、皮肤色素减退或黑变、角化等改变。个别人接触对苯二胺、二硝基氯苯后,还可发生支气管哮喘。

(七) 致癌作用

α-萘胺、β-萘胺、联苯胺可引起膀胱癌。

三、临床表现

(一) 苯的氨基和硝基化合物(不包括三硝基甲苯)

1. 急性中毒

临床表现以高铁血红蛋白血症、溶血性贫血或肝损害为主。

(1) 轻度中毒:口唇、耳郭、舌及指(趾)甲轻度紫绀,头痛、头晕、乏力。高铁血红蛋白 10%~30%,外周血红细胞中能检出少量赫恩滋小体。

(2) 中度中毒:除上述症状外,皮肤、黏膜明显紫绀,可出现心悸、气短、食欲不振、恶心、呕吐等症状,高铁血红蛋白 30%~50%,赫恩滋小体高于 20%。可有轻度溶血性贫血、化学性膀胱炎。

(3) 重度中毒:重度发绀,皮肤黏膜呈铅灰色,呼吸急促,心率增快,心音弱,甚至惊厥、昏迷、休克等。可有严重溶血性贫血、肝肾损害。高铁血红蛋白>50%,赫恩滋小体>50%。

2. 慢性中毒

有明显持续的神经衰弱和植物神经功能紊乱的表现。出现食欲不振、恶心、腹胀等症状,可伴有肝肿大、肝功异常。轻度贫血、网织红细胞增多,可检出赫恩滋小体。

(二) 三硝基甲苯

急性中毒以肝和血液的改变为主;慢性中毒以肝和眼晶状体改变为主要表现,

常伴有神衰和消化系统症状,偶有贫血或白细胞减少。三硝基甲苯急性中毒很少见,主要是慢性中毒。

1. 中毒性白内障

三硝基甲苯中毒性白内障发病率 26.32%～28.40%,远高于三硝基甲苯中毒性肝炎发病率(2.21%～2.29%)。脱离接触后,中毒性白内障仍可发展。中毒性白内障的发病初期晶体周边部呈环形混浊,多由尖向内、底向外的楔形混浊体融合而成。病情进一步发展,除晶体周边部混浊外,晶体中央部出现环形混浊,环大小近似瞳孔直径,其视力可减退。再发展,周边混浊与中央混浊融合,视力明显减退。

2. 中毒性肝病

慢性三硝基甲苯中毒性肝病有全身乏力、纳差与肝区隐痛等症状,体征有肝脾肿大,甚至肝硬化。中毒性肝病难以与慢性或迁移性病毒性肝炎相区别。

3. 血液系统

不同程度的贫血和白细胞减少,严重者可发展为再生障碍性贫血。

四、诊断原则

(一) 苯的氨基、硝基化合物(除三硝基甲苯)

1. 急性中毒

(1) 有吸入或皮肤被毒物污染接触史。

(2) 典型临床表现:高铁血红蛋白血症和溶血性贫血,可有中毒性肝病。

(3) 参考血中检出赫恩滋小体和尿中代谢产物,如氨基酚、硝基酚增高。

2. 慢性中毒

(1) 长期工作在超过国家容许浓度的环境中,或经常少量污染皮肤。

(2) 临床表现有持续性神经衰弱,植物神经功能紊乱、肝肿大、贫血和消化道症状等。

(3) 实验室检查 血红蛋白降低、红细胞减少、网织红细胞增高,尿中尿胆原、粪卟啉增高,可检出对氨基酚和对硝基酚。

(二) 三硝基甲苯慢性中毒

(1) 作业环境中三硝基甲苯浓度长期超过国家容许浓度,工龄在 2～3 年以上。

(2) 排除老年性白内障、花冠状白内障与蓝色点状白内障,方可诊断为三硝基甲苯中毒性白内障;肝病应排除病毒性肝炎。

五、治疗原则

(一) 一般处理

迅速将患者移至空气新鲜处,脱去被污染的衣物,注意保暖,立即用清水或肥皂水(勿用热水)彻底清洗污染皮肤,眼部污染可用大量生理盐水冲洗,然后滴入可的松眼药水及抗生素眼药水。

(二) 高铁血红蛋白血症

1%美蓝 6～10 ml(每次 1～2 mg)加入 25% 葡萄糖液 20～40 ml 于 15～20 min 内缓慢静脉注射,如 1～2 小时后仍无好转,可重复一次,用至紫绀基本消退、病情平稳。辅酶 A、维生素 B_{12} 可加强美蓝的疗效,亦可并用。同时给予葡萄糖和维生素 C 以增强疗效。轻度中毒的患者仅用葡萄糖和维生素 C 即可恢复。

(三) 慢性中毒

神经衰弱综合征、贫血及中毒性肝病等给予对症治疗。

(裴秋玲　孔杏云)

第六章

物理因素与健康

环境中的物理因素包括气象条件(气温、气湿、气流及气压)、噪声和振动、电离辐射(X、γ、β射线)和非电离辐射(紫外线、可见光、红外线、激光、射频辐射等)。物理因素在一定条件下对机体是有利的;当剂量、强度超过一定限值,接触时间长,对人体可产生不良的作用,甚至引起病损。

物理因素对机体作用的强弱或大小,以单位时间或单位面积(或体积)所受的或所产生的能量或强度表示。

第一节 气象条件

生产与生活环境的气象条件主要包括:气温、气湿、气流和气压。不良的气象条件对居民和劳动者将产生不良的影响,甚至引发职业病,例如,高气温、高气湿和低风速的环境下,可致高温中暑;气温过低,机体全身和局部受冷,易发生感冒、肺炎和局部冻伤;在高气压作业的工人可发生潜涵病和减压病;接触低气压的人可能发生高原病(高原适应不全症)等。本节主要介绍高温环境对人体健康的影响。

一、高温作业

(一) 高温作业的范围

高温作业(work in hot environment)系指工作地点的气温在寒冷地区和一般地区超过32℃,炎热地区超过35℃;或工作地点热辐射强度超过 $4.18J/(cm^2 \cdot min)$;或工作地点气温在30℃以上,相对湿度超过80%的作业。

(二) 高温作业的类型

1. 高温、强热辐射作业

大多数高温作业属于此型,如冶金工业的炼钢、炼焦、轧钢车间;机械工业的锻造、铸造和热处理车间;砖瓦、搪瓷、玻璃等工厂的炉窑车间、火力发电厂等。这些场所的气象条件特点是气温高、热辐射强度大,相对湿度低,构成干热型作业环境(dry heat environment)。

2. 高温高湿作业

气象特点是气温稍高或气温比较高,湿度较大,而热辐射强度不大。由于生产过程产生大量水蒸气,如印染、造纸和缫丝工业中液体加热时,气温可达35℃以上,相对湿度高达80%～90%(一般＜30%为低湿,＞80%为高湿);或生产上要求保持较高的相对湿度,如纺织厂,煤矿的矿井现场,由于煤层产热以及矿内水分蒸发,气温高至30℃以上,相对湿度达95%以上。此类作业构成湿热型环境(humid heat environment)。

3. 夏季露天作业

炎热地区夏季的建筑工地、筑路、搬运和田间农业劳动等为露天作业。除受太阳热辐射作用外,还受被加热的地面和周围物体等二次热辐射源的作用。露天作业的热辐射强度比高温车间为低,但持续的时间长,特别在南方中午前后气温升高形成高温热辐射作业环境。

二、高温作业环境对机体生理功能的影响

高温可使人体出现一系列生理功能变化,如体温调节、水盐代谢、心血管系统、消化系统、泌尿系统及神经内分泌系统等方面的适应性改变。如果超过生理适应的限度,可产生不良影响。

(一) 体温调节

正常情况下,机体的产热和散热在中枢神经系统的调节下总是保持动态平衡,使体温保持在相对稳定的水平上。

机体产热除基础代谢和食物的特殊动力作用外,体力劳动是产热的主要来源。随着劳动强度的增加和劳动时间的延长,产热量也不断增加,使机体不断蓄热。此时,必须加强散热,才能保持热平衡。人体的散热主要通过皮肤表面的辐射、传导、对流和皮肤及呼吸道的蒸发等途径进行。当周围环境温度低于体表温度时,人体可通过辐射和对流散热。当周围环境温度高于体表温度时,人体不仅不能通过辐射和对流散热,反而因受辐射和对流热的作用而使机体蓄热增加,这时只能通过汗液和呼吸蒸发而散热。每蒸发1 g汗液,可散热2.4 kJ。当空气湿度接近饱和时,蒸发散热困难。皮肤温度在34℃时,普通劳动者每小时出汗300～500 g,8小时劳动则可散热5709～9640 kJ。足以散发人体劳动时产生的热量。但高温作业工人排出的汗液往往成汗珠滴下,不能完全起到蒸发散热的作用,特别是在高温、高湿、低风速条件下进行重体力劳动时,易造成机体热蓄积,导致高温中暑。

(二) 水盐代谢

高温作业时,出汗量明显增加,并随劳动强度增大而增多。有学者提出,出汗量可作为人体受热程度和劳动强度的综合指标之一,并以一个工作日出汗量6L为生理极限或失水不应超过体重的1.5%。汗液的主要成分是:水约占99.2%～

99.6%，其次是电解质。一般每日随食物摄取的食盐约 10~20 g，而高温作业随汗排出的盐可超过 20~25 g。因此在大量出汗同时，体内缺盐、尿中盐量减少。据上海、武汉调查资料表明，尿盐的测定可作为判断机体内是否缺盐的指标。如果尿盐降至 2 g/8 h 或 5 g/24 h 以下时，表示体内缺盐。

（三）循环系统

高温作业时大量出汗，水分丧失，血液浓缩，造成有效血容量减少。同时，为了适应散热的需要，必须向皮肤输送足够的血量以加大散热量；为保证肌肉工作的需要还得向肌肉供给一定量的血液。为保持血循环，致使心跳加快，造成心血管负荷加重，久之可使心肌发生生理性肥大，进而形成病理性改变。由于体力劳动可使收缩压升高，舒张压一般不升高，甚至稍有下降，出现脉压差增大的趋势。

（四）消化系统

高温作用下，机体消化腺功能减弱，表现为唾液、胃液分泌减少，胃液酸度下降及消化酶活性降低；胃肠道的蠕动和收缩减弱、胃排空速度减慢。高温作业时由于血液重新分配，使消化道血量减少，高温时大量饮水致使胃酸稀释，引起工人食欲减退和消化不良，致使胃肠道疾患增多。

（五）神经系统

高温作业时，体温调节中枢兴奋性增高，致使其他中枢抑制过程加强。肌肉工作能力下降，注意力不集中，动作的准确性和协调性及反应速度等均有下降。故高温作业易发生工伤事故。

（六）泌尿系统

由于高温作业，大量水和盐从汗液排出，通过肾的血流量减少，肾小球过滤率下降，尿量明显减少；由于失水失盐，血液浓缩、肾脏负担加重，导致肾功能不全，尿中可出现蛋白、管型及红细胞等。

（七）热适应及热耐受性

人在热环境下工作一段时间后，对热负荷产生适应的能力称为热适应(acclimatization to heat)。机体热适应后，代谢率下降、产热量减少、出汗速度加快，出汗量可增加 10%~40%。皮温下降，散热能力提高，缓和了热对体温调节的压力；脑垂体前叶释放肾上腺皮质激素增多，促使肾小管对钠的重吸收；心血管系统功能改善最为突出，表现为由于外周静脉收缩，维持足够的心室充盈和压力，心搏出量增加 20%，心率下降 19%。近年来研究认为，机体经多次反复热作用后，引起一般的热应激反应的同时，也激发了散热适应神经活性物质(与吗啡受体有亲和力的成分)产生。该物质可调整各系统器官的生理功能，提高体温调节能力。还发现热可诱导组织细胞合成一组新的蛋白质 - 热应激蛋白(heat strees protein, HSP)。它的合成量与热强度和受热时间有关。热适应后细胞合成 HSP 量增多，细胞膜的通透性降低，保护细胞免受损害。继续受热可阻断细胞 HSP 的合成，使细胞膜通透性明显增加，破坏热适应。

热耐受性是指人对热作用的耐受能力，若超过热耐受力可出现生理功能失调。人对热的耐受能力主要决定于气象因素，其次是与劳动强度、年龄、性别、身体素质和健康状况有关。在高温、强热辐射和湿度高的不良气象条件反复作用下,破坏了机体的热适应限度,耐热性下降,机体蓄热,并发生一系列的生理功能紊乱,进而出现中暑。

三、中暑

中暑是指在高温环境下,由于热平衡或水盐代谢紊乱而引起的一种以中枢神经系统或心血管系统障碍为主要表现的急性疾病。

(一)致病因素

环境温度高、湿度大、低风速、有强的辐射热是发生中暑的主要因素。其次与体力劳动强度大小、机体对热适应与否有关。与年龄、性别、种族、身体体质等也有关。患有慢性病(如心脏病、糖尿病等)可诱发中暑。

(二)发病机制与临床表现

按其发病机制及临床表现,中暑可分为三种类型。

1. 热射病(包括日射病)(heat stroke, sun stroke)

本型是中暑最严重的一种,病情危急、死亡率高,多发生于气温高、热辐射强、相对湿度大的情况下。目前认为主要是体温调节功能衰竭,机体产热和受热超过散热,体温不断增高。临床表现:在高温环境中突然发病,开始时大量出汗,以后出现"无汗",皮肤干热发红,脉搏快而无力、呼吸快而浅表,严重时出现昏迷,体温升高可达40℃。

2. 热痉挛(heat cramp)

由于高温作业,大量出汗、氯化钠过量损失造成,表现为肌肉明显痉挛,并有收缩痛。以四肢肌肉和腹肌痉挛为多见,尤以腓肠肌为最常见,痉挛呈对称性,时而发作时而缓解,轻者不影响工作,重者疼痛甚剧。体温正常,患者神志清醒。

3. 热衰竭(heat exhaustion)

在高温环境中由于外周血管床扩张和失水引起循环血量减少,致使脑部出现暂时性供血不足而引起热晕厥。起病迅速,出现头痛、头昏、心悸、恶心、呕吐、多汗、口渴、皮肤湿冷,血压下降,继而晕厥,体温不高或稍高。

(三)中暑的诊断与治疗

1. 中暑诊断

(1) 中暑先兆:中暑先兆(观察对象)是指在高温作业场所劳动一定时间后,出现头昏、头痛、口渴、多汗、全身疲乏、心悸、注意力不集中、动作不协调等症状,体温正常或略有升高。

(2) 轻症中暑:轻症中暑除中暑先兆的症状加重外,出现面色潮红,大量出汗,脉搏加快等表现,体温升高至38.5℃以上。

(3) 重症中暑:重症中暑可分为热射病、热痉挛和热衰竭三型,也可出现混合型。

2. 中暑的治疗

(1) 先兆中暑与轻症中暑：应使患者迅速离开高温作业环境，到通风良好的阴凉处安静休息。给予含盐的清凉饮料，可逐渐恢复。轻症中暑有循环衰竭倾向，可给葡萄糖生理盐水静脉滴注。

(2) 重症中暑：必须紧急抢救，做到分秒必争，治疗原则是降低过高的体温，纠正水、电解质紊乱和酸碱平衡，积极治疗休克和预防肺水肿。

四、防暑降温措施

（一）技术措施

合理设计生产工艺过程，采取隔热及通风降温措施，降低室内气温。

（二）保健措施

1. 加强健康监护

(1) 就业前体检：目的是选择适于高温作业的对象。有高温作业的禁忌证，如中枢神经系统、心血管、肝、肾、肺等器质性疾病、严重贫血、重病恢复期、体弱和出汗功能障碍者均不宜从事高温作业。

(2) 定期或入暑前体检：目的是动态观察高温作业工人的健康状况。对发现具有高温作业禁忌证患者，应给予适当治疗，并作出能否继续从事高温作业的劳动能力鉴定。

2. 合理供给清凉保健饮料及食品

高温作业时，每人每日一般应供水 $3\sim5$ L，盐 20 g 左右，若三餐膳食供盐 $12\sim15$ g，余下的 $8\sim10$ g 盐可配制成 $0.2\%\sim0.3\%$ 的盐开水，冷盐汽水或盐茶以补充盐分。高温作业时机体代谢增强、营养素消耗增多，故应补充热量、多种维生素、蛋白质和人体必需的微量元素。并注意饮食卫生。

3. 加强个人防护

使用防热的个人防护用品，包括衣裤、鞋袜、头罩、面罩和眼镜等。防热工作服应以耐热、透气性能良好、导热系数小的织物制成，要求宽大，便于操作，以白帆布服为宜。

（三）组织措施

1. 落实防暑降温工作

严格遵照国家卫生标准和《防暑降温措施暂行办法》，对厂矿防暑降温工作进行督促，抓早、抓紧、抓具体，每年入暑前作好防暑降温设备的检修、安装和检查等工作。

2. 开展卫生宣传教育

宣传防暑降温知识，使工人自觉遵守高温作业的安全规则和保健制度，提高工人自我保护意识。医务人员深入车间矿井进行巡回医疗，早期发现先兆中暑者并及时处理。

3. 调整夏季高温作业劳动休息制度

增加工间休息次数，延长工休时间，尽可能缩短劳动持续时间。休息室或休息凉棚尽可能远离热源,室内气温保持在 30℃ 以下,并供给足够的饮料。夏季应保证高温作业工人有充分的睡眠与休息。

第二节 噪 声

一、概念

物体受振动后,在弹性介质中以波的形式向外传导,当传至人耳能引起音响感觉的称为声音(sound),引起音响感觉的振动波称为声波,发出声波的振动体称为声源。周期性振动所产生的声音为乐音,若为非周期性,无规则的振动所产生的声音称为噪声。目前认为,凡是使人感到不需要或不喜欢的声音统称为噪声(noise)。故在某些情况下,乐音也可称为噪声。

(一) 评价声音的物理参数

1. 频率

物体每秒钟振动的次数称为频率(frequency),单位为赫兹(Hz)。正常人耳能感觉到的声频范围在 20~20 000 Hz。通常把声音分为低频声<300 Hz、中频声 300~800 Hz 和高频声>800 Hz。

2. 声压与声压级

声波在空气中传播时,使空气时而变密时而变疏,致密时压力大,稀疏时压力小。由此传播所产生的压力称为声压(sound pressure),单位为 帕(Pa)或牛顿/米^2(N/m^2)。对正常青年人耳刚能引起音响感觉的声压,称为听阈声压或听阈(threshold of hearing)。1 000 Hz 纯音的听阈声压为 20 μPa。能使人耳产生疼痛感觉的声压称为痛阈声压或痛阈(threshol of pain),1 000 Hz 纯音痛阈声压为 20Pa。从听阈到痛阈声压的绝对值相差一百万倍,为计算方便,以 1 000 Hz 纯音的听阈声压为基准声压与被测声压的倍比关系的对数值来表示噪声压力大小,称为声压级(level of sound pressure),单位为分贝(decibel),以 dB 表示。故听阈声压至痛阈声压为 120 分贝(dB)。

(二) 响度与响度级

人耳听觉判断声音强弱的主观量度以响度(loudness)表示。声音响度的大小不但与声压级的大小有关,也与声音频率高低有关。为使不同频率的声音所产生的音响感能相互比较,常取 1 000 Hz 的标准声音所产生的音响感为基础,使产生相同音响感的不同声音均能以该标准音的声压级表示,称为响度级,单位为昉(Phon)。例如,实验得出正常人耳对 1 000 Hz 纯音声压级为 50 dB 声音,其听起来与 100 Hz 纯音 68 dB 声音同样响,则该 100 Hz 纯音的响度级为 50 昉。表明人耳对高频声敏感,对低频声不敏感。利用不同声音与基准音比较的方法,可绘出各条响度曲线,称为等响曲线(equal loudness curves)。

二、环境噪声的来源及分类

（一）生产性噪声

主要来自工矿企业和建筑工地在生产活动中产生的噪声。根据产生的方式不同，噪声可分为三类：

1. 机械性噪声

由机械转动、撞击和摩擦产生的噪声，如电锯、织机、球磨机和机床等发出的声音。

2. 流体动力性噪声

由于气体压力突变或液体流动而产生的，如空压机、喷射器、通风机、汽笛、冲刷和放水等发出的噪声。

3. 电磁性噪声

由于电机中交变力相互作用而产生的噪声。如变压器、发电机等发出的声音。

（二）交通噪声

机动车、火车、轮船和飞机等所产生的噪声，如车辆的喇叭声、发动机声、车轮与地面摩擦声、汽笛声等。其中以飞机起飞和降落时噪声最强，例如，波音747飞机起飞时噪声可达100 dB。

（三）生活性噪声

如娱乐场所的喧嚣、高音喇叭声、集市的嘈杂声以及家庭的电视机、洗衣机及音响等所发出的噪声。

三、噪声对人体健康的影响

（一）对听觉功能的影响

噪声对听觉功能的影响主要表现为听阈升高，听觉敏感性下降，语言接受和信号辨别力变差，严重时造成耳聋（noise-induced deafness）。噪声引起的听力损失（hearing loss）可分为暂时性和永久性两种。

1. 暂时性听阈位移

短时间接触较强的噪声，即可引起耳鸣和听力下降，听力计测量时，听阈升高10 dB，脱离噪声环境后数分钟，听力恢复到原来的水平，称为听力适应（auditory adaption）。若在噪声环境下停留更长时间，听阈可增加15~30 dB，离开噪声环境后，需要休息几小时至几十小时，听力才恢复到原来的水平，这种现象称为听力疲劳（auditory fatigue）。以上这两种表现均称为暂时性听阈位移（temporary threshold shift, TTS），均属于生理性功能改变。如不采取防护措施，继续接触高强度噪声，听觉疲劳继续发展，导致病理和器质性改变，发生永久性听阈位移。

2. 永久性听阈位移

在噪声作用下引起的不可恢复的听力变化称为永久性听阈位移（permanent threshold shift, PTS）。

(1) 对高频区的听力损失：在强噪声环境下，特别在强的工业噪声环境中工作的工人，接触噪声的时间长，容易发生 PTS，即为职业性噪声性听力损失。在听图上表现为在 3 000～6 000 Hz 处，形成"V"或"U"形听力下降，即称为 4 000 Hz"听谷"，一般为双耳对称的。高频区的"听谷"是职业性噪声听力损失的典型特征，是噪声聋的前期信号。常伴有头昏、头痛、耳鸣等症状。一般认为，噪声对高频听阈区的损伤是由于耳蜗感高音的基底部有较大而频繁的声负荷，该处是传至耳蜗的液体脉冲波的集中作用点，也可能与该耳蜗狭窄，血供较差有关，外耳道共振也是该处易遭损害的原因之一。基底膜传感低频的毛细胞比传感高频的多得多，这可能是高频听力比低频听力损伤重的形态学基础。

(2) 噪声性耳聋：在高频听力损伤的基础上扩展到语言听阈即 500、1 000、2 000 Hz 时，听力下降到一定程度，倾听日常生活语言交谈的能力受到影响，出现了耳聋，即为噪声性耳聋（noise-induced deafness）。

3. 爆震性耳聋

因火器发射、矿井、隧道、筑路等的爆破作业或其他突发的巨响所引起的耳聋，称为爆震性耳聋（explosive deafness）。主要症状为剧烈的头痛、耳鸣、听力丧失。常伴恶心、呕吐、眩晕等前庭受刺激的表现。致病原因为强大的噪声和强烈的冲击波、气压急剧变化所致。纯音听力测量发现高、低频段听力均下降。下降的程度及其特征视病情轻重表现不同。耳部检查见鼓膜破裂，听骨链脱位或听骨骨折，鼓室及内耳出血，严重时可致螺旋器脱离基底膜。

(二) 对非听觉系统的影响

噪声的作用使植物神经调节功能发生变化，常表现出心率加快或减慢，外周阻力增加、血压不稳。长期作用可出现血压升高的现象。长期接触较强的噪声，可出现头痛、头晕、耳鸣、睡眠障碍等神经衰弱症候群。有的人可出现注意力不集中、情绪不稳定、脾气暴躁等。噪声长期作用可使肾上腺皮质功能增加，造成儿茶酚胺代谢紊乱。噪声能干扰谈话，妨碍休息和安宁，工作效率下降，使人产生苦恼、烦躁不安等心理异常表现。

四、影响噪声对机体作用的因素

(一) 噪声的声压级和频率

声压级愈大，听力损伤出现愈早，听力损伤的程度愈严重。在相同的声压作用下，高频为主的噪声比低频为主的噪声对听力危害更大。

(二) 接触噪声时间

接触时间愈长，听力损伤愈重，听力损伤的阳性率愈高。

(三) 噪声的类型与接触方式

脉冲噪声比连续噪声危害大，持续接触噪声比间断接触噪声危害更大。

(四) 其他因素

机体健康状况的好坏与听力损伤程度有关；有中耳疾患的人可能加重噪声对

听力的影响;在噪声环境中,同时存在寒冷、振动及有害物质时,能增加噪声对听力的损害作用;在生产环境中是否设有防噪装置,是否配有护耳器和工人是否正确使用,也影响噪声对人体危害的程度。

五、噪声性听力损伤与噪声聋的诊断

根据明确的接触噪声历史(职业噪声史),有自觉的听力损失或耳鸣症状,纯音测听为感音性聋,结合动态观察资料,现场卫生学调查,并排除其他原因所致的听力损失。主要包括:伪聋,外伤性聋,传染、中毒性聋,家庭性聋,老年性聋,Meniere氏病,突发性聋,迷路炎,听神经瘤和各种中耳疾患等。

如高频(3 000、4 000、6 000 Hz)任一频率听力下降≥30 dB,为听力损伤。500、1 000、2 000 Hz语言频率听力下降均值≥25 dB时,为噪声聋。

六、治疗及处理原则

对于噪声性听力损伤及噪声聋,目前缺乏特效的治疗。常采用促进内耳血循环,改善营养和代谢的药物,早期有一定的疗效。关键是加强预防,采取听力保护措施。对噪声性耳聋的病人考虑配戴助听器,较重的病人应调离噪声作业。

七、预防噪声危害的措施

(一)噪声的容许标准

1. 听力保护标准

我国《工业企业噪声卫生标准》(试行)规定:8小时工作,噪声容许标准为85 dB(A)。现有企业暂时达不到的可适当放宽,但不得超过90 dB(A)。暴露时间不足8小时,噪声标准可相应放宽,即接触时间减半,噪声可容许增加3 dB(A),但最高不超过115 dB(A)。

2. 环境噪声标准

1982年国务院环境保护领导小组公布了《中华人民共和国城市区域环境噪声标准》,见表6-1。

表6-1 城市区域环境噪声标准(单位:等效声级,LeqdB(A))

适用区域	白天	夜间
特殊住宅区	45	35
居民、文教区	50	40
一类混合区	55	45
二类混合区、商业中心区	60	50
工业集中区	65	55
交通干线道路两侧	70	55

(二) 噪声控制

1. 治理和控制声源

从声源上治理噪声是最根本的、最彻底的措施。

2. 阻隔噪声传播途径

在根治噪声源上不能有效地降低噪声时,必须采取措施阻断和屏蔽声波的传播,衰减传播中声音的能量。

城市交通噪声治理,主要通过增加干道,加宽路面,疏导车流量防止塞车,严格交通法规,限制鸣笛等措施。

(三) 个人防护

在许多工业环境中,经过上述的措施还不能满意降低噪声时,在高噪声环境下工作的工人使用个人防护用具是一项有效的预防措施。例如,配戴耳塞,由泡沫塑料和软塑料制成的耳塞,隔音效果可达 20~25 dB。也可配戴耳罩,隔声效果可达 30~40 dB。

(四) 卫生保健措施

噪声环境下作业工人均应进行就业前体检,体检项目重点包括耳鼻喉科、纯音测听、内科和神经科的检查。在职业档案内应设有听力记录。在噪声环境下作业起始一年内体检一次,若听力正常则以后每两年体检一次,已达到观察对象 I 级或 I 级以上,听力损伤及噪声聋者,应每年检查一次,项目同前。工人退休时要进行最后体检。

职业禁忌证:各种病因引起的永久性感音性神经听力损失(500、1 000、2 000 Hz 中任意频率的纯音气导听阈),各种能引起内耳听觉神经系统功能障碍的疾病。

第三节 振　　动

振动在人们的生活和生产环境中普遍存在。振动是物体运动的一种形式,是弹性物体受外力作用后,围绕一平衡位置呈往复来回的运动。人体长期接触强烈的振动可发生不良影响。

一、振动的分类及振动源

1. 分类

(1) 局部振动(segmental vibration)或手传振动(hand-transmited vibration):是指手接触振动工具、机械或加工部件时,振动由手臂传播至全身。

(2) 全身振动(whole-body vibration):是指工作地点或座椅的振动,由人体足部或臀部接触振动,通过下肢或躯干传至全身。

2．振动源

(1) 风动工具:多以压缩空气为动力产生的振动,如气锤、风铲机、凿岩机、铆钉机、捣固机、筛选机和混凝土机等。

(2) 电动工具:多以电动机及引擎为动力,如风钻、电钻、喷砂机、钻孔机、链锯和振动破碎机等。

(3) 固定轮转工具:这类工具为固定装置,工人通过被加工的物体而接触振动,如砂轮机、抛光机、电锯等。

(4) 运输工具:内燃机车、蒸汽机车、飞机、船舶、摩托车、拖拉机、收割机、火车车箱等。

由于振动工具及设备广泛应用,振动在生活及工农业生产中普遍存在。据国内近年来的调查,以局部振动危害较明显。

二、振动对机体的危害

(一) 全身振动对机体的危害——全身振动病

交通运输工具,如车辆、飞机、轮船、拖拉机等的司机、驾驶员、售票员和乘务员均可能接受全身振动。低强度短时间的振动对人体有良好作用。可增强肌肉活力、减少疲劳,提高代谢水平,增加神经和组织的营养供应。但是强度大、作用时间长会对机体产生不良影响。振动可影响手眼的配合,使注意力不集中,工作效率降低等。

全身振动常引起足部周围血管和神经的改变,表现为脚痛、小腿及脚部肌肉有触痛,足背动脉搏动减弱,趾甲床毛细血管痉挛倾向,脚部皮温降低等。

低频率、加速度大的振动,能为前庭器官所感受,常引起晕动病,又名晕车病或晕船病,由于乘坐轮船、飞机和车辆产生的颠簸、摇摆和旋转时的加速度运动,对前庭器官刺激和内脏的反射,可引起自主神经症状,如脸色苍白、出冷汗,唾液分泌增加,恶心呕吐,头晕、头痛,食欲不振,呼吸表浅而频数等。

全身振动对妇女的影响应特别注意,常以月经异常出现最早,如血量增多、经期延长和痛经的发生率高于对照组,痛经的发生率随工龄的延长而上升。另外还发现子宫脱垂、生殖器官充血和炎症、流产和异常分娩率增加等。目前国内还未颁布全身振动病的诊断标准。

(二) 局部振动病

局部振动病是指由于长期使用振动工具而引起的以末梢循环障碍为主的全身性疾病,其典型表现为振动性白指,有时可累及神经系统及骨关节运动系统。

1．临床表现

(1) 白指或称雷诺氏现象:是由局部振动所引起末梢循环为主要功能障碍的典型表现,由血管痉挛导致手指发白,一般由远端向近端发展,表现为节段性发作性手指灰白、紫绀和发白,界限分明,严重时可扩展至手掌。好发部位以中指最多见,其次为食指和无名指,小指及拇指少见,严重时可累及全手,双手可对称,也可不完全对称。白指发作时间以冬季为频繁、特别在冬季早晨上班途中或上班时间手持冷物而发作,春秋季节白指亦可出现,往往在气温突然下降至12~13℃,冷风及阴雨天手指及全身感觉冷时出现白指。

(2) 手麻、手痛:手麻、手痛是振动导致末梢感觉功能障碍的主要症状,出现率可高达80%,在下班后特别在夜晚时手痛、麻更明显,有时被痛醒不能再入睡,疼痛多为钝痛或刺痛。病人多自述寒冷季节接触冷水疼痛加重。还可出现手凉、手颤、手胀、掌心多汗、手僵、手无力、手有蚁走感等植物神经功能紊乱的症状。

(3) 骨关节、肌肉系统症状:长期接触手持振动工具的工人,可见到指关节变形、肥大和肿胀,大小鱼际肌萎缩,手持物易掉,握力下降,以使用振动工具之手更为明显。

(4) 其他症状:常有神经衰弱综合征的表现,如头昏、头痛和睡眠障碍等。还可出现耳鸣,有时伴有听力损失,这与噪声的协同作用有关。

2. 体格检查

应特别注意手部和上肢的检查。可出现指甲裂纹,指甲凹陷和枯脆,指纹磨损,皮肤皲裂和增厚,手指及指关节变型,指端肿胀,手指皮温下降。另外还可进行指端容积脉波描记、甲皱微循环检查、指端末梢神经功能检查、肌力检查和骨关节的X线检查等。

三、影响振动对机体作用的主要因素

除振动的频率、振幅和加速度等振动的物理特性外,主要的影响因素如下:

(一) 接触振动时间

接触振动的强度和时间决定机体接受振动的"剂量"。流行病学调查表明,振动病的患病率随接触振动时间延长而增加,振动病的严重性亦随接触振动时间延长而加重。

(二) 环境温度和噪声

气温在振动病的致病因素中起重要作用。寒冷是促使振动病发生的重要条件之一,全身和局部均受冷更易使未发作振动病患者激发出白指。一般认为气温在15℃以下,易发生白指。由于寒冷引起平滑肌收缩导致血管痉挛,可使血液黏稠度增加,血流量减少,促使振动病发生。

噪声与振动同时存在时,比分别单独作用对人体的影响更明显,其作用机制有待进一步研究。

(三) 工作时的体位和操作方式、重量负荷和个体因素

四、局部振动病的诊断

（一）诊断原则

具有长期从事局部振动作业的职业史和有关主要临床表现,结合末梢循环功能及神经功能和骨关节 X 线检查结果,进行综合分析,排除其他疾病后方可诊断为局部振动病。

（二）诊断及分度标准

1. 观察对象

有长期密切职业接触史,作业工龄一般在一年以上,具有手部疼痛、麻木、发冷、僵硬、无力、多汗等局部症状,也可出现头痛、失眠、耳鸣、关节疼痛等全身病症,并且有下列情况之一者,列为观察对象。

(1) 手部冷水试验后复温时间超过 30 min。

(2) 甲皱微循环检查显示异形管袢明显增多,毛细血管呈痉挛状态。

(3) 手部痛觉、触觉、振动觉减退。

2. 轻度局部振动病

除上述症状外,出现下列情况之一者,可诊断为轻度局部振动病。

(1) 遇冷时指尖发白,界线分明,偶可波及个别手指近端指节。

(2) 末梢循环功能改变不明显,但肌电图检查有神经原性损害,或伴有手部肌肉轻度萎缩。

3. 重度局部振动病

具有下列情况之一者为重度局部振动病。

(1) 白指发展至多手指近端指节,除冬季外其他季节遇冷后也会发作,对生活及工作有一定影响,个别病情严重者可出现指端坏疽。

(2) 手部肌肉明显萎缩,肌电图检查可见神经原性损害。

五、治疗

目前尚无满意的治疗方法,多采用综合疗法及对症疗法等,以增强体质,改善循环和神经功能。

六、预防措施

（一）执行振动卫生标准

我国全身振动卫生标准尚未制定,但《作业场所局部振动卫生标准》(GB-10434-89)已制定颁布实施。规定使用振动工具或工件的作业,工具手柄或工件的 4 小时等能量频率计权加速度不得超过 5 m/s^2。当振动工具的振动暂时达不到标准限值时,可按振动强度大小缩短接触时间(见表 6-2)。

表 6-2　振动容许值和日接触振动时间限制

频率计权加速度/m·s^{-2}	日接触振动时间限制/h
5.00	4.0
6.00	2.8
7.00	2.0
8.00	1.5
9.00	1.2
10.00	1.0
>10.00	<0.5

(二) 技术措施

从技术和工艺上消除或减少振动源是控制振动危害的根本预防措施。使用自动、半自动式操作架装置,防止操作者直接接触振动体;减少手持振动工具的重量,以减轻肌肉负荷和静力紧张等。

可能产生振动的机械宜安置在底楼地面上,并设置隔振地基以防楼层振动等。

(三) 保健及个人防护措施

在寒冷季节应对接触振动工人发放防寒劳保用品,如保暖服和手套,除局部保温外,还应具有防振效能。伴有噪声时,应配戴耳塞或耳罩等。同时,应注意作业环境的防寒和保温,可减少寒冷对振动病的诱发作用;建立振动和非振动作业轮换制,减少接触振动时间,预防振动病的发生。

振动作业工人应当每 1~2 年进行定期健康检查,以便早期发现病人及时处理。

第四节　非电离辐射

电磁辐射(electromagnetic radiation)的波谱很宽,它以电磁波的形式在空间向四周传播,具有波的一般特征:波长、频率、一定的传播速度,其本质则是由无数的量子(光子)所组成。波长愈短,频率愈高,该辐射的量子能量愈大,生物学作用愈强。电磁辐射包括电离辐射和非电离辐射。当量子能量水平达到 12 eV 以上时,如宇宙线、X、γ射线,可产生电离作用,这种辐射称为电离辐射(inoizing radiation)。它可使机体组织产生电离而引起严重伤害。非电离辐射(nonionizing radiation)系指紫外线、可见光、红外线和射频辐射等。它们都属于电磁辐射谱(表6-7)中的特定波段,其量子的能量在 12 eV 以下,不足以引起组织电离。

第四节 非电离辐射

表 6-3 电磁辐射谱

辐射类型	频率范围/Hz	波长范围/m
电离辐射	73.0×10^{15}	$< 1.0 \times 10^{-7}$
非电离辐射		
紫外线	$7.5 \times 10^{14} \sim 3.0 \times 10^{15}$	$1.0 \times 10^{-7} \sim 4.0 \times 10^{-7}$
可见光	$4.0 \times 10^{14} \sim 7.5 \times 10^{14}$	$4.0 \times 10^{-7} \sim 7.6 \times 10^{-7}$
红外线	$3.0 \times 10^{11} \sim 4.0 \times 10^{14}$	$7.6 \times 10^{-7} \sim 1.0 \times 10^{-3}$
射频辐射		
微波	$3.0 \times 10^{8} \sim 3.0 \times 10^{11}$	$1.0 \times 10^{-3} \sim 1.0$
高频电磁场	$< 3.0 \times 10^{8}$	> 1.0

（引自 Key MM. et al：Occupational Diseases-A Cuide to Their Recognition. Cincinnati, NIOSH, 1979, p468）

一、高频电磁场与微波

高频电磁场(highfrequency electromagnetic field)与微波(microwave)统称为射频辐射或无线电波，是电磁辐射中量子能量最小、波长最长的频段，波长范围为 1 mm～3 km。射频辐射源的周围空间，在其 1/6 发射波长半径范围内，形成电磁场区，称为近场区；大于 1/6 发射波长半径范围以外，形成电磁波向外传播，称为远场区。在近场区，对人体的影响是由于场能的作用。在远场区人们受到的是辐射波能的影响。

（一）来源

环境射频辐射源可分为二类：高功率源有卫星通讯系统、军用探测和跟踪雷达、气象雷达、航空交通控制和航线监视雷达，以及调频广播和电视。低功率源有警用测速雷达、电话通讯的微波转播系统以及有线电视系统等。此外，无线电话和家用微波炉应用愈来愈多，也是一类不可忽视的低功率微波源。

（二）对机体的影响

较大强度的射频辐射对机体的主要作用是引起中枢神经系统和自主神经系统的功能失调。临床上表现为神经衰弱综合征，常有头晕、乏力、睡眠障碍、记忆力减退。植物神经功能紊乱主要反应在心血管系统，表现为心动过缓、血压偏低。少数人，尤以接受大强度作用者，可有心动过速和血压波动或升高。此外，女工常有月经周期紊乱，个别男工有性机能减退，但未见影响生育功能。微波除引起神经衰弱外，脑电图有慢波显著增加的现象，亦可使外周血白细胞总数暂时下降。长期接触大强度微波的部分人员，可出现晶状体点状或小片状混浊。总的来说，射频辐射对机体的作用主要是引起功能性改变，多数人在停止接触数周或数月后可恢复。

（三）防护

高频电磁场的防护有场源的屏蔽，屏蔽网、罩需使用导电性良好的铜、铝等金属材料，并要求接地良好。此外，远距离操作、缩短接触时间对减少接触剂量有重要意义。微波防护除直接减少辐射源的泄漏或辐射、屏蔽和距离防护外,亦可用多孔性材料(特种泡沫塑料)或炭黑以吸收微波。同时加强个人防护,可使用镀有金属薄膜的防护镜及防护服。

二、红外线

凡是温度在 0°F(-273℃)以上的物体都有红外线辐射(infrared radiation)。物体的温度愈高、辐射强度愈大,其辐射波长愈短(即近红外线成分愈多)。

(一)来源

太阳是最大的红外辐射的天然源。生产环境中,各种燃烧炉、熔融的金属和玻璃,强发光体以及日常生活的加热器、火炉、炽热灯泡和热熨斗都是丰富的红外线源。

(二)对机体的影响

红外线的生物效应主要是热效应,所以红外线亦称为热射线。适量的红外线照射有益于健康。剂量较大时,局部作用主要是影响皮肤和眼睛。

小或中等剂量红外线照射皮肤后立即出现红斑,但在几秒钟内很快消失,无后遗色素沉着。但重复照射红外线,就会出现色素沉着。大剂量红外线短期暴露,皮肤出现灼伤。

大剂量波长大于 1400 nm 的红外线易为角膜上皮吸收,对角膜会产生热损伤,使出现疼痛、烧灼感和结膜炎症性充血。对角膜的损伤除观看核火球和红外激光等强光外,一般不会发生。

波长小于 1300 nm 的红外线易为虹膜吸收,引起充血性瞳孔缩小(hyperaemia myosis)和房水潮红(aqueous flare)症状。虹膜吸收的热可传递到周围的眼介质。

红外线引起白内障多发生于工龄长的工人。导致白内障的波段主要是 800~1200 nm 和 1400~1600 nm。其损害系由于晶状体及其周围组织(如虹膜)吸收辐射能,导致晶状体温度升高之故。起初,患者除自觉视力逐渐减退外,无其他主诉,发展到最后晶状体全部混浊,与老年性白内障无法区别,至此患者视力显著减退,只可见手动。一般两眼同时发生,进展缓慢。据报道,玻璃吹制工和炼钢工连续 10~15 年接受 $0.08~0.4\ W/cm^2$ 的红外辐射,可发生晶状体混浊。

短波红外线可到达视网膜,引起一些稀疏分散小区的热损伤。

(三)防护

对红外线的防护着重是防止对眼睛产生损害,主要措施是佩戴含氧化亚铁或钕或钴的护目镜。对皮肤的防护可穿白色工作服。

三、紫外线

位于电磁波谱紫色光之外,波长为 100~400 nm 的辐射线。波长短于 160 nm 的紫外线(ultraviolet radiation)可被空气完全吸收,只有在真空中存在,无实际意义。

（一）来源

太阳为紫外辐射的自然来源，强度随季节、时间而发生很大的变化。人工紫外线则来自很高温度的光源和热源。一般认为，凡是表面温度超过1200℃的物体，都能辐射出紫外线，随着物体温度的升高，紫外线的波长变短，其强度也增大。常见的紫外线源有电焊、气割、电极炼钢、碳弧灯、水银石英灯、紫外线灯、灭虫的黑光灯、闪光灯、汞弧灯等。

（二）对机体的影响

适当的紫外线能增强人的体质，促进身体健康，是人类赖以生存所不可缺少的因素之一。而过量的紫外线照射可对机体产生危害，特别是对眼睛会有损伤。

1. 角膜、结膜炎

波长在250~320 nm的紫外线射到眼部后，主要由角膜和结膜上的上皮细胞所吸收，引起急性角膜、结膜炎。常因电弧光所致，故称为电光性眼炎（electro-ophthalmitis）。本病多见于电焊辅助工，属于职业病范畴。一般在受照射后6~8小时发病，因此多在夜间或清晨发病。轻病和发病早期仅有双眼异物感和轻度不适，重症有眼部烧灼感和剧痛、高度畏光、流泪、眼睑痉挛等。检查时可见球结膜充血、水肿、瞳孔缩小、角膜有点状甚至小片剥脱。若能及时处理，一般1~2日即可痊愈，不影响视力。局部使用麻醉剂如潘妥卡因、地卡因等有镇定、止痛作用。人乳、牛乳滴眼效果明显。症状严重者可用地卡因软膏涂于结膜囊内。反复发病者，可引起慢性睑缘炎和结膜炎。角膜变化与结节状角膜炎类似，可使视力受损。

紫外线亦可使晶状体受损，很强的紫外线也可造成眼底的损伤。

2. 对皮肤的损害

皮肤红斑反应：紫外线对皮肤的作用主要是灼伤。受照部位皮肤色潮红，有痛感，严重时可形成弥漫性红斑，甚至出现水泡。潜伏期数小时，有时长达12~24小时，几天后红斑消退，皮肤脱屑，并有色素沉着。红斑反应的强弱，主要决定于照射剂量，但在一定程度上也受皮肤温度及出汗量等因素的影响。

光感性皮炎：指劳动者接触某些化学物质后，再接受紫外线照射而发生的皮肤病变。根据发病机制及临床表现，又可分为光毒性和光变应性皮炎两种。

国外报道，长期接触紫外线可诱发皮肤癌，并已有动物实验证实。

（三）防护

接触紫外线者不得裸露皮肤，应穿不透光及较厚材料所制的衣服，戴手套。预防电光性眼炎的重点是用挡光屏板隔离辐射源。电焊工及辅助工均须戴防护眼镜或面罩。一般多用含金属氧化物或有机染料的黄绿色防护镜或用喷涂金属的反光型护防眼镜。

四、激光

激光（laser）是一种人造的、特殊类型的非电离辐射。激光具有亮度高、单色性、方向性、相干性好等一系列优异特性。在工业、农业、国防、医疗和科研中得到广泛的应用。

(一) 对机体的影响

激光对人体主要伤害部位是眼睛,其次是皮肤。

1. 对眼睛的伤害

激光对眼睛损害的部位及程度与其波长、强度、曝光时间、入射角度等因素有关。损伤的部位可从浅层的角膜、结膜至深层的视网膜,损伤的程度可为轻微的眩光感及光受体漂白使眼前出现固定黑影或暂时性盲区至视网膜中心凹受损,严重时可导致失明。

2. 对皮肤的损害

高强度激光可使皮肤色素消退。亦可灼伤皮肤,其表现形式可为从红斑到水泡以至焦化、溃疡、结疤。激光对皮肤也能发生光致敏作用。

(二) 防护

对激光的防护除了注意直射的光束外,还应注意激光的漫反射。应从激光器、环境及人体三方面采取措施,激光器的光束通路上应设置防光罩;激光工作室照明宜充足,墙壁、天花板应采用深暗色调和吸光材料,实验台面、门窗把手、仪表面板等不应用明亮反光材料;工作人员应穿白色工作服,并根据激光光谱选用带边罩的有效护目眼镜;应对工作人员进行就业前和定期的眼科检查。

(刘元福　王小娟)

第七章

生物因素与健康

地球生物的种类繁多,它们与人类及周围无机物质环境之间不断进行物质、能量和信息的交换,构成地球生态系统。在生态系统中,生产者将无机物合成为有机物,成为消费者的物质和能量来源,消费者之间亦可互为食物,而分解者又会将组成生物体的有机物分解成无机物,如此不断循环。人类是地球生态系统中的消费者,是地球生物进化的产物,因此,各种生物因素对人类健康有着决定性的影响。通常,我们可以将生物因素分为两类:一类是人类自身生命活动过程及其决定因素。遗传和变异是生命过程延续与进化的重要物质基础。在人类适应生存环境的过程中,人体的结构、形态和功能逐渐发生变异,这些变异可能通过遗传不断延续。可以说,遗传因素是人类健康的基石。但是另一方面,许多疾病的发生也与遗传因素密切相关。第二类是指人类生活环境中存在的各种生物。从生态系统的观念来看,人类不可能脱离其他生物而独立存在,地球生态系统中的多数生物均有益于人类健康,它们或者是人类的优质食物来源,或者在人体内帮助实施代谢过程,甚至可能抑制致病微生物的生长和繁殖。然而,也有许多生物可能导致人类疾病,如微生物侵入人体,在人体内繁殖,破坏机体的正常结构和功能,引起感染性疾病(infectious diseases)等。本章主要讨论第二类生物性有害因素对健康的危害。

第一节 生物性有害因素的来源

生物性有害因素的来源非常广泛,可能是地方性的,也可能是外源性的;可能是人类特有的,也可能是人畜共患的;可能是生活性污染,也可能是生产性污染;医疗卫生机构本身就是重要的生物性有害因素的来源。

一、自然疫源与外源性传播

自然疫源指病原体在病区生态环境中能够不断繁殖生存,并感染人类。通常在自然疫源地常年都有带有病原体的动物或人,且疫区环境适合于病原体的繁殖。

有些感染性疾病可能是外源性的,如进口动植物、血液制品等可能将当地本来并不存在的病原体引入,旅游者通过外出旅行也可能将病原体带回其常年居住的社区。由于社区居民从未或很少接触这些病原体,缺乏相应的免疫力,所以常常对这些病原体高度敏感。值得注意的是,一些外源性的病原体在适宜的环境条件下可能繁殖下去,从而成为自然疫源性病原体。

二、生活性污染与生产性污染

生物性病原体来自于携带病原体的人和动物,这些病原体会随着人畜的生活活动而污染环境。如通过呼吸、痰液污染空气,通过分泌物、排泄物、血液等污染水、食物、土壤及其他生活用品等。人与人之间或人与动物之间的直接接触也可传播病原体。

某些特殊的行业在劳动过程中要接触带有病原体的人或动物,如医生、护士、森林工人及处理动物皮毛和尸体的从业人员,因此,生产环境和劳动过程也可能成为引起感染性疾病的原因。我国法定职业病中有三种感染性疾病:炭疽、布氏杆菌病、森林脑炎。这些特殊行业所产生的废水及其他废用物品可能成为造成环境生物污染的主要来源,必须加以妥善处理。

三、医源性感染

在诊治或预防疾病的过程中,因医护人员各种言行措施不当而造成的不利于患者身心健康的疾病,统称为医源性疾病(iatrogenic disease)。由于医疗卫生服务对象的特殊性,医疗卫生服务场所的环境和医疗用品往往最容易受到生物污染,病人在接受服务的过程中常常会因此而感染疾病,称为医源性感染。医疗活动是一个非常复杂的过程,涉及医疗用品的生产、储存、医疗服务、病人的管理和医疗环境等一系列环节,每一个环节都有可能受到生物性因素的污染。比较常见的问题有:血液及生物制品的病毒污染、医疗器械(如内窥镜、牙科器械、注射与输液器械和手术器械等)的微生物污染、病人交叉感染和医疗环境(如空气、室内物品表面等)的微生物污染等。

近年来,虽然反对生产生物性武器的呼声日益高涨,但战争也可能成为生物污染的来源之一。

第二节 生物性有害因素对健康的危害

生物性有害因素可能导致很多种疾病,给个人、家庭和社会带来严重的负担。有人曾经估计,治疗1例HIV感染者耗费的直接医疗成本超出10万美元,如果是出生时就感染的,该成本更是高达17万美元。在美国,因乳头瘤病毒感染而导致的宫颈癌的直接医疗成本每年高达1亿多美元。

在经济发达地区,随着疾病谱的转变,卫生工作的重点逐渐转移到了对慢性病的预防和控制上。然而,我们必须清楚地认识到,感染性疾病仍然列全球死因首位。近年来,一些发达国家发现,感染性疾病的威胁逐年递增(图7-1),过去已经得到很好控制的一些传染病重新爆发流行,同时,一些新的传染病又不断出现。1992年,美国国家科学院医学研究所重申,感染性疾病仍然是威胁人群健康的最主要的因素之一。这些感染性疾病的发生与环境及人们的行为密切相关。许多感染性疾病用传统的三大措施(消毒、抗生素、免疫)来控制效果不显著,必须采用跨学科的综合性防治措施。

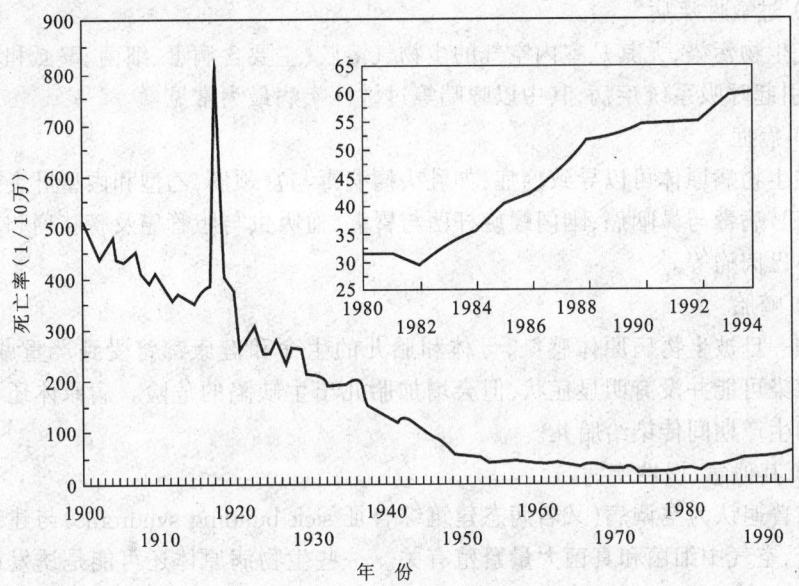

图7-1 美国的感染性疾病死亡率
(资料来源:美国亚特兰大疾病控制中心)

一、生物性有害因素导致的主要疾病

(一) 传染病与寄生虫病

传染病和寄生虫病是生物性有害因素导致的最主要的一类疾病。传染病(communicable diseases)是指能够在人与人之间或者动物与人之间相互传播的感染性疾病。根据1989年我国颁布实施的传染病防治法,我国法定传染病有35种,分为甲、乙、丙三类。

新中国成立以来,由于社会经济的发展,以及大力开展爱国卫生运动和初级卫生保健工作,我国人群的传染病得到了很好的控制。据1999年卫生部统计,传染病已不是我国城市地区前十位死因,但传染病和肺结核仍然是我国农村地区第七位死因。1996年,在我国县医院住院病人中,传染病和寄生虫病占全部病人的5.59%和7.52%。寄生虫病仍然是危害我国人群健康的主要公共卫生问题之一,长江流域部分省区寄生虫感染率甚至高达50%以上。在我国流行的主要寄生虫感染率为:蛔虫47%、鞭虫19%、钩虫17%、中华枝睾吸虫0.4%、布氏姜片虫0.2%和绦虫0.1%。血吸虫病也依旧是许多地区的主要疾病问题,感染人数约100万。与此同时,一些新的传染病和寄生虫病也开始威胁我国人群的健康,如艾滋病等。

(二) 食物中毒

食物中毒是由食品污染所引起的一类急性非传染性疾病,可分为细菌性和非细菌性食物中毒两大类。详见第九章。

(三) 过敏性疾病

空气生物污染,尤其是室内空气的生物气溶胶(主要含病毒、细菌、壁虱和真菌等)常常引起呼吸系统疾病,其中以哮喘等过敏性疾病最为常见。

(四) 癌症

一些生物病原体可以导致癌症,如乳头瘤病毒与宫颈癌,乙型和丙型肝炎病毒与肝癌,EB病毒与鼻咽癌,幽门螺旋杆菌与胃癌,血吸虫与胆管癌及膀胱癌和艾滋病毒与淋巴肉瘤等。

(五) 畸胎

孕妇一旦被生物病原体感染,母体和胎儿的生命和健康都将受到严重威胁。有一些感染可能并没有明显症状,但会增加胎儿出生缺陷的危险。病原体还可能在怀孕和生产期间传染给胎儿。

(六) 其他急、慢性疾病

目前普遍认为空调病(又名病态建筑综合征 sick building syndrome)与建筑物换气不良,空气中细菌和真菌大量繁殖有关。一些生物病原体还可能是诱发或加重某些慢性病的重要原因,如幽门螺旋杆菌与胃十二指肠溃疡,有专家建议,采用抗生素治疗胃十二指肠溃疡。除消化系统疾病外,科学家们正在探讨生物病原体在慢性心血管疾病、呼吸系统疾病、内分泌疾病和泌尿系统疾病等的发生和发展过程中的作用,人工免疫和抗生素有望在慢性病预防和控制中发挥作用。

二、感染性疾病的特点

当今世界感染性疾病的主要特点有:

(一) 新的病原体与变异型菌株不断涌现

20世纪70年代以来,人们发现了至少30多种导致人类疾病的新的生物病原体,其中有些是以前从未发现过的,有的过去只感染动物,有的则是原有病原体发生的变异。部分已经得到较好控制的烈性传染病也卷土重来(图7-2)。下面简要介绍几种90年代国际上报道和研究较多的感染性疾病。

1. 艾滋病(AIDS)

第二节 生物性有害因素对健康的危害

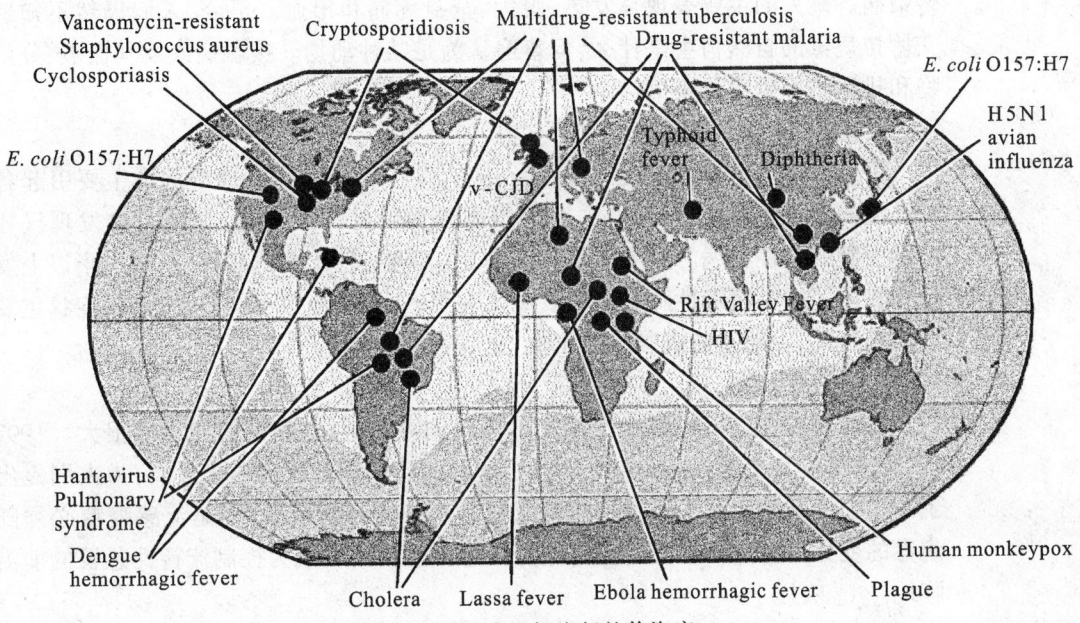

图 7-2 部分新出现的或重新流行的传染病

资料来源:美国亚特兰大疾病控制中心[6]

Vancomycin-resistant Staphylococcus aureus:耐万古霉素金黄色葡萄球菌
Cyclosporiasis:一种单细胞寄生虫病　　　　E. Coli O157:H7:出血型大肠杆菌
Hantavirus Pulmonary symdrome:汉塔病毒性肺综合征
Dengue hemorrhagic fever:骨痛出血热　　　Cryptosporidiosis:隐孢子虫病
Cholera:霍乱　　　　　　Multidrug-resistant tuberculosis:多重耐药性结核
v-CJD:疯牛病　　　　Lassa fever:拉沙热　　　Drug-resistant malaria:耐药性疟疾
Typhoid fever:伤寒热　　Rift Valley fever:峡谷热　HIV:人类免疫缺陷病毒(艾滋病病毒)
Ebola hemmorhagic fever:艾博拉出血热　　Diphtheria:白喉　Human monkeypox:人类猴水痘
Plague:鼠疫　　　　　H5N1 avian influenza:禽流感病毒

20世纪80年代初发现并开始大范围流行,由人类免疫缺陷病毒(human immunodeficiency virus,HIV)引起,主要攻击人类免疫系统。目前尚无有效治疗药物和疫苗。艾滋病主要经血液和性接触传播。静脉吸毒、多性伴、输血或血液制品等是艾滋病的主要传播途径。据估计,全球有3 000多万HIV感染者,我国大约有40多万感染者。虽然我国目前72.4%的HIV感染与静脉吸毒有关,但性传播将很快成为主要的传播途径。

2. 疯牛病

疯牛病原本是发生在牛群中的一种传染病,主要导致脑神经海绵样病变。1997年,英国首次报道了17例发生在人类的亚急性大脑退行性海绵状病变(新型Creutzfeldt-Jakob病)。经调查,与食用疯牛病牛肉有关。最新研究表明,导致疯牛病的病原体是一种新的病原体,既非细菌,也非病毒,而是一种不含核酸的糖蛋白,命名为蛋白感染素(prion)。

3. 艾博拉出血热

艾博拉病毒(Ebola virus)自1976年发现以来,很快成为非洲大陆的一种常见传染病。病人的主要表现是发热、腹泻、全身疼痛和出血。至今，人们仍然不知道艾博拉病毒的自然宿主是什么，但普遍认为是某种动物。接触病人及其血液、分泌物和排泄物等也可传染该病。

4. 汉塔病毒性肺病

许多啮齿动物携带汉塔病毒(Hantaviruses)。在东半球，此类病毒主要引起各种类型的出血热和肾病综合征，而西半球则很罕见。1993年，美国首次发现汉塔病毒引起的急性肺病。世界上每年有约20万流行性出血热病例，其中一半以上发生在我国。汉塔病毒性肺病则主要发生在美洲，与出血热不同的是，该病症状主要局限在肺部，一般不造成腹膜后出血，也不影响肾脏。

5. 流行性感冒

流行性感冒是一种周期性爆发流行的病毒性疾病，病毒的变异性很大。1997年，香港爆发禽流感(avian flu H5N1)，这种流感病毒是首次攻击人类，为人们提出了一道新的难题。人工免疫是控制流行性感冒的有效手段，但是流感疫苗必须随病毒的变异及时更新，因此，世界流行性感冒监测网络成为控制流行性感冒的前沿阵地。

6. 结核

自广泛使用抗生素和接种卡介苗以来，结核病似乎已经被人类控制。但最新监测数据表明，近年来结核病例数大幅度上升，在前苏联联盟各国，结核发病率在几年内翻了一番。造成结核病重新流行的原因包括多个方面，如放松对结核病的预防与管理、HIV感染导致人类免疫缺陷等。结核菌株对多种药物出现耐药性也是一个非常重要的原因。实验室分析表明，耐药菌株约占结核杆菌的27%～54%。卡介苗免疫有效率亦降至50%，而且有可能感染免疫缺陷者。因此需要研制新的疫苗和抗结核药物。

7. 疟疾

疟疾是由疟原虫引起的一种传染病。由于全球气候变暖、病原体出现耐药性、兴修水利工程导致生态变化以及人口流动等多方面的原因，疟疾在东南亚、非洲和南美的发病率逐年回升，又成为一个重要的公共卫生问题。

8. 肠出血型大肠杆菌病

肠出血型大肠杆菌(*E. coli* O157:H7)只是上百种大肠杆菌的一种类型。该菌发现于1982年，有很强的致病性，主要在牛体内繁殖，经食物传播给人，人与人之间的接触也可传播此病。病人的主要表现是血性腹泻、腹痛和肾功能衰竭。是发达国家较常见的食源性疾病。

（二）病原体的耐药性问题严重

抗生素的发明使医疗界拥有了对付感染性疾病的锐利武器，可是病原体也在不断适应其生存环境，一些病原体在进化的过程中逐渐对抗生素产生了耐药性，使卫生服务面临新的挑战。近50年来，各种病原体的耐药性问题日益严重，许多过去有效的抗生素疗效急速减退，如疟原虫、结核杆菌、肺炎球菌等均出现耐药性。金黄色葡萄球菌对多种抗生素都有耐药性，近来还发现，金黄色葡萄球菌对最后一道可选药物万古霉素也出现部分耐药性,使得可选择的药物范围越来越窄,甚至无药可选。据美国政府1995年的报告,因6种常见细菌的耐药问题而增加的直接医疗成本,每年就高达6.61亿美元。与此同时,饮用水中也发现一些新的病原体,能够抵抗传统的消毒方法。

病原体耐药性不单纯是生物进化的问题,它还与滥用抗生素及病人不遵医嘱等人类行为密切相关。在发展中国家,由于感染性疾病较为普遍,抗生素的使用非常广泛,往往不需处方即可在药店购买,加之大量医务人员滥用抗生素已成为一种非常普遍的现象。许多抗生素使用者根本不知道或不遵从抗生素的适用范围、剂量和疗程等科学要求,市场上充斥着大量假冒伪劣或过期药品,均促使耐药性菌株在竞争中获得大量繁殖。在动物饲料中添加抗生素也助长了病原体耐药性问题。而人口密集和不良卫生条件则使得耐药性病原体快速在人群中传播。控制胃肠道和呼吸道病原体对一线药物的耐药性问题已成为发展中国家面临的一个紧要课题。

(三)感染性疾病的传播速度异常迅猛

随着社会经济的发展和科学技术的进步,人们的生活方式发生了很大的改变,人口增长速度空前,与此同时,人口流动性越来越大,许多感染性疾病随人口流动迅速在世界范围内扩散。

另外,食品生产、加工和销售过程也有了很大的变化,这些变化一方面可能引入新的生物污染,另一方面则可能因工业化大规模生产而使得污染面越加广泛。由于世界动植物与食品贸易交流越来越频繁,原来可能属于局部性的生物污染问题,现在都有可能成为国际性的问题。

(四)感染性疾病的发生同环境及人类行为有关

环境的改变,如城市化、砍伐森林、修筑水坝等均可能改变病原体、传播媒介和动物宿主的特征与生活习性,产生一些新的感染性疾病问题。目前,人类不断侵入野生动物居住地,必须警惕将野生动物中的感染性疾病引入人类。

国际旅行是目前各国关注的重要公共卫生问题,日益增长的国际交往使得任何一个国家内部的生物性疾病问题都可能超出国境范围,其预防与控制需要各个国家和国际组织的协作。1997年香港发生的H5N1流行性感冒就是在世界卫生组织的努力和各国的合作下成功得到控制的。

吸烟、吸毒、不良性行为等人类偏离行为与感染性疾病关系密切。研究表明,吸烟可增加呼吸系统感染的危险性,儿童被动吸烟则可能使耳部感染的危险性增高。吸毒和不良性行为是传播和蔓延性病——艾滋病的主要途径。胃肠道与尿路感染则往往与人们的不良卫生习惯有关。

医疗卫生服务也可能成为传播感染性疾病的重要途径。输血、器官移植可能传播多种感染性疾病,滥用抗生素则使得耐药菌株日益增多,增加了控制感染性疾病的难度。

(五)敏感人群范围广泛

对生物污染敏感性较高的人群很广泛,包括儿童、孕妇、老年人、免疫力差(可因老龄化、疾病、药物等因素引起)和卫生服务可及性差的人群。某些病原体,如肺囊虫、念珠菌、鸟型结核分支杆菌、新型隐球菌和弓浆虫等,主要感染特定的敏感人群,称为条件性病原微生物感染(Opportunistic infections,OIs)。条件性病原微生物感染主要发生在以下人群中,例如,艾滋病毒感染人群、器官移植接受者、化疗患者、长期接受皮质类固醇激素或其他免疫抑制剂治疗者、烧伤和创伤患者、糖尿病患者、肾透析患者、内置医疗装置的患者、新生儿和老年人等。最新研究表明,许多人类基因可能影响感染性疾病的易感性及其对人工免疫和治疗措施的反应性,如艾滋病毒的易感性与淋巴细胞表面受体 CD4 及协同受体 CCR5 和 CCR2 的基因多态性有关。另外,营养失调也是诱发生物感染性疾病的原因之一,营养不良可以降低人体免疫力,某些营养素含量过高,也可能成为一些生物感染的危险因素,如体内铁含量过高就是耶尔森氏菌小肠、结肠炎的危险因素之一。

(六)生物性病原体还是许多慢性病的危险因素

人们通常认为,慢性病主要与环境和生活方式有关,但也不可忽视生物性病原体的作用。例如,幽门螺旋杆菌与胃十二指肠溃疡,肺炎支原体与动脉粥样硬化及冠心病,乙型和丙型肝炎病毒与慢性肝病等。

第三节 生物性有害因素危害的预防与控制

对生物性有害因素危害的有效预防与控制依赖于良好的专业人员队伍和公共卫生设施。因此,必须首先加强公共卫生基础建设和人员培训。每一个医疗卫生工作者都必须具备基本的公共卫生观念和疾病控制技巧。生物性有害因素危害的预防与控制通常包括以下三个步骤:

一、监测与检疫

监测是指对疾病或病原体的发生与发展动态的观测。其目的在于发现新的疫情或疾病流行特征的变化,了解疾病和病原体发展变化的趋势,以便快速作出反应。监测是疾病预防与控制的第一步,是采取公共卫生措施的基本依据。监测的内容很多,主要包括以下几种类型:

(一)监测疾病流行的趋势,确定疾病预防与控制的重点

建立完善的疾病监测网络,及时将各医疗机构的疾病信息汇总起来,分析疾病的"三间分布"(时间分布、空间分布和人间分布),可以为政策制订者提供决策依据,以合理配置卫生资源。这些信息也是探讨不明疾病病因的基本线索。对于一些危害极大的特殊疾病,如艾滋病、结核等,还应该设立专门的疾病监测网,或进行哨点监测,对高危人群进行观察,密切关注疾病的传播趋势。

第三节　生物性有害因素危害的预防与控制

（二）监测病原体的类型

人工免疫是控制感染性疾病的重要手段。但是疫苗的特异性很强，病原体的变异往往会导致疫苗失效。某些传染病的病原体，如流行性感冒病毒，类型经常发生变异，必须在疾病流行前鉴定出病毒的类型，才能及时研制出有效的疫苗，控制疾病的流行。此外，一些新的病原体也不断涌现，用分子生物学的方法鉴定病原体的类型，是掌握疾病发生、发展和传播规律的基本技术要求。

（三）监测病原体耐药性特征

耐药菌株的出现为感染性疾病的防治带来了极大的难度。许多已经基本控制的传染病可能因耐药菌株的出现而死灰复燃。监测病原体的耐药性特征，可以预测疾病发展趋势，为研制新药和控制疾病提供依据。

（四）监测疾病相关危险因素

传染病往往通过空气、饮水、食物、土壤和医疗用品等传播途径扩散，因此，建立和健全卫生法规，监测饮水、食物和血液制品等的安全性，是防止疾病传播的重要措施。环境生态的改变亦会导致疾病流行特征的变化，温室效应、修筑堰坝等都有可能改变病原体及其宿主的习性和特征，我们必须对此保持足够的警惕。

人类行为和生活习惯是影响感染性疾病发生和发展的重要因素，监测吸烟、吸毒、不良性行为、抗生素的使用、就医行为和病人的依从性等有关危险因素，可以为制订疾病预防与控制方案提供依据。

由于监测是一个政策导向性的步骤，必须确保其准确迅速。为此，有必要建立国家监测协作网络，甚至全球协作网络，互通信息，并引进敏感、特异、快速、价廉的信息收集分析和实验室测试技术。例如，美国疾病控制中心自1998年起，采用快速分子指纹鉴定法对全国各地的可疑病原体进行鉴定，以准确预报疫情。地理信息技术和卫星传感技术亦用以分析传染病的流行趋势。

检疫是对出入国境的人与动植物、交通工具以及货物和邮包等所可能携带的病原体进行检测和处理，以预防新的或重要疾病传入国内或由国内传出的一种公共卫生手段。我国国境卫生检疫法将传染病分为两类：一类称为检疫传染病，指鼠疫、霍乱、黄热病以及国务院确定和公布的其他传染病；另一类称为监测传染病，由国务院卫生行政部门确定和公布。对检疫传染病染疫人必须立即将其隔离，隔离期限根据医学检查结果确定；对检疫传染病染疫嫌疑人应当将其留验，留验期限根据该传染病的潜伏期确定。因患检疫传染病而死亡的尸体，必须就近火化。对患有监测传染病的人、来自国外监测传染病流行区的人或者与监测传染病人密切接触的人，国境卫生检疫机关应当区别情况，发给就诊方便卡，实施留验或者采取其他预防、控制措施，并及时通知当地卫生行政部门。各地医疗单位对持有就诊方便卡的人员，应当优先诊治。另外，如果接受入境检疫的交通工具、行李、货物和邮包等物品来自检疫传染病疫区、被检疫传染病污染、或者发现有与人类健康有关的啮齿动物或者病媒昆虫，则应当实施消毒、除鼠、除虫或者其他卫生处理。

二、应用性研究

一旦通过监测和检疫发现了疫情,就要立即作出反应,研究疾病的病因和传播途径,寻找诊断、预防和控制疾病的有效方法。研究人员与疾病监测和检疫机构要携手合作,在最短的时间内研制出有效的疾病控制方法。目前的应用性研究领域主要包括:

(一) 研制新的疫苗和抗生素

许多疾病目前尚无有效的预防和治疗药物,加之病原体的耐药性问题,促使我们必须不断研制新的抗生素和疫苗。由于人工免疫属第一级预防措施,且经济有效,因此是发展中国家的首选研究领域。分子生物学的许多技术,如 DNA 重组、肽链合成、基因序列分析等都正在逐步应用于疫苗的研究与生产。

(二) 安全消毒方法的研究

空气、食品、饮用水和医疗用品的消毒问题并未彻底解决,需要寻找新的安全消毒技术。

(三) 研究其他的疾病防治手段

如减少耐药性菌株和控制医院内感染的有效方法,改变疾病相关危险行为的手段,行医和遵医行为的干预等。此外,基因治疗技术也可应用于传染病的预防与控制,如通过修正基因,减少人类的易感性和动物的传染性等。

三、预防与控制措施

(一) 消毒

消毒方法可大致分为物理消毒和化学消毒两种。在实际工作中应该根据消毒的目的与要求选择适宜的方法,同时还应注意,消毒效果受多种因素的影响,如消毒物品的类型、物理性状(如有无裂缝、管腔等)、清洁程度、有机物含量以及微生物污染程度、消毒剂的浓度、消毒处理时间、消毒时的温度和 pH 等。许多化学消毒剂有很强的毒性(如甲醛),不适宜于食品和生活饮用水的消毒,有些消毒剂有很强的氧化活性和腐蚀性(如次氯酸钠),不适用于金属物品的消毒。

美国感染控制与流行病职业学会建议将医疗器械与环境物品分为三类:第一类物品包括植入物、针头与输液器械、手术刀及其他外科器械等,此类物品或其内容物要进入机体组织或血管,必须进行严格的无菌处理;第二类物品包括内镜、气管插管等,此类物品要与黏膜或者受损的皮肤接触,应该进行严格的消毒处理;第三类物品包括听诊器、台面、床具等,此类物品通常只与未受损的皮肤接触,只需普通消毒处理。根据消毒物品的性状,可供选择的消毒方法和消毒剂见表 7-1。

表 7-1 美国感染控制与流行病职业学会建议的消毒方法

消毒程度	光滑坚硬表面	橡胶管与插管	聚乙烯管与插管	有透镜的器械	体温计（口/肛门）	铰链器械
无菌处理（数小时）	高温消毒、环氧乙烷气体、2%戊二醛、6%过氧化氢和过醋酸	高温消毒、环氧乙烷气体、2%戊二醛、6%过氧化氢和过醋酸	高温消毒、环氧乙烷气体、2%戊二醛、6%过氧化氢和过醋酸	环氧乙烷气体、2%戊二醛、6%过氧化氢和过醋酸		高温消毒、环氧乙烷气体、2%戊二醛、6%过氧化氢和过醋酸
高度消毒（20min以上）	2%戊二醛、6%过氧化氢、过醋酸、清洁后70℃30min巴斯德湿法消毒和次氯酸钠1×10^{-3}游离氯	2%戊二醛、6%过氧化氢、过醋酸和清洁后70℃30min巴斯德湿法消毒	2%戊二醛、6%过氧化氢、过醋酸和清洁后70℃30min巴斯德湿法消毒	2%戊二醛、6%过氧化氢和过醋酸		2%戊二醛、6%过氧化氢和过醋酸
中度消毒（10min以内）	次氯酸钠（1×10^{-3}游离氯）、70%~90%乙醇或异丙醇、酚类杀菌洗涤剂和碘类杀菌洗涤剂				70%~90%乙醇或异丙醇	
低度消毒（10min以内）	70%~90%乙醇或异丙醇、次氯酸钠（1×10^{-4}游离氯）、酚类杀菌洗涤剂、碘类杀菌洗涤剂和季铵类杀菌洗涤剂					

（二）计划免疫

许多疾病可以用人工免疫的方式加以控制，如结核、麻疹、白喉、破伤风、百日咳、脊灰、甲型肝炎、乙型肝炎和腮腺炎等。但也有一些疾病至今尚未发现有效疫苗，如艾滋病、丙型肝炎、疟疾和骨痛热等。有些疾病的病原体变异迅速，必须及时跟踪和更新疫苗，如流行性感冒。有效的人工免疫措施还有助于减少病原体的耐药性问题。

（三）合理使用抗生素

抗生素是治疗感染性疾病的主要手段,但也是导致病原体耐药性的原因之一。因此,必须让临床工作者认识到耐药性问题的严重性,要教育临床工作者合理谨慎使用抗生素。一旦发现耐药菌株应向有关监测网络报告,并及时采取措施,预防耐药菌株在病人间的传播。

(四)控制医院内感染

医院内感染(nosocomial infection)有三个重要环节:感染源、易感人群和传播途径。医院内的感染源主要是同院的病人和医务工作者,也可能来自探视者或被污染的医疗设备和器械。主要病原体为葡萄球菌、假单胞菌、肺炎杆菌和肠球菌和大肠杆菌等。接受医疗保健服务的病人可能因多种原因而对生物性病原体高度敏感,如年老多病、服用免疫抑制药物、放射治疗、麻醉、手术和内置导管等。身体接触、飞沫和空气是导致医院内感染的主要途径,偶尔也可见经食物、水、药品和节肢动物等媒介传播。医患间和患者间的直接接触以及病人与被污染的环境物体及医疗器械的接触是医院内感染的最主要的途径;说话、咳嗽、喷嚏、吐痰等产生的飞沫也可能直接落在附近病人的眼、鼻、口腔等器官黏膜上,导致感染。一些病原体还可能粘附在细小尘埃或水蒸气中,较长时间地悬浮在空气中,随空气的流动感染易感人群。由于感染源和易感人群很难干预,因此,预防和控制医院内感染的主要措施是切断病原体的传播途径,包括:加强对血液和生物制品的严格检查和控制,遵守无菌操作原则,洗手,戴塑料或乳胶手套,隔离传染病人,保障病房的良好通风换气条件,减少传染病人的流动,佩戴口罩、眼镜、面罩,穿防护工作服,消毒或妥善处理传染病人用品等。

(五)社会动员与健康教育

生物性有害因素危害的预防与控制,绝不仅仅是政府部门的职责,也不仅仅是公共卫生部门的职责。"人人参与"是目前公认的最佳策略。每一位临床医务工作者都必须参与,其主要责任包括:按传染病防治法和食品卫生法的要求,向卫生行政部门报告可疑感染性疾病;诊断和治疗感染性疾病;动员和教育居民预防感染性疾病;控制医院内感染等。

有关部门应及时制订和更新医疗卫生实践指南,向临床工作者传授有关疾病预防与控制的最新实用技术,例如,如何预防和控制孕妇风疹病毒感染和 B 型链球菌感染,以减少出生婴儿缺陷,如何有效防止 HIV 的母婴传播等。信息技术的发展非常迅猛,医疗卫生工作者要充分利用国际互联网查询有关信息,更新知识和技术,了解感染性疾病发展动态。有关最新传染病信息可以在以下网页上查询:Http://www.cdc.gov/ncidod/diseases/

医务人员在采用常规医疗措施,如使用抗生素等的基础上,要重视影响疾病发生和发展的社会、经济以及行为等影响因素。有研究表明,通过健康教育可以有效预防许多疾病的发生,如使用避孕套可预防性传播疾病,戒烟可预防肺部感染性疾病和儿童耳部感染性疾病。

(刘朝杰)

第八章

食物营养与健康

食物是维持人体健康和生命的物质基础,是人类赖以生存的条件。机体摄取、消化、吸收、代谢和利用食物中的有效成分以维持生命活动的整个过程称为营养(nutrition),食物中的有效成分叫做营养素(nutrient)。

第一节 营 养 素

人体所需的营养素约有几十种,可概括为5大类:蛋白质、脂类、糖类、维生素、无机盐与微量元素。它们在体内共同完成供给机体能量、构成机体组织和调节机体代谢三方面的功能。不同营养素的营养功能各具特点,食物来源及人体对它们的需要量也各不相同,要保证合理营养,必须了解各种营养素的生理功能、食物来源及每日膳食供给量。

一、蛋白质

(一)生理功能

1. 构成和修补机体组织

蛋白质(protein)是人体重要的组成成分,约占人体重量的18%,干重的50%,是生命的存在形式和物质基础,人体的一切细胞和所有重要组成部分都由蛋白质参与组成。蛋白质还是机体生长、更新及修补的重要原料,对于正在生长发育期的儿童、青少年、处于特殊生理阶段的孕产妇以及疾病中和疾病恢复期的病人显得尤为重要。

2. 调节机体生理过程

人体许多具有重要生物学功能的物质其化学本质均为蛋白质,如具有催化作用的酶,具有生理调节作用的激素,具有免疫保护作用的抗体补体,具有支架作用的胶原蛋白,运载氧气和二氧化碳的血红蛋白等。此外,核蛋白及其相应的核糖核酸还是遗传的主要物质基础。机体酸碱平衡及胶体渗透压的维持,许多重要营养物质的运输也都与蛋白质有关。

3. 供给机体必需氨基酸

必需氨基酸(essential amino acid, EAA)是指人体自身不能合成或合成速度远不能适应机体需要,必须由食物供给的氨基酸,共有8种:异亮氨酸、亮氨酸、赖氨酸、蛋氨酸、苯丙氨酸、苏氨酸、色氨酸和缬氨酸,对于婴幼儿,组氨酸也是必需氨基酸。食物蛋白质中各种必需氨基酸的相互比值称为氨基酸模式(amino acid pattern)。不同食物蛋白质所含必需氨基酸的种类和数量都不尽相同,而人体对各种必需氨基酸的需求是有一固定模式的,食物蛋白质质量的高低就取决于其必需氨基酸的种类及相互比例是否接近人体所需的模式,任何必需氨基酸的缺乏或过剩都将影响其在体内的利用。将某种食物蛋白质的氨基酸构成与人体所需要的氨基酸模式相比较,其中含量不足的某种或某几种必需氨基酸称为限制氨基酸(limiting amino acid),含量最感不足的称为第一限制氨基酸。将几种具有不同氨基酸组成特点的蛋白质食物混合食用,互相取长补短,可弥补某些必需氨基酸的不足,提高其在机体的生物利用率,此称为蛋白质的互补作用(complementary action)。食物蛋白质的营养价值可以通过含量、消化率、生物价、净利用率、氨基酸评分、蛋白质功效比值、相对蛋白质值和氮平衡指数等指标进行评价。

4. 供给机体热能

蛋白质是机体三大供热营养素(蛋白质、脂肪、糖类)之一。每克蛋白质在体内完全氧化可供给机体 16.736 kJ(千焦耳)的热能,人体每日所需热能约 10%~14%来自蛋白质。

(二) 供给量

蛋白质的生理需要量一般是通过观察机体摄入氮与排泄氮的平衡状态(即氮平衡,nitrogen balance,NB)而确定的,氮平衡 = 摄入氮 −(粪氮 + 尿氮 + 皮肤排泄氮),能维持机体氮代谢平衡状态(最好增加5%)的蛋白质量即为蛋白质生理需要量。成人每日排泄氮约为3.5 g,以蛋白质平均含氮16%计,约相当于蛋白质22 g。处于生长发育期的儿童、孕妇、乳母以及病人疾病恢复期,摄入氮必须大于排泄氮,使机体处于氮的正平衡状态。

蛋白质的供给量标准有质和量两方面的要求,我国在数量上的推荐摄入量:成人按每日每千克体重1.16 g计,不同年龄、性别、不同生理状况人群的具体数值见表8-1;在质量上,要求优质蛋白质摄入比例要大于1/3,对于老人、儿童、病人等特殊人群,要求达到1/2。所谓优质蛋白质是指其必需氨基酸的组成及含量接近人体需要,较易被人体消化吸收和利用的那些蛋白质,主要包括动物蛋白和豆类蛋白。

(三) 食物来源

动物性食品,如鸡、鸭、鱼、肉、蛋和奶是良好的蛋白质来源,它们不但蛋白质含量丰富(10%~20%),而且含有人体所需的全部必需氨基酸,其氨基酸模式与人体需要相近,属优质蛋白质。动物性食品中的蛋类、奶类蛋白是天然食物中最理想的蛋白质,常用来作为评价其他食物蛋白质质量的参考标准,即通常所称的参考蛋白质(reference protein)。

一般说来,植物性食物蛋白质质量较差,但大豆含蛋白质30%~40%,且必需氨基酸组成合理,是来自植物的优质蛋白质,尤其是大豆富含赖氨酸,与粮谷类同食可以弥补粮谷类蛋白由于缺乏赖氨酸而导致的利用率较低的现象,提高粮谷类蛋白的质量,是粮谷类蛋白的理想互补食品。由于大豆蛋白价廉物美,因此大力提倡食用大豆食品是改善经济水平比较落后的第三世界国家人民蛋白质营养状况的良好措施。

粮谷类蛋白由于缺乏赖氨酸,限制了其营养价值。但是我国人民以粮谷类为主食,粮谷类蛋白是膳食的主要蛋白来源,按我国膳食习惯,由粮谷类供应的蛋白质约占膳食总量的50%~60%,故蛋白质的营养状况不佳,应设法改进。

一般成年人每日摄入动物性食品100~150 g,大豆食品30~50 g,即可满足机体对优质蛋白质的需要,其余蛋白质可由粮谷类、蔬菜类提供。

表8-1 中国居民膳食蛋白质推荐摄入量(RNI)

年龄/岁	RNI/g·d^{-1}		年龄/岁	RNI/g·d^{-1}	
0~	1.5~3 g/kg·d^{-1}				
	男	女		男	女
1~	35	35	11~	75	75
2~	40	40	14~	85	80
3~	45	45	18~		
4~	50	50	轻体力劳动	75	65
5~	55	55	中体力劳动	80	70
6~	55	55	重体力劳动	90	80
7~	60	60	孕妇(g)第一孕期+5,第二孕期+15,第三孕期+20		
8~	65	65	乳母	+20	
10~	70	65	*60~	75	65

* 老年人按1.27 g/(kg·d)或蛋白质占总能量的15%计。

二、脂类

(一) 生理功能

脂类(lipids)包括中性脂肪和类脂质,前者为甘油三酯,后者包括磷脂、糖脂、固醇等,它们在膳食中的重要性以及可能引致的问题已越来越为人们所重视。其生理功能主要有:

1. 储存能量、随时供给能量

中性脂肪是食物中产生热能效率最高的一种营养素,1 g脂肪可产生37.656 kJ(9 kcal)热能,人体每日所需热能约20%~25%来自脂肪。

2. 为机体提供脂溶性维生素

食物脂肪除本身含有一定量的脂溶性维生素外,还是脂溶性维生素在肠道吸收必不可少的载体。

3. 为机体提供必需脂肪酸

必需脂肪酸(essential fatty acid,EFA)是指机体生理需要,体内不能合成,必须由食物供给的多不饱和脂肪酸,包括亚油酸($C_{18:2}$)、亚麻酸($C_{18:3}$)、花生四烯酸($C_{20:4}$)。严格说来只有亚油酸属于必需脂肪酸,亚麻酸、花生四烯酸虽然在体内具有必需脂肪酸活性,但它们可由亚油酸转变而成,在亚油酸供给充裕时这两种脂肪酸即不致缺乏。

4. 类脂质是组成机体细胞特定结构并赋予细胞特定生理功能必不可少的物质

如磷脂、糖脂是细胞膜的结构成分,固醇类则是合成具有重要生理活性的各种固醇类激素的前体。

5. 改善食物感官性状、增进食欲、维持饱腹感等功能。

(二) 供给量

我国建议18岁以上居民膳食脂肪适宜摄入量为:所供能量占每日所需能量的20%~30%。为避免必需脂肪酸缺乏,必需脂肪酸供热应占总热量的2%以上。

目前,随着人民生活水平的提高,脂肪摄入量有增高趋势,部分城市居民每日摄入的脂肪所供能量已达总能量的30%。过量的脂肪不但可致肥胖,还可以使血脂升高,导致动脉粥样硬化,还可能与糖尿病、肠癌、乳腺癌和胆结石的发病有关,应避免摄入过多的脂肪。

(三) 食物来源

脂肪的食物来源主要是各种植物油以及炼过的动物油。一般说来,植物油的消化率、脂溶性维生素及必需脂肪酸的含量均较动物油为高,营养价值相对较好,但动物油中的鱼油、禽油例外。除食用油外,动物性食品和坚果类食品的脂肪含量也很丰富,蛋黄、脑髓、心、肝、肾、大豆、蘑菇和核桃等含有丰富的磷脂,肉类、脑、内脏、蛋黄及奶油含有较高的胆固醇。

一般成年人如能正常摄入动物性食品(每日100~150 g),则每日食用植物油25~50 g即可。

三、糖类

(一) 生理功能

食物中的糖类(carbohydrates)按其生理功能不同可分为两类:一类是能被机体消化吸收的,包括:淀粉、蔗糖、果糖、葡萄糖和乳糖等;另一类是不能被机体消化吸收的,即膳食纤维(dietary fiber,DF),包括纤维素、半纤维素、果胶和木质素等。

能被机体吸收的糖类在体内的生理功能主要是供给能量,它们是世界上大多数人从膳食中获取热能最经济、最主要的来源,它们的供能迅速而完全,代谢的中间产物及最终产物对人体无害,因此,在总热能中所占比例最大,常被作为主食。每克糖类在体内氧化可供给16.736 kJ(4 kcal)热能。此外,由于糖类的供能,减少了蛋白质、脂肪作为能量来源的消耗,因此这一类糖类还具有节约蛋白质及抗生酮作用。糖类还是构成机体的重要物质,参与维持生命的代谢过程,如糖脂糖蛋白参与细胞膜的结构,黏蛋白参与结缔组织的构成,核糖及脱氧核糖则是核酸的重要组成部分。肝糖原还与机体的解毒功能有关。

膳食纤维是植物性食品中那些能抵抗人体消化道已知消化酶的物质的总称,主要是植物细胞壁的成分。它们虽然不能为人体所消化吸收,却在消化道内发挥重要的生理功能。研究表明,膳食纤维能调节肠道功能,减少肠道疾病,如便秘、结肠炎、肠肿瘤等的发病率;膳食纤维还能影响机体脂质代谢,它能通过结合肠道中胆汁酸和胆固醇,加速它们的排泄而降低血清和组织中的胆固醇含量,从而有利于防止动脉粥样硬化症的发生;膳食纤维还能调节血糖代谢,降低餐后血糖高峰和24小时血糖总量,有预防和治疗糖尿病的功能;此外,膳食纤维还可通过自身的食物充填及阻隔作用减少热量的摄入和吸收,从而达到预防和治疗肥胖症的目的。

(二) 供给量和食物来源

糖类的供给量应与脂肪供给量联系考虑,两者共同承担除蛋白质供能(10%～14%)外的86%～90%的能量供给。我国建议除了2岁以下的婴幼儿外,糖类应提供55%～65%的膳食总能量。超过机体需要的过多糖类将在体内转变为脂肪储存,长期过量的摄入势必造成肥胖。但同时,与蛋白质和脂肪相比,糖类在人体中的储备量较少,而人体每日所消耗的糖类量比体内储备量大得多,因此必须保证经常由食物供给。

糖类的主要食物来源是粮谷类、薯类及根茎类,如大米、面粉、玉米、土豆和红薯等,它们主要给机体提供淀粉类多糖;蔬菜、水果是膳食纤维的主要来源;各种糖果、甜食则是单、双糖的主要来源,这部分精制糖吸收快,易导致体内血糖的突然升高,过多食用对健康不利。因此,膳食中糖类的供给应以淀粉类多糖为主(80%左右),尽量避免摄入过多的单、双糖;同时,鉴于膳食纤维的诸多保健功能,应保证一定的摄入量。

四、热能

人类的一切生命活动和生产劳动都需要热能,人体所需要的热能都来自于食物中的产热营养素。目前国际上通用的是千焦耳(kilojoule, kJ)。1 kcal = 4.184 kJ。

(一) 供给量

热能的供给量应与消耗量相平衡。人体热能的消耗主要用于维持基础代谢、从事各种活动和食物特殊动力作用三方面,其中以从事劳动所消耗的热能为最大。人体消耗热能的确切量,实际上就是需要量。测定热能需要量有直接测热法、间接测热法、生活观察法和膳食调查法等方法。正常情况下,人体热能的需要与食欲相适应,食欲得到满足,体重又维持在正常水平,即说明所摄入的热能是恰当的。不同人群膳食能量推荐摄入量见表8-2,过量热能摄入易引起肥胖,并由此引发一系列营养过剩性疾病,应予避免。

表 8-2 中国居民膳食能量推荐摄入量(RNIs)

年龄/岁	kcal/d(MJ/d) 男	kcal/d(MJ/d) 女	年龄/岁	kcal/d(MJ/d) 男	kcal/d(MJ/d) 女
0~	95 kcal/(kg·d*)	[0.40MJ/(kg·d*)]	中体力活动	2 700(11.30)	2 300(9.62)
0.5	95 kcal/(kg·d*)	[0.40 MJ/(kg·d*)]	重体力活动	3 200(13.38)	2 700(11.30)
1~	1 100(4.60)	1 050(4.40)	孕妇(4~6个月)		+200(+0.84)
2~	1 200(5.02)	1 150(4.81)	孕妇(7~9个月)		+200(+0.84)
3~	1 350(5.64)	1 300(5.43)	乳母		+500(+2.09)
4~	1 450(6.06)	1 400(5.85)	50~		
5~	1 600(6.70)	1 500(6.27)	轻体力活动	2 300(9.62)	1 900(7.94)
6~	1 700(7.10)	1 600(6.70)	中体力活动	2 600(10.87)	2 000(9.36)
7~	1 800(7.53)	1 700(7.10)	重体力活动	3 100(13.00)	2 200(9.20)
8~	1 900(7.94)	1 800(7.53)	60~		
9~	2 000(8.36)	1 900(7.94)	轻体力活动	1 900(7.94)	1 800(7.53)
10~	2 100(8.80)	2 000(8.36)	中体力活动	2 200(9.20)	2 000(8.36)
11~	2 400(10.04)	2 200(9.20)	70~		
14~	2 900(12.13)	2 400(10.04)	轻体力活动	1 900(7.94)	1 700(7.10)
18~			中体力活动	2 100(8.80)	1 900(7.94)
轻体力活动	2 400(10.04)	2 100(8.80)	80~	1 900(7.94)	1 700(7.10)

注：* 为 AI，非母乳喂养应增加 20%。

（二）食物来源

人体所需热能来自三大产热营养素：蛋白质、脂肪、糖类。它们在体内的产热量分别为每克蛋白质 16.736 kJ(4 kcal)、脂肪 37.656 kJ(9 kcal)、糖类 16.736 kJ(4 kcal)，这个数值称为产热系数。各产热营养素占总热能的比例以蛋白质 10%~14%，脂肪 20%~25%，糖类 60%~70% 为适宜。所以糖类是最重要的热能来源，其次是脂肪，蛋白质虽然也提供部分热能，但其在体内的主要功能并非供给能量。

上述三种产热营养素普遍存在于各种食物中，但不同种类的食物其热能密度高低有所不同。一般热能密度高的食物是含脂肪量高而含水分少的，如奶油、奶酪、咸肉和硬果类等。动物性食物一般比植物性食物含有较多的脂肪与蛋白质，而植物性食物中大豆含有丰富的油脂和蛋白质，粮食则以糖类和植物蛋白质为主，蔬菜水果类一般所含的热能较少。从事热能消耗大的活动，尤其在气温低的户外长时间工作或运动需要热能密度较高的食物，而体质肥胖者则应多摄入热能密度低的蔬菜水果类食物。

五、维生素

维生素(vitamin)是维持机体正常物质代谢和某些重要生理功能所必需的一些有机化合物的总称。它们的生理功能重在调节机体代谢。机体对它们的生理需要量很小，常以 mg 或 μg 计，但却不能自身合成或合成数量不能满足需要，必须由食物供给。根据其溶解性的不同可分为脂溶性维生素和水溶性维生素两大类，脂溶性维生素目前发现的有 4 种：维生素 A、D、E、K，它们在体内的排泄效率低，过量摄入可在体内蓄积引起中毒;水溶性维生素有 B 族维生素和维生素 C,它们的排泄效率高,在体内无过多储存,当机体达到饱和时就大量从尿中排出,所以一般不会中毒,但需注意经常由食物补充。根据水溶性维生素体内排泄效率高的特点,给受试者服用负荷剂量的水溶性维生素,观察一定时间内尿中该维生素的排泄量,若机体组织该维生素含量充裕,必然大量从尿中排出,反之则给予的维生素大量被组织取用,尿中排出量低,据此可判断机体该维生素的营养水平,此称为负荷试验,是营养调查中常用的评价机体水溶性维生素营养水平的手段。

（一）维生素 A 与胡萝卜素

1. 生理功能

维生素 A(视黄醇,retinol)参与视网膜内视紫质的合成与再生,以维持正常的暗视觉,缺乏时夜间视力减退,暗适应时间延长,导致夜盲症;维生素 A 还与上皮细胞的正常结构和功能有关,缺乏时在皮肤表现为干燥、粗糙、棘状丘疹,即毛囊过度角化症,在呼吸道、消化道表现为局部抵抗力下降,反复感染,在眼部表现为干眼病、角膜皱摺和毕脱氏斑,进一步可导致角膜软化、溃疡、穿孔;维生素 A 还对动物的生长发育和生殖机能有影响。近代研究表明维生素 A 及其他视黄醇类化合物(retinoids)具有防癌抗癌的作用,有实验表明它们能抑制某些与上皮组织有关的肿瘤,如皮肤癌、肺癌、膀胱癌和乳腺癌等。

胡萝卜素(carotene)是维生素 A 的前体物质,它在人体肝脏和肠黏膜中可转化为维生素 A,因而具有与维生素 A 相同的生物学效应。β-胡萝卜素是其中最主要的。就生理活性而言,$6\mu g \beta$-胡萝卜素相当于 $1\mu g$ 维生素 A。近代研究表明,胡萝卜素具有抗氧化机能,是体内重要的小分子自由基清除剂。胡萝卜素较维生素 A 具有更强的防癌抗癌效应,它可能不通过维生素 A 起作用。

2. 供给量

由于食物中维生素 A 的供给来自维生素 A 和胡萝卜素两方面,为综合考虑两种来源,方便计算,特提出了视黄醇当量(retinol equivalent,RE)的概念:

视黄醇当量(μg) = 维生素 A(IU) × 0.3 + β-胡萝卜素(μg) × 1/6

我国维生素 A 的推荐摄入量见表 8-3。

表 8-3 中国居民膳食维生素推荐摄入量

年龄（岁）	维生素 A RNI /$\mu g RE \cdot d^{-1}$	维生素 D RNI /$\mu g \cdot d^{-1}$	维生素 B_1 RNI /$mg \cdot d^{-1}$	UL	维生素 B_2 RNI /$mg \cdot d^{-1}$	烟酸 RNI /$mg \cdot d^{-1}$	UL	叶酸 RNI /$\mu g \cdot d^{-1}$	UL	维生素 C RNI /$mg \cdot d^{-1}$
0~	400	10	0.2(AI)		0.4(AI)	2(AI)		65(AI)		40
0.5~	400	10	0.3(AI)		0.5(AI)	3(AI)		80(AI)		50
1~	500	10	0.6	50	0.6	6	10	150	300	60
4~	600	10	0.7	50	0.7	7	15	200	400	70
7~	700	10	0.9	50	1.0	9	20	200	400	80
11~	700	5	1.2	50	1.2	12	30	300	600	90
14~ 男	800	5	1.5	50	1.5	15	30	400	800	100
14~ 女	700	5	1.2	50	1.2	12	30	400	800	100

续表

年龄（岁）	维生素A RNI /μgRE·d^{-1}	维生素D RNI /μg·d^{-1}	维生素B$_1$ RNI /mg·d^{-1}	UL	维生素B$_2$ RNI /mg·d^{-1}	烟酸 RNI /mg·d^{-1}	UL	叶酸 RNI /μg·d^{-1}	UL	维生素C RNI /mg·d^{-1}
18～										
男	800	5	1.4	50	1.4	14	35	400	1000	100
女	700		1.3	50	1.2	13	35			
50～										
男	800	10	1.4	50	1.4	14	35	400	1000	100
女	700		1.3	50	1.2	13	35			
孕妇:										
初期	800									
中期	900	10	1.5	50	1.7	15		600	1000	130
后期	900									
乳母	1200	10	1.8	50	1.7	18		500	1000	130

3．食物来源

维生素A来自于动物性食品，主要是肝脏、禽蛋、鱼肝油、鱼卵和牛奶等；胡萝卜素来自植物性食品，它富含于有色的蔬菜、水果中，与植物的橙、黄、绿等色素共存，蔬菜、水果的颜色越深胡萝卜素含量越高，如菠菜、青椒、豌豆苗、胡萝卜、西红柿、杏及芒果等。由于胡萝卜素的吸收利用率不稳定，因此建议总供给量中至少应有1/3来自于动物性食品的维生素A。

多次膳食调查结果表明，我国居民维生素A摄入量不足，且其绝大多数由植物性食品中的胡萝卜素提供，质量较差。建议通过增加动物性食品，尤其是蛋奶类食品及动物肝脏的摄入加以改善。

(二) 维生素D

1．生理功能

维生素D包括D$_2$(麦角钙化醇，ergocalciferol)与D$_3$(胆钙化醇，cholecalciferol)，前者是植物中麦角固醇经紫外光照射后转变而来，后者是动物皮肤中7－脱氢胆固醇经紫外光照射后的产物。吸收后的维生素D在肝脏被氧化为25－羟胆钙化醇，再于肾脏中转化为1,25－二羟胆钙化醇后方有生理活性。其主要生理功能是促进钙磷吸收，调节钙磷代谢，促进骨骼和牙齿的生长。缺乏维生素D在儿童导致佝偻病，成人导致骨质软化病。

2．供给量

我国维生素D的推荐摄入量见表8-3。临床上习惯用国际单位(IU)表示维生素D数量，1μg＝40 IU。

3．食物来源

含维生素D丰富的食物有鱼肝油、动物肝脏、蛋黄等。奶类含维生素D不高，故以奶类为主食的婴儿应及时补充鱼肝油，但切忌过量。

(三) 维生素B$_1$

1．生理功能

维生素 B_1 又称为硫胺素(thiamine)。硫胺素以 TPP(焦磷酸硫胺素)的形式参与体内物质代谢和能量代谢。TPP 是体内两类酶系统的辅酶:一为脱羧酶,催化 α-酮酸(包括丙酮酸和 α-酮戊二酸)的氧化脱羧反应,保证糖酵解及三羧酸循环的顺利进行;二为转酮基酶,此为磷酸戊糖途径的重要酶。硫胺素缺乏时,机体能量代谢障碍,丙酮酸、乳酸堆积,神经组织能源缺乏,导致一系列神经肌肉系统的症状,称为脚气病。

2. 供给量

目前,我国推荐的标准见表 8-3。

3. 食物来源

硫胺素广泛存在于天然食物中,主要食物来源为粮谷类、豆类、酵母、干果和动物内脏等。我国人民以粮谷类为主食,一般不会发生硫胺素的摄入缺乏,但需注意其在烹调加工过程中的损失,如粮谷类加工精度过高、过度淘洗、烹调加碱和高温油炸等均可使硫胺素损失过半,应予避免。

(四) 维生素 B_2

1. 生理功能

维生素 B_2 也称核黄素(riboflavin)。核黄素的体内活性形式为 FAD(黄素腺嘌呤二核苷酸)和 FMN(黄素单核苷酸)。FAD 和 FMN 为黄素酶的辅酶,如琥珀酸脱氢酶、谷胱甘肽还原酶、葡萄糖氧化酶和氨基酸氧化酶等,是体内很重要的一类递氢体,直接参与机体组织呼吸及氧化还原过程。核黄素缺乏时在人类主要表现为眼、口腔、生殖器官和皮肤的非特异性炎症,可致口角炎、唇炎、舌炎、脂溢性皮炎、睑缘炎、角膜炎和阴囊皮炎等症状,有"口腔-生殖综合征"(orogenital syndrome)之称。有报道认为核黄素的缺乏会影响铁在体内的吸收利用,严重者可致贫血。

2. 供给量

我国推荐的核黄素供给量标准见表 8-3。核黄素供给量还应与蛋白质摄入量结合考虑,蛋白质摄入量高时核黄素需要量也增加。

3. 食物来源

核黄素的主要食物来源为动物性食品,尤其是动物的心、肝、肾等内脏,其次为蛋、奶。某些野菜、绿色蔬菜、豆类中也有一定含量,粮谷类中除小米外含量均较低。从人体需要考虑,核黄素在膳食中不如其他营养素丰富。多次营养调查发现,核黄素是我国人民膳食中最易缺乏的维生素,究其原因仍是我国人民膳食以植物性食品为主,动物性食品摄入量过少,应注意补充。

(五) 烟酸

1. 生理功能

烟酸(niacin)亦名尼克酸(nicotinic acid),亦称维生素 PP。在体内以尼克酰胺的形式参与辅酶Ⅰ(NAD,尼克酰胺腺嘌呤二核苷酸)和辅酶Ⅱ(NADP,尼克酰胺腺嘌呤二核苷酸磷酸)的构成,是体内许多重要脱氢酶的辅酶,是组织呼吸过程中极其重要的递氢体,并参与生物氧化及很多合成反应。烟酸缺乏时导致癞皮病

(pellagra),其典型症状是皮炎(dermatitis)、腹泻(diarrhea)和痴呆(dementia),即所谓"三D"症状。

2. 供给量

我国烟酸的供给量标准见表8-3。机体所需的烟酸,一部分可由色氨酸转化而来,平均60 mg色氨酸可转变为1 mg烟酸。故膳食中烟酸的供给量可以烟酸当量表示:

烟酸当量(mg) = 烟酸(mg) + 1/60 色氨酸(mg)。

3. 食物来源

烟酸在食物中分布很广泛,动物内脏、瘦肉、鱼、花生及酵母中含量最为丰富,粮谷类、豆类中含量也较丰富,奶、蛋中含量虽不高,但其含有丰富的色氨酸,在体内可转化为烟酸,故一般不易发生烟酸缺乏症。癞皮病一般只发生在特殊的地区或某些病理条件下,如在以玉米为主食的地区,由于玉米中的烟酸多数为结合型,不易为人体吸收,故易发生癞皮病。用碱处理玉米可使之释出游离的烟酸。

(六) 维生素C

1. 生理功能

维生素C又称抗坏血酸(ascorbic acid)。抗坏血酸不但是一种较强的有机酸,还是一种很强的还原剂,参与机体羟化反应,这些特性是其许多生理功能的化学基础。维生素C在体内有多种功能:①促使脯氨酸和赖氨酸羟化形成羟脯氨酸和羟赖氨酸,促进胶原蛋白的合成,促进创口愈合。②促使多巴胺羟化形成去甲肾上腺素、色氨酸羟化形成5-羟色胺,参与神经介质的形成。③促使胆固醇羟化形成胆酸,降低血浆胆固醇,防治动脉粥样硬化。④促使三价铁还原为二价铁,促使叶酸还原为四氢叶酸,从而促进铁的吸收和转运,促进叶酸的利用,防治贫血。⑤促使二硫键(—S—S—)还原,提高体内巯基水平,从而发挥抗氧化、清除自由基的作用。⑥有解毒作用,是铅、砷、苯等毒物及细菌毒素的解毒剂。⑦能阻断某些致癌物,如亚硝胺的体内合成,防治癌症。⑧能促进抗体的形成,提高白细胞的吞噬功能,增强机体免疫力。膳食中长期缺乏维生素C,可表现为毛细血管脆性增加,牙龈肿胀、出血,骨质钙化不良,伤口愈合减慢等。典型的缺乏症为坏血病(scurvy)。

2. 供给量

如仅为预防坏血病,成人每日摄入维生素C 10 mg即可。为保证一定的体内储备,并考虑到维生素C具有多种生理功能,而且极易遭受破坏,同时结合考虑我国人民膳食维生素C的实际摄入状况,我国推荐的维生素C的供给量见表8-3。

3. 食物来源

维生素C最好的食物来源为新鲜蔬菜和水果,如青菜、生菜、菠菜、韭菜、青椒、花菜和西红柿等蔬菜,以及柑橘、柠檬、鲜枣、柚子和草莓等水果。叶菜类比根茎类含量多,酸味水果比无酸味水果含量多。某些野菜野果,如苋菜、苜蓿、酸枣、刺梨、猕猴桃和山楂等含量尤其丰富。谷类和干豆类不含维生素C,但豆芽含维生素C较高。

植物组织自身含有多种氧化酶系统,在植物储存过程中能催化维生素C的氧化破坏,故食用蔬菜、水果应尽量保证新鲜。维生素 C 对热、氧、光、碱极不稳定,也易随水流失,因此建议蔬菜、水果能生食者尽量生食,烹调加工时应先洗后切,并尽量减少烹调加热的时间和温度。

六、无机盐与微量元素

体内各种元素,除碳、氢、氧、氮主要以有机化合物形式存在外,其余元素无论含量多少统称为无机盐。其中体内含量较多者称常量元素,包括:钾、钠、钙、镁、磷、硫和氯七种;而体内含量很小,仅占体重的 0.01% 以下者称为微量元素,目前公认的人体必需微量元素有 14 种:铁、锌、铜、碘、硒、锰、钴、氟、钼、铬、镍、锡、硅和钒。

(一) 钙

1. 生理功能

钙(calcium)是构成机体骨骼和牙齿的主要成分,并能维持神经肌肉细胞正常的兴奋性,维持细胞膜正常通透性,参与凝血过程。钙的缺乏,在婴幼儿期导致佝偻病,成年人导致骨质软化症和骨质疏松症。

2. 供给量

我国推荐的钙的每日适宜摄入量 18 岁以上男女为 800 mg,孕妇、乳母 1 000 ~1 200 mg。

食物中钙的吸收率只有 20%~30%,其主要原因是膳食中存在着植酸、草酸、脂肪酸和膳食纤维等不利于钙吸收的因素,它们能与钙结合形成不溶性化合物,妨碍钙的吸收。植酸是存在于粮谷类外壳中的一种有机酸,草酸主要存在于某些蔬菜,如菠菜、苋菜、蕹菜等中,膳食纤维则是植物细胞壁的成分。我国居民膳食提供的钙普遍偏低,再加上植物性食品摄入量大,这些干扰吸收的物质多,所以人群缺钙现象较普遍,尤其是婴幼儿、孕妇、乳母和老年人等特殊人群。维生素 D、乳糖、氨基酸能促进钙的吸收。

3. 食物来源

在选择供钙食物时,不能单纯考虑钙的绝对含量,还需同时考虑其吸收率。钙的良好食物来源为奶及奶制品和豆及豆制品。奶及奶制品不仅含钙丰富,而且吸收率高,是最理想的钙来源,大力发展奶类的生产和消费对于改善我国居民膳食钙摄入状况意义重大;豆及豆制品含钙也较高,是目前我国人民膳食钙的主要来源;蔬菜及油料种子含钙也较高,但吸收率较低;小虾皮、芝麻酱、发菜和海带等含钙亦很丰富,但日食入量很小。对儿童、孕妇、乳母可食用骨粉、钙片等含钙制剂补充钙的不足。

(二) 铁

1. 生理功能

铁(ferrum)的主要生理功能是构成血红蛋白和肌红蛋白,参与体内氧气及二氧化碳的转运和交换;铁也是细胞色素氧化酶、过氧化物酶、过氧化氢酶等的组成成分,在组织呼吸、生物氧化过程中作为电子载体起重要作用。机体长期缺铁将导致缺铁性贫血,这是目前全世界范围内最常见的营养缺乏病之一。

2. 供给量

我国推荐的膳食铁的适宜摄入量 18 岁以上男性为每日 15 mg、女性为每日 20 mg。

多次营养调查表明,我国人民膳食中铁的摄入量并不低,但缺铁性贫血发病率仍很高,究其原因主要是摄入铁的质量低下,吸收率太低。食物中铁的吸收受两方面因素的影响,一为体内铁的需要量和储存量,二为铁在食物中的存在形式。铁的需要量和储存量通过肠黏膜中脱铁蛋白饱和度的高低调节铁的吸收,储存量少或需要量增高时,脱铁蛋白饱和度下降,铁的吸收增高,反之则降低。铁在食物中的存在形式有两种,即血色素铁和非血色素铁,前者存在于动物的血红蛋白和肌红蛋白中,它能以卟啉铁的形式直接被肠黏膜吸收,不受膳食因素影响,吸收率较高;后者以 $Fe(OH)_3$ 络合物的形式存在于植物性食物中,它必须先从络合物中分离再被还原为二价铁才能被吸收。此过程受膳食中很多因素的影响,粮食和蔬菜中的植酸盐、草酸盐以及存在于茶叶和咖啡中的多酚类物质均可影响其吸收,机体胃酸缺乏不利于铁离子的释放,也阻碍其吸收,故吸收率很低。维生素 C、某些单糖、有机酸以及动物肉类有促进其吸收的作用。我国人民膳食中铁主要来自于吸收率很低的植物性食物,故易造成缺乏,尤其在婴幼儿、孕妇、老人等特殊人群。改进的途径是增加动物性铁的摄入比例。

3. 食物来源

食物中铁的良好来源为动物肝脏、动物全血、畜禽瘦肉和鱼类等。某些蔬菜,如香菇、木耳、海带和绿色蔬菜等含铁也较丰富,但吸收率低,能与肉类食物和维生素 C 同食可提高其吸收率。蛋类含铁虽多,但因与卵黄磷蛋白结合而吸收率不高。奶类属贫铁食物,故对婴儿应及时增加含铁丰富的辅食,防止缺铁性贫血发生。粮谷类含铁不高且吸收率低,如小麦中铁的吸收率为 5%、大米 1%、玉米 3%。

(三) 锌

锌(zinc)是体内许多酶的组成成分或激活剂,在组织呼吸、蛋白质合成、核酸代谢中起重要作用,为正常生长发育和组织再生所必需。锌还与食欲和味觉的维持、生殖机能的正常发育、免疫功能的正常发挥等有关。人体锌缺乏可表现为:食欲不振、生长停滞、性幼稚型、自发性味觉减退、创伤愈合不良及肢皮炎等。

我国锌的推荐摄入量 18 岁以上男性为每日 15.5 mg、女性为每日 11.5 mg。动物性食品是锌的可靠来源,牡蛎含锌量最高,其他贝类、鱼虾、肝脏、瘦肉和蛋黄等均含锌丰富且吸收率高。植物性食品一般含锌较低,吸收也差。

(四) 碘

碘(iodine)的主要生理功能是参与甲状腺素的合成,从而调节人体物质代谢,促进生长发育。碘缺乏在成人可引起甲状腺肿,胎儿和新生儿可引起呆小病。碘缺乏常具地区性特点,故又称地方性甲状腺肿。

我国碘的推荐摄入量18岁以上为每日150μg。海产品是最好的、最丰富的食物来源,如海鱼、海虾、海贝、海带和紫菜等。植物的碘含量取决于土壤的碘含量。远离海洋的内陆地区土壤中含碘较少,故食物含碘也低,易发生甲状腺肿大。碘不足的地区可用加碘食盐或加碘食油补充碘。

(五) 硒

硒(selenium)的生理功能主要是以谷胱甘肽过氧化物酶的形式发挥抗氧化作用,以保护细胞膜结构和功能的完整,维生素E可协同之。在我国已证实硒缺乏是引起克山病的一个重要病因。硒对重金属有解毒作用,还有促进生长、保护视觉器官、抗肿瘤等作用。

我国硒的推荐摄入量18岁以上为每日50μg。肝、肾、海产品及肉类为硒的良好来源,谷类含硒量随该地区土壤含硒量而异。

第二节 各类食物的营养价值

食物是供给人体热能和各种营养素的物质基础。食物的营养价值(nutrition value)是指食物中所含营养素和热能能满足人体营养需要的程度。营养价值的高低,取决于食物中所含营养素种类是否齐全、数量是否充足以及相互比例是否适宜。实际上,天然食物中所含有的营养素其种类和比例都不是十分均衡的。除母乳外,任何一种天然食物都不能提供人体所需的全部营养素。要达到合理营养的目的,膳食必须由多种食物组成,因此,必须了解各类食物的营养特点,以便进行合理搭配。

一、粮谷类

(一) 营养价值

粮谷类是人体热能的主要来源,我国居民膳食中,约70%的热能和50%的蛋白质来自于粮谷类。粮谷类的蛋白质含量一般为7%～12%,但由于所含必需氨基酸不平衡,使得生物学价值和人体的利用率等不如蛋、奶和肉类,赖氨酸为其第一限制氨基酸;粮谷类的脂肪含量约为2%,且多为不饱和脂肪酸;其糖类主要为淀粉,平均含量70%以上,是供给热能最经济和易得的来源;粮谷类还是膳食中B族维生素,特别是硫胺素和烟酸的重要来源;粮谷类的无机盐含量约为1.5%～3%,但吸收利用不佳。

(二) 合理利用

粮谷类蛋白由于缺乏赖氨酸,限制了其在体内的吸收利用,如能在粮谷类中添加赖氨酸或与含赖氨酸丰富的食物(如大豆)混合食用,发挥蛋白质互补作用,则可提高其营养价值。此外,粮谷类除淀粉外的其他营养素(蛋白质、脂肪、维生素和无机盐)主要分布于谷胚及谷皮表层,因此含量受碾磨加工精度的影响较大,食物的烹调加工过程损失也多。如果碾磨加工过细、淘洗过度或烹调不当,可使大量营养素损失,营养价值降低;碾磨加工过粗,又使留下的植酸、纤维素过多,有碍营养素的消化吸收。

二、大豆类

(一) 营养价值

大豆含蛋白质十分丰富(30%~40%),其氨基酸组成全面而平衡,接近人体需要,是惟一来自植物的优质蛋白质,而且其赖氨酸含量丰富,是粮谷类蛋白的理想互补食品。大豆含脂肪15%~20%,其中不饱和脂肪酸约占85%,且以亚油酸含量为最高,还含有1.64%的磷脂,大豆油的天然抗氧化能力又较强,所以也是少有的优质食用油。大豆中钙、磷和硫胺素的含量也很丰富,并有一定量的核黄素。

(二) 合理利用

大豆加工成豆制品可提高蛋白质的消化率。如整粒熟大豆的消化率为65.3%,加工成豆浆为84.9%,制成豆腐则高达92%~96%。生大豆中含有蛋白酶抑制剂,如抗胰蛋白酶因子,影响其消化吸收,充分加热可破坏之。用大豆做成的豆芽含有丰富的维生素C,在新鲜蔬菜、水果缺乏时,是食物中良好的维生素C供给来源。

三、动物性食物

(一) 营养价值

动物性食物包括肉、鱼、禽、蛋、奶等。此类食品主要供给优质蛋白质、脂肪以及一些重要的无机盐(钙、铁、锌等)和维生素(A、D、B_2等)。肉鱼禽类含蛋白质10%~20%、蛋类12.7%、奶类3%~4%。此类食品蛋白质氨基酸组成合理,是利用率很高的优质蛋白质,其中鸡蛋蛋白和牛奶蛋白为天然食物中最理想的蛋白质,奶蛋白还含有丰富的赖氨酸,与粮谷类蛋白有良好的互补作用。脂肪含量及组成差异较大,肉类脂肪含量较高(10%~30%),以饱和脂肪酸为主,肥肉、内脏、蛋黄中胆固醇含量很高,易引起血脂升高;鱼、禽类脂肪多由不饱和脂肪酸组成,对防治动脉粥样硬化有益;蛋黄中还含有丰富的卵磷脂。动物内脏(尤其是肝脏)、蛋黄、瘦肉中富含多种维生素和无机盐,尤以维生素A、D、B_1、B_2、铁、锌、钙和磷为突出,且吸收利用率高。奶类中富含的钙、维生素A、B_2是我国多次营养调查中发现我国居民极易缺乏的营养素。

(二) 合理利用

通常的烹调加工方法对动物性食品影响不大,当采用炖、煮的方法时,含氮物质、无机盐和水溶性维生素可部分溶于汤汁中,一般不会丢失。生鸡蛋中含有抗胰蛋白酶因子及抗生物素因子,影响蛋白质和生物素的吸收,加热时可破坏之,因此必须熟食。鲜奶经接种嗜酸乳酸菌后发酵可制成酸奶,更易消化吸收,特别适宜"乳糖不耐受症"者食用。

四、蔬菜、水果类

(一) 营养价值

蔬菜、水果是我国人民膳食中的重要食品,含有人体所需要的多种营养成分,其所含有的营养素正是其余几类食物所缺少的,因此,在维持膳食平衡上具有重要意义。其特点是:蛋白质和脂类含量很低,含有一定量的糖类,而无机盐类(钙、磷、钾、镁和铁等)和某些维生素(胡萝卜素、维生素C、维生素B_2和叶酸等)的含量很丰富,也是膳食纤维和天然抗氧化物的主要食物来源。一般说来,红、绿、黄色较深的蔬菜和水果含营养素比较丰富,应多选用。某些野菜、野果及食用蕈类含维生素、无机盐及微量元素十分丰富,有的还具有保健作用,如我国近年开发的猕猴桃、刺梨、沙棘和黑加仑等含维生素C、胡萝卜素十分丰富,应注意利用。

(二) 合理利用

蔬菜、水果中的维生素,特别是维生素C在放置和烹调过程中极易破坏,因此强调食用蔬菜、水果应保持新鲜,烹调时主张"先洗后切、切后即炒、急火快炒"。蔬菜、水果中的无机盐和微量元素由于草酸、植酸、膳食纤维等影响因素的存在,吸收率普遍偏低,应予以注意。蔬菜和水果经常放在一起,因为它们有许多共性。但蔬菜和水果终究是两类食物,各有优势,不能完全相互替代。尤其是儿童,不可只吃水果不吃蔬菜。

五、纯热能食物

包括动植物油脂、各种食用糖、淀粉和酒类,主要提供热能。植物油还可提供维生素E和必需脂肪酸。

以上各类食物各有其不同的营养特点,膳食中应注意相互搭配,尽量保证每天都能进食各类食物,并最好轮流选用同一类中的各种食物,这样才能使膳食多样化,使各种食物在营养成分上起互补作用,使机体得到所需的各种营养素,达到合理营养的目的。

某些常用食物的营养成分含量见本书后附表。

第三节 合理营养

一、平衡膳食

全面而平衡的营养,即各营养素能充分满足机体的需要并达到相互间的平衡,称为合理营养。合理营养是我们共同追求的目标,而平衡膳食是获得合理营养的惟一途径。所谓平衡膳食(balanced diet)是指全面达到营养素供给量的膳食,又称合理膳食(rational diet)或健康膳食(health diet)。它的基本要求有:①膳食应供给足量的热能及各种营养素,以满足机体的营养需要。②各种营养素之间要保持数量上的平衡。某种营养素过多或过少,均可影响其他营养素的吸收和利用。③要有合理的烹调加工手段,以减少营养素的损失,提高消化吸收率,并具有良好的感官性状,能引起食欲。④要有合理的膳食制度,即把全天的食物定质、定量、定时地分配给人们食用。⑤食物应对人体无害,不含致病性微生物和有毒化学物质等。

二、膳食营养素供给量

我国1955年开始采用"每日膳食中营养素供给量"(recommended dietary allowance,RDA)作为计划和评价各类人群膳食质量的标准。随着营养科学的进展,食物资源的增加,人民生活水平的提高,膳食模式的改变,影响健康新问题的出现,RDA也在不断的修订和完善。中国营养学会决定引入膳食营养素参考摄入量(dietary reference intakes,DRIs),修订1988年RDA,制订中国居民膳食营养素参考摄入量。修订RDA专家委员会经过一年多的工作,于2000年10月出版了《中国居民膳食营养素参考摄入量》并在中国营养学会第八次全国营养学会讨论通过。DRIs是在RDA基础上发展起来的一组每日平均膳食营养素摄入量的参考值,其中包括4项内容:平均需要量(EAR)、推荐摄入量(RNI)、适宜摄入量(AI)和可耐受最高摄入量(UL)。

三、中国居民膳食指南

膳食指南(dietary guideline)或称膳食指导方针,是由国家医学部门或营养权威团体针对当地居民的营养需要及膳食中存在的主要问题而提出的一个通俗易懂、简明扼要的合理膳食指导原则。其目的是为了向广大居民宣传合理膳食,提高居民营养知识水平,改善居民营养状况。

1989年,中国营养学会根据1988年修订的RDA,首次提出了我国居民膳食指南。1997年,根据我国居民膳食结构的变化和膳食中出现的新问题,又对此进行了修改,发布了我国居民新的膳食指南,即《中国居民膳食指南》。全文见《营养学报》1998年第20卷第4期。新的膳食指南共8条:

(一) 食物多样、谷类为主

多种食物应包括以下5大类:第一类为谷类及薯类:谷类包括米、面、杂粮;薯类包括马铃薯、甘薯、木薯等,主要提供糖类、蛋白质、膳食纤维及B族维生素。第二类为动物性食物:包括肉、禽、鱼、奶、蛋等,主要提供蛋白质、脂肪、矿物质、维生素A和B族维生素。第三类为豆类及其制品:包括大豆及其他干豆类,主要提供蛋白质、脂肪、膳食纤维、矿物质和B族维生素。第四类为蔬菜、水果类:包括鲜豆、根茎、叶菜、茄果等,主要提供膳食纤维、矿物质、维生素C和胡萝卜素。第五类为纯热能食物:包括动植物油、淀粉、食用糖和酒类,主要提供能量。

谷类食物是中国传统膳食的主体。随着经济发展,生活改善,人们倾向于食用更多的动物性食物。这种"西方化"或"富裕型"的膳食提供的能量和脂肪过高,而膳食纤维过低,对一些慢性病的预防不利。提出谷类为主是为了提醒人们保持我国膳食的良好传统,防止发达国家膳食的弊端。食用谷类时要注意粗细搭配,经常吃一些粗粮、杂粮等。

(二) 多吃蔬菜、水果和薯类

蔬菜、水果是胡萝卜素、维生素B_2、维生素C、叶酸、矿物质(钙、磷、钾、镁、铁)、膳食纤维和天然抗氧化物的主要或重要来源。含丰富蔬菜、水果和薯类的膳食,对保持心血管健康、增强抗病能力、减少儿童发生干眼病的危险及预防某些癌症等方面,起着十分重要的作用。薯类含有丰富的淀粉、膳食纤维以及多种维生素和矿物质。我国居民近10年来吃薯类较少,应鼓励多食。

(三) 常吃奶类、豆类或其制品

奶类除含丰富的优质蛋白质和维生素外,也是天然钙质的极好来源。我国居民膳食中普遍缺钙,平均只达到推荐供给量的一半左右,婴幼儿佝偻病的患者也较多。奶类应是首选补钙食物,很难用其他类食物代替。豆类是我国的传统食品,含丰富的优质蛋白质、不饱和脂肪酸、钙及维生素B_1、维生素B_2和烟酸等。为提高农村人口的蛋白质摄入量及防止城市中过多消费肉类带来的不利影响,应大力提倡豆类,特别是大豆及其制品的生产和消费。

(四) 经常吃适量鱼、禽、蛋、瘦肉,少吃肥肉和荤油

鱼、禽、蛋、瘦肉等动物性食物是优质蛋白质、脂溶性维生素和矿物质的良好来源。我国相当一部分城市和绝大多数农村居民平均吃动物性食物的量还不够,应适当增加。但部分大城市居民食用动物性食物过多,吃谷类和蔬菜不足,这对健康不利。

肥肉和荤油为高能量和高脂肪食物,摄入过多往往会引起肥胖,并是某些慢性病的危险因素,应当少吃。目前猪肉仍是我国人民的主要肉食,猪肉脂肪含量高,而鸡、鱼、兔、牛肉等含脂肪较低,蛋白质较高,产生的能量远低于猪肉。应大力提倡吃这些食物,适当减少猪肉的消费比例。

(五) 食量与体力活动要平衡,保持适宜体重

进食量与体力活动是控制体重的两个主要因素。人们需要保持食量与能量消耗之间的平衡。体重过高或过低都是不健康的表现。三餐分配要合理。一般早、中、晚餐的能量分别占总能量的30%、40%、30%为宜。

(六) 吃清淡少盐的膳食

清淡膳食即不要太油腻,不要太咸,不要过多的动物性食物和油炸、烟熏食物。目前,城市居民油脂的摄入量越来越高,这样不利于健康。我国居民食盐摄入量过多,平均值是世界卫生组织建议值(每人每日不超过6 g)的两倍以上。流行病学研究表明,钠的摄入量与高血压发病呈正相关,因而食盐不宜过多。应从幼年就养成吃少盐膳食的习惯。

(七) 饮酒应限量

高度酒含能量高,不含其他营养素。无节制地饮酒,会使食欲下降,食物摄入减少,以致发生多种营养素缺乏,严重时还会造成酒精性肝硬化。过量饮酒会增加患高血压、中风等危险。应严禁酗酒,若饮酒可少量饮用低度酒,青少年不应饮酒。

(八) 吃清洁卫生、不变质的食物

选购食物时要选择外观好、无泥污、无杂质、没有变色和变味并符合卫生标准的食物。进餐要注意卫生条件,包括进餐环境、餐具卫生和供餐者的健康状况。集体用餐要提倡分餐制,减少疾病传染的机会。

四、中国居民平衡膳食宝塔

为了帮助消费者在日常生活中实践《中国居民膳食指南》,中国营养学会还进一步提出了《中国居民平衡膳食宝塔》(见图8-1)。中国居民平衡膳食宝塔是根据中国居民膳食指南结合中国居民的膳食结构特点设计的。它把平衡膳食的原则转化成各类食物的重量,并以直观的宝塔形式表现出来,便于群众理解和在日常生活中实行。它直观地告诉居民食物分类的概念及每天各类食物的合理摄入范围,即消费者每日应吃食物的种类及相应的数量,对合理调配平衡膳食进行具体指导。

(一) 平衡膳食宝塔层次

平衡膳食宝塔共分5层,包含我们每天应吃的主要食物种类。宝塔各层位置和面积在一定程度上反映出各类食物在膳食中的地位和应占的比重。谷类食物位居底层,每人每天应吃300~500 g;蔬菜和水果占据第二层,每天应吃400~500 g和100~200 g;鱼、禽、肉、蛋等动物性食物位于第三层,每天应吃125~200 g(鱼虾类50 g,畜、禽肉50~100 g,蛋类25~50 g);奶类和豆类食物合占第四层,每天应吃奶类及奶制品100 g和豆类及豆制品50 g。第五层塔尖是油脂类,每天不超过25 g。

(二) 宝塔建议的食物类型

宝塔建议的各类食物的摄入量一般是指食物的生重,每一类食物的重量不是指某一种具体食物的重量。谷类是面粉、大米、玉米、小麦和高粱等的总和,其重量按生重计。蔬菜、水果的重量按市售鲜重计。鱼、虾及其他水产品重量按购买时的

第三节 合理营养

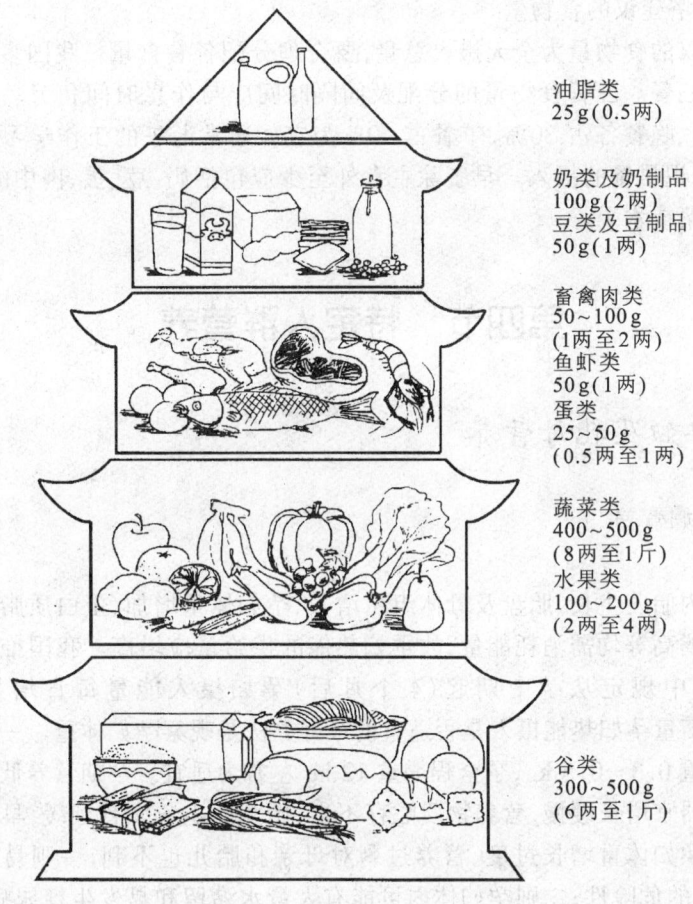

图 8-1 中国居民平衡膳食宝塔

鲜重计。肉类包含畜肉、禽肉及内脏,重量按屠宰清洗后的重量计。蛋类含胆固醇相当高,一般每天不超过一个为好。奶类及奶制品当前主要包含鲜牛奶和奶粉,宝塔建议的 100 g 按蛋白质和钙的含量来折合约相当于鲜奶 200 g 或奶粉 28 g。豆类及豆制品包括许多品种,宝塔建议的 50 g 是个平均值,根据其提供的蛋白质可折合为大豆 40 g 或豆腐干 80 g 等。

(三)宝塔的适用人群

宝塔建议的各类食物摄入量范围适用于一般健康成人,应用时要根据个人年龄、性别、身高、体重和劳动强度等情况适当调整。其建议的各类食物摄入量是一个平均值和比例,日常生活无需每天都样样照着"宝塔"推荐量吃,重要的是要经常遵循宝塔各层各类食物的大体比例。宝塔包含的每一类食物中都有许多的品种,在膳食中可以互相替换。应当按照同类互换、多种多样的原则调配一日三餐。同类互换就是以粮换粮、以豆换豆、以肉换肉。多种多样就是选用品种、形态、颜色和口感多样的食物,变换烹调方法。此外,我国幅员辽阔,各地的饮食习惯及物产不尽相同,只有因地制宜充分利用当地资源才能有效地应用平衡膳食宝塔。

(四)宝塔建议的食物量

宝塔建议的食物量为全天摄入总量,要合理分配各餐食量。我国多数地区居民习惯一日三餐。三餐食物量的分配及间隔时间应与作息时间和劳动状况相匹配,一般以早、晚餐各占30%、午餐占40%为宜。通常上午的工作学习都比较紧张,因此要重视早餐的摄入。早餐除主食外至少应包括奶、豆、蛋、肉中的一种,并搭配适量蔬菜或水果。

第四节 特定人群营养

一、孕妇及乳母营养

(一)孕妇营养

1. 热能

孕妇体内胎儿生长、胎盘及母体组织增长、孕妇体重增加、蛋白质脂肪储存和自身代谢率增高等均需消耗能量,故孕妇热能的供给量应增高。我国推荐膳食营养素供给量中规定从孕中期起(4个月后)孕妇摄入能量每日增加836 kJ(200 kcal)。衡量孕妇热能摄入是否适宜的最好办法是观察孕妇体重。一般以孕中后期每周增重0.3~0.5 kg,孕全程增重12 kg左右为适宜。孕期营养低下将使孕妇机体组织器官增长缓慢,营养物质贮存不良,胎儿的生长发育延缓,早产儿发生率增高。但孕妇体重增长过度、营养过剩对母亲和胎儿也不利,一则易出现巨大儿,增加难产的危险性;二则孕妇体内可能有大量水潴留和易发生糖尿病、慢性高血压及妊娠高血压综合征。

2. 蛋白质

保证供给孕妇充足的蛋白质极为重要。胎儿需要蛋白质构造机体组织,尤其是用于中枢神经系统的发育;孕妇本身也需要一定数量的蛋白质来供给子宫、胎盘及乳房等发育,还要储备一定量的蛋白质用于分娩过程和产后失血的恢复;丰富的氮储备还有刺激乳腺分泌、增加乳汁量的作用。因此,要求孕早期每日增加蛋白质摄入量5 g,孕中期(4~6个月)每日增加蛋白质摄入15 g,孕后期(7~9个月)每日增加20 g,并应注意各种必需氨基酸摄入量间的平衡,尽量多选用动物类及豆类食品,优质蛋白质摄入量最好能达到总蛋白质的50%。

3. 无机盐与微量元素

钙: 胎儿需要钙构造骨骼和牙齿。人类一生中决定牙齿整齐及坚固的关键时期即胎儿期和婴儿期。如果孕期钙供给不足,胎儿将从母体骨骼和牙齿中夺取以满足自己的需要,结果使母亲出现骨质疏松症。此种疾病目前在我国妇女中患病率较高。因此,建议孕中期每日摄入钙增加至1 000 mg,孕晚期增加至1 200 mg。

铁: 孕期铁的需要量亦增高,除了胎儿本身制造血液和肌肉组织需要铁外,胎儿还贮存一部分铁在肝脏内,以供出生后约6个月的消耗;此外,母体内亦储备相当数量的铁以补偿分娩时由于失血而造成的铁损失。我国育龄妇女铁营养状况普遍不佳,缺铁性贫血是妊娠期最常见的营养缺乏病之一。母体缺铁还将影响胎儿体内铁储备,使出生婴儿易发生缺铁性贫血。缺铁性贫血在我国发病率也很高。因此,目前国际上提出孕期常规补铁的号召,以保证母子两代的健康。我国建议孕妇铁的供给量孕中期 25 mg/天,孕后期 35 mg/天。

其他微量元素如锌、碘等的供给量也都应相应增加。我国建议锌摄入量在孕中期、孕后期每日增加 5 mg,碘由每日 150 μg 增至 200 μg。

4. 维生素

孕期血液中许多维生素的浓度下降,这与孕期的正常生理调整有关。维生素 A 可维持胎儿正常生长及母体健康,维生素 D 可促进胎儿骨骼发育和母体正钙平衡,维生素 B_1 可维持良好的食欲和促进产后乳汁分泌,维生素 B_2、B_6、烟酸、叶酸和维生素 C 等均与胎儿生长有关,因此,这些维生素的供应量均应适当提高。需要提醒的是,孕妇补充脂溶性维生素制剂需慎重,过量可引起中毒,过量的维生素 A 还有导致先天畸形的可能。

根据上述特殊的营养需要,孕妇的膳食应作调整,其原则是在成人平衡膳食基础上再适当加以补充。妊娠初期,孕妇各种营养素需要量与孕前基本相同。妊娠中期,胎儿平均日增量 10 g,而母体也开始储备蛋白质、脂肪、钙等营养素,膳食中应增加鱼、肉、蛋等富含优质蛋白质的动物性食物,增加含钙丰富的奶类食物、含无机盐、维生素和膳食纤维丰富的蔬菜、水果等。每日应尽量摄入以下食品:谷类(最好有多种杂粮)350～400 g,豆类及其制品 100 g,肉、鱼、禽等(经常有些动物肝脏及血)100 g,蔬菜(其中一半为有色菜,有时用一些蘑菇、海带)500 g,烹调用油 15 g,水果 100 g,牛奶或豆浆 200 ml。妊娠后期胎儿生长最快,要在上述膳食基础上每日再增加 50 g 禽、鱼或 250 g 牛奶或豆浆。

(二) 乳母营养

母乳是婴儿最理想的食物,能满足婴儿生长发育的需要并与其消化能力相适应。乳母每天约分泌 600～800 ml 的乳汁来喂养孩子,乳汁中的各种营养成分全部来自母体,如果乳母膳食中这些营养素含量不足,则将动用母体中的营养素储备来维持乳汁营养成分的恒定,甚至牺牲母体组织,来保证乳汁的质和量。如果母体营养长期不足,则其本身的营养素可以耗尽,乳汁的分泌将保质而不保量,即乳汁分泌量减少,而成分除蛋白质可降低外,其余基本保持稳定。所以为了保护母亲和分泌乳汁的需要,必须供给乳母充足的营养。

1. 热能

人乳平均含热能 2 926 kJ/L(700 kcal/L),母体热能转化为乳汁热能的转化率约 80%,若以每日泌乳 800 ml 计,则需增加消耗能量每日 700 kcal。此外,乳汁分泌活动本身也消耗能量,乳母的基础代谢也较普通妇女增高约 20%,又要消耗 250～300 kcal 的能量。但同时,乳母在妊娠期所增长的体重中约有 4 kg 为脂肪,这些脂肪可在哺乳期被消耗以提供能量,约能提供每日 836 kJ(200 kcal)。因此,我国 RNIs 建议乳母能量摄入每日增加 2 090 kJ(500 kcal)。

2. 蛋白质

母乳蛋白质含量平均为 1.2%,800 ml 乳汁约含蛋白质 10 g,母体膳食蛋白质转变为乳汁蛋白质的有效率约为 70%,如蛋白质生物价值较低时,其效率可能更低。因此,我国 RNIs 建议乳母膳食蛋白质每日应增加 20 g,其中最好有 50% 来自优质蛋白质。

3. 无机盐与微量元素

乳母膳食中最重要的无机盐应为钙。人乳的钙含量比较稳定,约为 34 mg/100 ml,乳母每日通过乳汁分泌的钙近 300 mg。当膳食摄入钙不足时,为了维持乳汁中钙含量的恒定,母体钙将被动用,所以乳母应增加钙的摄入量。我国 RNIs 建议乳母钙摄入量每日为 1 200 mg,较普通妇女增加 400 mg。钙的最好来源为牛奶,乳母每日若能饮用牛奶 500 ml,则可从中得到 570 mg 钙。母乳含铁量不多,但供给量仍需增加,以补充分娩时丢失的血液并防治贫血,每日应供给 25 mg。其他微量元素如锌、碘等的供给量也应相应增加。

4. 维生素

大多数的水溶性维生素可通过乳腺进入乳汁,且乳母膳食中这些维生素的摄入量与乳汁中的含量在一定范围内成正比。因此,为保证婴儿对这些维生素的充分摄入,乳母膳食应增加供给。脂溶性维生素中只有维生素 A 可少量通过乳腺,尤以产后 2 周内的初乳含维生素 A 丰富,增加膳食供给可提高乳汁中含量。维生素 D 几乎完全不能通过乳腺,故婴儿必须多晒太阳或补充维生素 D 制剂。

根据乳母的以上特殊营养需要,乳母膳食应增加各类食物的摄入,其摄入量应不低于妊娠后期的孕妇(见前述)。乳母应特别重视摄入奶制品以补充钙,必要时可补以钙剂。海鱼脂肪富含二十二碳六烯酸(DHA),牡蛎富含锌,海带、紫菜富含碘,乳母多吃些水产品,尤其是海产品对婴儿的生长发育有益。乳母每日餐次也应相应增加,同时还要注意多喝汤汁,以补充乳汁中的水分。对乳母的膳食不应只重视产后一个月,应将优质食品分散在整个哺乳期中。

二、儿童及青少年营养

合理营养对保证儿童身心健康,促进体力、智力的良好发育起着决定性作用,为成年后的健康打下良好基础。由于儿童时期生长发育迅速,代谢旺盛,所需能量和各种营养素相对要比成年人多。儿童时期各年龄阶段对膳食中营养素供给量的不同要求见表 8-1。

(一) 婴儿

婴儿是指从出生至一周岁的孩子,这段时期是人体生长发育最快的一年,因此需要在营养上满足其快速生长发育的需求。

母乳是婴儿惟一理想的均衡食物,而且独具免疫物质,有利于婴儿的正常生长发育。希望 80% 以上的婴儿获得母乳喂养至少在 4 个月以上,最好维持一年。如母亲因客观原因不能授乳,应为婴儿选择合适的、各种营养素齐全的,经卫生部门

第四节 特定人群营养

许可出售的配方奶制品或其他同类制品,并根据产品使用说明喂养。母乳一般可满足婴儿出生后 4~6 个月的营养需求,但为确保婴儿发育的需要与预防佝偻病的发生,应在出生一个月后,在哺乳的同时,补充安全量的维生素 A 及 D(或鱼肝油),但应避免过多。

在母乳喂哺 4~6 个月至一岁断奶之间,是一个长达 6~8 个月的断奶过渡期。此时应在坚持母乳喂哺的条件下,有步骤地补充为婴儿所接受的辅助食品,过早或过迟补充辅助食品都会影响婴儿发育。补充断奶过渡食物,应该由少量到适量,由一种到多种。往往从谷类,如大米、面粉的糊或汤开始,以后逐步添加菜泥、果泥、奶及奶制品、蛋黄、肝末及极碎的肉泥等。

(二) 幼儿与学龄前儿童

此期儿童身体发育迅速,需要吸取许多营养物质,但是他们的机体器官尚未成熟,咀嚼及消化能力尚未完善,因此,应供给质地细软易于消化而又营养丰富的食品。每日应供给奶或奶制品不少于 350 ml,还要注意供给蛋和蛋制品,半肥瘦的禽、畜肉,肝类,加工好的豆类以及切细的蔬菜类。有条件时,每周给孩子吃一些动物血和海产品。此期儿童肌肉系统发育最快,应特别重视优质蛋白质的供给,要求达到总蛋白量的 50%。儿童体内储存糖原不多,胃容量有限,且又活泼好动,因此应适当增加餐次,每日 4~5 餐。目前我国儿童营养性缺铁、缺锌、缺钙现象相当普遍,故应注意增加铁、锌、钙的摄入量及吸收率。预防冠心病、肥胖症等也应从儿童期开始,应避免在幼年出现过胖。如果有这种倾向,可能是因为偏食含脂肪过多的食物,或是运动过少,应做适当的调整。此外,成人认为的"补品"不宜列入孩子的食谱。平衡膳食就是对孩子有益的滋补。

(三) 学龄儿童

学龄儿童指的是 6~12 岁进入小学阶段的孩子。他们独立活动的能力逐步加强,而且可以接受成人的大部分饮食。一般情况下,孩子应合理食用各类食物,取得平衡膳食,男孩子的食量不低于父亲,女孩子不低于母亲。应该让孩子吃饱和吃好每天的三顿饭,尤应把早餐吃好,食量宜相当于全日量的三分之一。孩子每年的体重约增加 2~2.5 kg,身高每年可增高 4~7.5 cm。少数孩子饮食量大而运动量少,故应调节饮食和重视户外活动以避免发胖。要引导孩子吃粗细搭配的多种食物,但富含蛋白质的食物,如鱼、禽、蛋、肉应该丰富些,奶类及豆类应该充足些,并应避免偏食、挑食等不良习惯。应该控制含糖饮料和糖果的摄入,少吃零食,应重视口腔卫生和牙齿的保健。

(四) 青少年

12 岁是青春期开始,随之出现第二个生长高峰,而且第二性征逐步出现,加之活动量大,学习负担重,其对能量和营养素的需求都超过成年人。

谷类是我国膳食中主要的能量和蛋白质的来源,青少年能量需要量大,应多吃谷类,每日可摄入 400~500 g。蛋白质应有一半以上为优质蛋白质,为此膳食中应含有充足的动物性和大豆类食物。钙是建造骨骼的重要成分,我国中小学生钙的摄入量普遍不足,为此青少年应每日摄入一定量奶类和豆类食品。中小学生中缺铁性贫血也较普遍,有些青少年的膳食应增加维生素C的摄入以促进铁的吸收。青春发育期的女孩应时常吃些海产品以增加碘的摄入。

三、老年人营养

(一) 热能

老年人基础代谢率降低,活动量减少,热能需要量下降。动物实验表明,限制热能摄入能延长动物寿命;在生命的初期过度进食会促其成熟,而成熟后的过度营养则会增加某些退行性疾病发生,从而缩短寿命。故随着年龄的增长应适当减少热能的摄入量,一般50岁以上每增加10岁减少能量摄入10%。能量的摄入应以摄入与消耗相平衡为原则,以能保持恒定理想体重为标准。过剩的热能将导致肥胖,而肥胖将会增加慢性非传染性疾病的发生,因此老年人应特别重视合理调整进食量和体力活动的平衡关系,把体重维持在适宜范围内。

(二) 蛋白质

老年人组织蛋白质以分解代谢占优势,对蛋白质的吸收利用能力也降低,易于出现负氮平衡,故老年人蛋白质供给量不应低于一般成年人。同时,由于老年人肝肾器官功能减退,过量的蛋白质摄入会加重肝肾负担。故老年人的蛋白质摄入应以足量优质为原则,优质蛋白质最好达总蛋白摄入量的50%。除了有选择性地食用动物性食品,如奶、蛋、鱼、瘦肉等外,还应充分利用豆类及其制品,以避免同时摄入过多的动物性脂肪。

(三) 脂肪

老年人代谢脂肪的能力下降,血脂含量较年轻人为高,容易出现脂质代谢紊乱,导致高脂血症和动脉粥样硬化等,故老年人不宜进食过多的脂肪,脂肪的供热比以20%为宜,尤其应控制动物脂肪以及含胆固醇高的食品,如猪油、牛油、羊油和奶油等的摄入。但为了保证必需脂肪酸和脂溶性维生素的供给,老年人的脂肪摄入量不应过低,尤其不应完全放弃动物性食品的摄入。

(四) 糖类

老年人糖耐量低,胰岛素分泌减少且对血糖的调节作用减弱,糖代谢能力下降,故糖类供给不宜过高,糖类的组成应以多糖为主,应限制精制糖,如蔗糖、葡萄糖的摄入。多糖类中的膳食纤维对防止老年人便秘、高脂血症、糖尿病和肥胖等均大有益处,故老年人的膳食应有适量的粗粮、蔬菜和水果,以增加膳食纤维的摄入。

(五) 无机盐与维生素

老年人对无机盐和维生素的吸收利用下降,再加上某些特殊代谢的需要,老年人的膳食中无机盐和维生素的供给量都应充足。老年人骨质疏松和缺铁性贫血的发病相当普遍,故应注意多食用牛奶、豆类、肝脏和动物血等食品。维生素E、C及硒被认为有抗氧化作用,老年人抗氧化能力下降,使非传染性慢性病的危险性增加,故从膳食中摄入足够量抗氧化营养素十分必要。另外某些微量元素,如锌、铬对维护正常糖代谢有重要作用。

总之,老年人的膳食安排应以量少质精为原则。食物种类应多样化,主食应粗细搭配,蛋白质来源注重高质量,以豆制品为好,适当摄入动物蛋白。多吃绿叶蔬菜、水果,少吃糖,少吃动物性脂肪。膳食应清淡少盐,并易于咀嚼消化。

第五节 临床疾病营养

一、医院膳食的种类

医院膳食分为基本膳食、治疗膳食和试验膳食。

(一) 基本膳食

按其质地及烹调原则又分为普通饮食、软食、半流质饮食和流质饮食4种。又称为医院的常规饮食。

1. 普通饮食

简称普食。其膳食特点与健康人基本相同。主要适用于不限制饮食,体温正常,消化功能无障碍以及疾病恢复期的患者、产妇等。应用范围最广。

2. 软食

其营养素含量不低于普食,但食物细软、易咀嚼、易消化、少纤维。适用于轻微发烧、消化不良、肠道疾病恢复期患者以及咀嚼不便的老人、幼儿。

3. 半流质饮食

热能含量稍低于普食,食物呈半流质状态,细软少渣,更易于消化。适用于发烧、消化道疾病、口腔疾病、咀嚼吞咽困难等病人。宜采用少量多餐次形式进食。

4. 流质饮食

系极易消化、含渣很少、呈流体状态的饮食。所供给的热能、蛋白质及其他营养素均较缺乏,属不平衡膳食,故不宜长期使用。根据组成的不同,又可分为流质、清流质、浓流质、冷流质和不胀气流质5种。高热、急性传染病、病情危重及大手术后宜进流质;食管及胃肠道大手术前后宜进清流质;口腔手术后吞咽困难宜进浓流质;扁桃体术后宜进冷流质;腹部手术后宜进不胀气流质,即忌蔗糖、牛奶、豆浆等产气食品的流质。

(二) 治疗膳食

即根据病情的需要,调整膳食中热能、蛋白质、脂肪、无机盐和膳食纤维等营养素的含量或比例,用于疾病的辅助治疗。如高热能、低热能膳食,前者适用于结核病、甲亢及恢复期病人,后者则适用于肥胖等需减体重者;高蛋白、低蛋白膳食,前者适用于贫血、营养不良、烧伤、手术前后及癌症患者,后者适用于急性肾炎、尿毒症及肝功能衰竭者;少盐(食盐<3g/d)、无盐、低钠(Na<500 mg/d)膳食,适用于心肾疾病、高血压、浮肿、肝硬化和先兆子痫等症;少油及低胆固醇(<300 mg)膳食,适用于肝、胆、胰疾患及心血管疾病患者;低嘌呤膳食(<150 mg),适用于痛风症患者;限制苯丙氨酸膳食,适用于苯丙酮尿症患者。

(三) 试验膳食

即用特定的膳食帮助临床试验的顺利进行,辅助临床诊断。如胆囊造影试验膳食、隐血试验膳食、消化道内镜检查膳食、肌酐试验膳食和甲状腺 ^{131}I 试验膳食。

二、常见临床疾病的营养治疗

(一) 肝脏疾病

肝脏是消化系统最重要的脏器之一,是各种物质代谢的中心。常见的肝脏疾病有肝炎、肝硬化、肝昏迷及脂肪肝等。其膳食调理的原则为避免肝脏的负担与伤害,促进肝脏组织的再生,促进肝脏功能的恢复。

1. 热能

热能对肝细胞再生和肝功能恢复是有利的,它不仅能保证肝脏活动有足够的能量,还能节约蛋白质用于肝细胞再生。但过量的热能易致肥胖,而肥胖常常是引发脂肪肝的主要原因。研究资料表明,肝炎恢复期发生脂肪肝与高热量饮食有密切关系。

2. 蛋白质

蛋白质是肝细胞再生的主要原料,一般肝脏病人的蛋白质供给量应高于健康人(1.5~2 g/kg 体重),特别在慢性肝炎,肝硬化合并腹水,血浆蛋白降低的情况下,应给予高优质蛋白的饮食(2~3 g/kg 体重)。但需要密切观察血氨变化,一旦有血氨增高,出现肝昏迷,应立即减量或暂时停止供给蛋白质。肝病患者膳食蛋白质宜多供给含支链氨基酸(缬氨酸、亮氨酸、异亮氨酸)多的食物,如鱼、虾、鸭、去皮鸡肉、牛奶、黄豆、玉米、小米和菜花等,要少吃鸡皮、猪肉、牛肉、羊肉和兔肉等含芳香族氨基酸(苯丙氨酸、酪氨酸、色氨酸)多的食物。严重肝昏迷时,应暂时禁用含氨较多的动物蛋白质,而以植物蛋白质补充,待病情允许再逐渐由少量开始增加含氨较少的动物蛋白质,如奶类、蛋类。

3. 脂肪和糖类

其摄入可视病情适当调整。对脂肪肝患者,应强调低脂肪、低糖类饮食,尤其应限制饱和脂肪酸和精制糖的摄入。但对于其他肝病,为了保证有足够的肝糖原储备以保护肝脏、维持肝功能,为了保证必需脂肪酸和脂溶性维生素的供给,不必过分限制脂肪和糖类的摄入,只要总热能摄入量是合适的。

4. 维生素和无机盐

肝脏病人应增加各种维生素的摄入量,尤其是 B_1、B_2、C。对慢性肝病患者,尚需注意脂溶性维生素的补充。对肝硬化合并腹水或水肿的患者应严格控制钠盐的摄入,必要时采用无盐饮食。其他无机盐和微量元素的供给量不应低于一般人群。

5. 肝脏病人严禁饮酒及含酒精的饮料

(二) 肾脏疾病

肾脏是机体物质代谢的重要器官,无论何种类型的肾脏疾病都与营养素代谢密切相关。合理的膳食调理可减轻肾脏负担,防止代谢产物蓄积和电解质紊乱,促进康复。

1. 蛋白质

供给量根据病情而定。在急性肾炎的初期,为了减轻肾脏负担,应限制蛋白质摄入量不超过 0.5 g/kg 体重,待尿量增加,病情好转,再逐步增加至 0.8 g/kg 体重。肾病综合征病人常有大量蛋白尿,并因此而引起浮肿和低蛋白血症,在无肾功能衰竭的情况下,应采用高蛋白饮食(1.5~2 g/kg 体重),并尽量选用含必需氨基酸多、非必需氨基酸少的优质蛋白质,如鸡蛋、牛奶、瘦肉和鱼等,不宜选食豆类及其制品,优质蛋白应占蛋白总量的 60%~70%。一旦出现氮质血症及肾衰,必须限制蛋白质的摄入,但摄入的必须是高利用率的优质蛋白质,最好来源于鸡蛋和牛奶,并要求随着肾功能的恢复及时增加蛋白质的摄入量。

2. 钠盐

肾脏病合并浮肿、高血压及心衰时要限制钠盐的摄入,根据病情、尿量和水肿情况给予低盐、无盐或低钠饮食。同时还要限制饮水。

3. 热能

因患者为卧床休息,供给热能要满足需要但不必过高,每天 6 688~8 360 kJ(1 600~2 000 kcal)。应以糖类和脂肪为主要来源,要避免蛋白质作为热能的过多消耗。

4. 维生素和无机盐

肾脏病人膳食中应富含各种维生素,如 A、B_1、B_2、C 等。维生素 C 在抗过敏性炎症方面有良好作用,可多量供给,最好>300 mg/d。长期大量蛋白尿,易使钙磷缺失,导致骨质疏松,故必须注意钙的补充。肾脏病人常伴有贫血,故应多摄入富含铁、叶酸及 B 族维生素的食物,如动物肝脏、绿叶蔬菜等。

(三) 糖尿病

饮食治疗对任何类型的糖尿病都是行之有效的、最基本的治疗方法。合理的饮食调整可以减轻胰岛负担,缓解临床症状,减少临床用药,减轻或预防并发症发生,对于轻型患者甚至能完全控制病情。

1. 热能

合理控制热能是糖尿病营养治疗的首要原则。应根据病人的营养状况、年龄、性别、体重、从事的活动以及血糖、尿糖、有无并发症等情况具体计算每日热能需要量,并严格按照需要量调节热能的供给。肥胖病人应控制热能摄入,特别是来自脂肪和糖类的热能,使体重降至标准水平。体质消瘦者应提供足够热能,使体重恢复正常。一般正常体重的轻体力劳动者以每千克体重 125.4~146.3 kJ(30~35 kcal)计。

2. 糖类

近代研究表明,在合理控制总热能的基础上给予"高"糖类饮食(占总热量的 55%~60%),不仅能改善糖耐量,而且也不增加胰岛素用量,因此,不必像过去那样严格限制糖类的摄入量,只要总热能的摄入量是合适的。中等体力劳动者每日可摄入 250~350 g,折合粮食约 300~400 g,对肥胖者应适当减少。需要限制的是糖尿病人糖类的食物来源,最好全部来自多糖,而且以粗粮代替精制粮。必须严格限制单糖及双糖的使用,因其吸收迅速,易引起血糖的突然升高。如一定要吃甜食,可以甜味剂代替。如食用水果,应适当减掉部分主食,时间最好放在两餐之间。需注意,糖类摄入量过低(如少于 100 g/d),可引起体内脂肪过度分解,导致酮症酸中毒。

3. 蛋白质

糖尿病病人体内糖原异生作用旺盛,蛋白质消耗量大,故应适当增加蛋白质供给。以占总热量的 15%～20% 为宜,并尽量多选用优质蛋白质。如并发其他消耗性疾病,如感染、肾炎、营养不良等,在肝肾功能及代谢情况允许下,还可酌情增加。但有肝昏迷、尿毒症等病症时应予限量。

4. 维生素与无机盐

维生素与糖尿病关系密切,尤其是 B 族维生素、维生素 C 和维生素 A。无机盐 Ca、P、Cu、I、Zn、Mg、Cr 和 Co 等元素均应在膳食中适当增加。应适当限制钠盐摄入,以防止和减轻高血压、冠心病、肾功能不全等并发症。

5. 膳食纤维

膳食纤维具有降低血糖的功效,尤其是具有凝胶特性的果胶、豆胶、海藻胶等。它们能降低餐后血糖高峰,减少 24 小时尿糖总量,降低胰岛素需要量,还能满足病人的饱腹感。因此,糖尿病人应多摄入含膳食纤维高的蔬菜、瓜果,如鲜豆荚、柠檬、橙、魔芋、海带和胡萝卜等,有人建议每日供给量为 40 g。富含膳食纤维的食物最好与富含糖类的食物一起食用,效果更好。

6. 餐次

为减轻胰岛负担,使之合理分泌胰岛素,糖尿病人一日至少进食三餐,而且要定时定量。用胰岛素治疗的病人还应在正餐之间增添加餐(但总进食量不变),这是防止低血糖行之有效的措施。少食多餐对血糖控制有利。

三、危重病人的营养支持

(一) 管喂饮食

又称匀浆膳。是将多种食物根据平衡膳食的原则合理混合配制成营养丰富的匀浆食物,通过管道输入病人消化道。每日食谱应包括米、面、肉、奶、蛋、豆、菜、糖、油和盐,并应注意相互比例。管喂饮食能供给病人充足的蛋白质、脂肪、糖类与热能,基本满足病人的营养需要。适用于不能或不愿进食但消化道吸收功能良好的病人。如意识障碍、口腔及颜面烧伤和食道手术后等。

(二) 要素饮食

又称要素膳(elemental diet, ED)。是以人体营养素需要量为依据,采用氨基酸或蛋白水解液、糖类、脂肪、维生素、无机盐及微量元素等纯营养素按合理配方、人工配制而成的营养齐全且极易于吸收的完全肠内营养(total enteral nutrition, TEN)制剂。一般以粉状保存,溶于水后即成为液体或稳定的脂肪悬浮液。可经口服、管饲或胃肠造瘘滴注供给病人。要素膳能基本满足人体的营养需要,其所含的营养素都是不需要再消化和残渣很少的成分。通过要素饮食可以使不能或不愿摄食或不能消化正常膳食而有部分胃肠功能的病人得到适当的营养支持,尤其对胃肠瘘、短肠综合征、胰腺炎、肠炎和创伤外科的病人更有价值。

(三)完全胃肠外营养

完全胃肠外营养(total parenteral nutrition,TPN)是通过胃肠道以外途径(周围静脉或中心静脉),以浓缩形式输入病人所需的全部营养物质。由于胃肠外营养液是越过小肠黏膜和肝脏,直接进入人体的组织和器官,所以对其组成要求很高。一般用糖和脂肪作为热源,适当氨基酸作为氮源。必需和非必需氨基酸、氮和热能、氮和钾等都应保持一定比例,其他无机盐、微量元素和各种维生素必须全面而平衡。尽管其适用于肠瘘、创伤、肿瘤等范围广泛的临床病症,但由于费用昂贵、医疗护理技术要求高,一般仅在病人胃肠道完全不能耐受食物时才使用。

以上营养支持的方式可单独使用,也可联合使用。通常是选择最简单、最有效、最符合病人生理需求、又能达到营养支持目的的方法。多年临床实践表明,胃肠道内营养,仍是人类固有的消化吸收营养素的最佳途径。通过胃肠道的选择、重组,不仅能使提供的营养素安全经济、利用更好,而且可以维持胃肠道功能和结构的完整。因此,在选择临床营养支持时,只要胃肠道功能良好,病人可以耐受,应首先考虑肠内营养,必要时可以考虑两者结合使用,互为补充。

(吴 杰)

第九章

食品卫生与健康

第一节 食品污染

食品在生产(种植、养殖)、加工、运输、贮存、销售、烹调等各个环节,混入、残留或产生各种不利于人体健康、影响其食用价值与商品价值的因素,均可称为食品污染。但不包括作为食品组成成分、天然存在的有害物质。根据污染食品有害因素的性质,食品污染可分为生物性污染、化学性污染和放射性污染三大类。生物性污染主要指微生物、寄生虫和虫卵、昆虫的污染;化学性污染涉及范围较广,情况较复杂,来源主要有农药及化肥、工业三废、食品添加剂和在食品加工贮存中产生的物质以及食品容器和包装材料等;放射性污染主要是来自放射性矿物的开采、冶炼和各种用途中对食品的污染,特别是半衰期较长的放射性核素污染有重要意义。食品污染对人体健康造成的危害不容忽视,除了急性损害、慢性损害外,还可出现致突变作用、致畸作用和致癌作用,因此必须采取积极措施来防止食品污染。下面介绍几种重要的食品污染。

一、农药残留

(一)农药污染食品的途径

食品中的农药残留可以来自施药后对农作物的直接污染;可以来自农作物从污染的环境(土壤、水、空气)中吸收;也可以由于在粮食、蔬菜、水果贮藏时使用农药不当。畜禽产品的农药主要来自饲料和对畜禽体及厩舍使用农药等。食品在运输过程中也可能受到农药污染,如运输工具受污染后未经洗消就用来运输食品。此外,还有事故性污染,如错用农药,乱放农药常常引起食品严重污染。

(二)控制农药污染食品的措施

1. 农药注册登记

我国于1982年颁布了《农药登记的规定》,凡用于防治农、林、牧业的病、虫、杂草和其他有害生物及调节植物生长的农药品种均属农药规定管理范围,未经批准登记的农药不得生产、销售和使用。

2. 制订农药安全使用标准及规范

1982年我国农、牧、渔业部和卫生部颁布了《农药安全使用规定》,在规定中将农业生产上常用农药分为高、中、低毒性三类,并规定了各农药品种的使用范围。1984年农、牧、渔业部颁布了《农药安全使用标准》,对16种主要作物和29种主要农药规定了最高用药量或最低稀释倍数、最多使用次数以及施药距收获期的安全间隔天数,以保证食品中农药残留不超过最大容许残留量。

3. 加强农药的安全运输与保管

农药在运输的过程中不得与粮食及其他食品混合装载。被农药污染的地面、包装材料及运输工具应及时处理。农药的保管应专人、专仓、专箱,不可与粮食、蔬菜、瓜果、饲料等混放,以防止误食误用。

4. 加强农药残留量监测

制订食品中农药容许残留量,加强食品中农药残留量监测

5. 开发高效、低毒、低残留新农药

开展高效低毒、低残留新农药的研究和推广,限制和停止使用高毒长残留的农药

二、黄曲霉毒素

霉菌(eumycetes)在自然界广泛存在,大多数对人体无害,但某些霉菌的产毒菌株污染食品后,在适宜条件下可产生霉菌毒素(mycotoxin),危害人畜健康。其毒作用可表现为肝脏毒、肾脏毒、神经毒、皮肤毒、生殖系毒等。有的霉菌毒素还具有致癌、致畸、致突变作用。目前已知的霉菌毒素约200种。其中与食品关系比较密切比较重要的有黄曲霉毒素、赭曲霉毒素、杂色曲霉素、岛青霉素、黄天精、环氯素等。现重点介绍黄曲霉毒素如下。

(一) 黄曲霉毒素结构与特性

黄曲霉毒素(aflatoxin,AF)是一类结构类似的化合物,均为二呋喃香豆素的衍生物。主要的黄曲霉毒素有 B_1、B_2、G_1、G_2 及其代谢产物 M_1、M_2、GM_1、P_1 等。其毒性与结构有关,凡二呋喃末端有双键者毒性较强,并有致癌性,如 B_1、G_1 和 M_1。在天然污染的食品中以 B_1 最多见,而且毒性和致癌性也最强。黄曲霉毒素主要污染粮油及其制品,其中花生和玉米污染最严重。

黄曲霉毒素难溶于水,易溶于甲醇、氯仿等有机溶剂。黄曲霉毒素耐热,在280℃,才完全被破坏。在 pH 1~3 的强酸溶液中黄曲霉毒素稍有分解,在 pH 9~10 的强碱中能迅速分解破坏。低浓度的黄曲霉毒素易被紫外线破坏。

(二) 毒性

黄曲霉毒素是一种毒性极强的剧毒物,其对动物的毒性因不同种类动物而有很大的差异。最敏感的动物是鸭雏,其 AFB_1 LD_{50} 为 24 mg/kg。人的中毒症状主

要为发热、食欲不振、继而出现黄疸,重者可出现腹水。部分病例有肝大及压痛。尸检发现主要病变在肝脏,有炎性反应、出血、坏死、肝细胞脂肪变性及胆管增生。慢性中毒时,肝脏出现亚急性或慢性损害。

(三) 致癌性

动物实验证明,长期摄入低剂量或短期摄入高剂量的黄曲霉毒素,均可诱发肝癌,诱发肝癌成功的动物有鳟鱼、鸭、鸡、大鼠、小鼠、豚鼠、猫、狗、兔、雪貂、羊、猴。黄曲霉毒素的致癌性很强。它不仅主要致动物肝癌,在其他部位也可致肿瘤,如胃、肾、直肠、乳腺、卵巢、小肠等部位肿瘤。

国内外流行病学调查发现,凡食物中黄曲霉毒素污染严重和人类实际摄入量较高的地区,肝癌发生率也较高。

(四) 防霉去毒措施

1. 防霉

影响霉变的三个主要因素为温度、湿度和氧气,如确能有效控制三者之一即可达到防霉。但一般情况下主要是粮食收获后迅速降低粮粒水分至安全水分以下,如能采取机械烘干则是最有效的防霉措施。此外,在收获、贮藏及运输过程中,保持粮粒的完整性,对防止霉菌的侵染也有一定的作用。化学防霉剂,γ 射线照射,选用和培育粮油品种等均有一定的防止作用。

2. 去毒

粮食已被黄曲霉污染并产生毒素后,应设法将毒素破坏或去除。当前实际应用的有以下几种:①挑除霉粒:适用于花生,去毒效果较好。②碾轧加工及加水搓洗:一般适用于受污染的大米,因毒素主要集中于米糠及大米表层。③脱胚去毒:适用于玉米,因毒素主要集中于玉米胚部。④加碱破坏毒素:适用于植物油。⑤其他:如紫外线照射、活性白陶土吸附、高温处理等方法亦有一定效果。

3. 加强食品卫生监督检测工作

我国食品中 AFB_1 允许量标准(GB2761-81)规定如下:玉米、花生仁、花生油不得超过 20 $\mu g/kg$;玉米及花生仁制品(按原料折算)不得超过 20 $\mu g/kg$;大米、其他食用油不得超过 10 $\mu g/kg$;其他粮食、豆类、发酵食品不得超过 5 $\mu g/kg$;婴儿代乳食品不得检出。

三、N-亚硝基化合物

(一) 种类及理化性质

N-亚硝基化合物,根据其化学结构可分为二大类:①亚硝胺(nitrosamine)基本结构为 ${R_1 \atop R_2}{>}N-N=O$,其 R_1 与 R_2 为烷基或芳基。②N-亚硝酰胺(N-nitrosamide)基本结构为 $R_1R_2CO{>}N-N=O$。亚硝胺不易水解,在中性及碱性环境较稳定,但在酸性溶液及紫外线照射下可缓慢分解,亚硝酰胺性质较亚硝胺活泼,在酸性及碱性溶液中和紫外线下均不稳定。

(二) 来源与合成

食物中 N-亚硝基化合物天然含量极微,但可通过各种污染途径进入食物,也可由食物中广泛存在的亚硝基化合物前体物在适宜条件下生成。

N-亚硝基化合物的前体物:凡含有 —N— 结构的均有可能与亚硝基化剂反应。除仲胺、酰胺外,伯胺、叔胺、季胺、氨基甲酸酯、胍类、氨基酸、肌酸、精素(spermine)和磷脂等都有可能参与反应。亚硝基化剂,除亚硝酸盐外,还有—NO、N_2O_3、NO_2/N_2O_4、NO 等。

影响亚硝基化的因素:胺的种类、前体物的浓度、氢离子浓度以及某些微生物的存在,都对合成量、速度有影响。伯胺、叔胺亚硝基化速度较仲胺慢。胺类的碱性愈强愈难离解,也越不易亚硝基化,但在有硫氰酸盐存在时,其反应速度也加快。大肠杆菌、普通变形杆菌、黏质沙雷氏菌等硝酸盐还原菌亦可将仲胺及硝酸盐合成亚硝胺,某些霉菌,如黄曲霉、黑曲霉、白地霉也可促进合成。

动物性食品在腌制时,如已不新鲜或用粗盐腌制或人为添加发色剂均可使腌制品中有较大量的亚硝基化合物。曾测得香港咸海鱼的二甲基亚硝胺含量高达 $10\sim100\ \mu g/kg$。油煎咸肉等高热蛋白质分解产物中亚硝基吡咯烷含量增高。而其来源与转亚硝基(transnitrosation)有关。

食品霉变也可由于黑曲霉、串珠镰刀菌等生长繁殖时而使食品仲胺与亚硝酸盐均增高。在适宜条件下,这些化合物可形成亚硝胺。在啤酒生产过程中,当直火烘烤大麦芽时,气态氮氧化物作用于大麦碱,合成二甲基亚硝胺,已引起重视。

此外,人体内也可合成亚硝胺,其适宜 pH<3,正常人胃液 pH 一般为 1~4。因此,人体合成亚硝胺的主要部位是胃。胃酸缺乏的人,胃液 pH 高,当 pH>5 时,含有硝酸盐还原酶的细菌具有高度代谢活性,使硝酸盐还原为亚硝酸盐,提高了反应物的浓度,也有利于亚硝胺在胃内的合成。

(三) 致癌性

N-亚硝基化合物具有强烈的致癌性,已知可致多种动物,多种器官组织产生肿瘤;少量多次长期摄入或一次冲击剂量均可致癌。至今尚未发现有一种动物对 N-亚硝基化合物的致癌作用有抵抗力。N-亚硝基化合物还可通过胎盘或乳汁使子代动物致癌。国内外的一些流行病学调查资料也证明人类的某些癌症可能与 N-亚硝基化合物有关。

某些 N-亚硝基化合物还具有致突变、致畸作用及胚胎毒性。

(四) 预防亚硝基化合物危害的措施

(1) 在食品加工时,应保证食品新鲜,防止微生物的污染;尽量在低温下贮存食品。

(2) 控制食品加工中硝酸盐和亚硝酸盐的使用量,以减少亚硝基化前体的量。

(3) 生产啤酒用的麦芽在烘烤时,提倡使用间接加热法。豆类食品的干燥也要避免直接加热,以减少亚硝胺的形成。

(4) 农业用肥被认为与蔬菜中亚硝酸盐和硝酸盐含量有关,而干旱地区,常是蔬菜中硝酸盐类含量增高的原因之一。施用钼肥及多浇水防止干旱有利于降低硝酸盐含量。

（5）多食富含维生素C的蔬菜及水果，以阻断体内亚硝基化合物的形成。尽量少用腌制和酸渍食品。

（6）在日光下曝晒促使亚硝基化合物光解破坏。并可减少细菌及霉菌，以避免亚硝基化合物的形成。注意口腔卫生，能减少唾液中亚硝酸盐的浓度。

四、食品添加剂

（一）食品添加剂定义及种类

食品添加剂（food additives）是指为改善食品品质、色、香、味以及防腐和加工工艺的需要而加入食品中的化学合成物质或天然物质。

食品添加剂按其来源分为天然与合成两类。前者主要来自动、植物组织或微生物的代谢产物。后者系人工化学合成物质。食品添加剂按不同的用途可分为防腐剂、抗氧化剂、着色剂、发色剂、漂白剂、调味剂、凝固剂、乳化剂等。

（二）食品添加剂的使用原则

由于食品添加剂毕竟不是食品的天然成分，在一定范围内使用一定剂量，虽然对人无害，但如无限制的使用，也可能引起各种形式的毒性表现。因此必须对食品添加剂进行严格管理，发挥其有利作用，防止其不利影响，这是食品卫生工作的重要内容。

随着食品工业和化学工业的发展，食品添加剂的种类和数量越来越多。加之，随着食品毒理学方法的发展，原来认为无害的食品添加剂近年来又发现可能存在慢性毒性、致癌作用、致畸作用及致突变作用的潜在危害。因此，为确保食品添加剂的食用安全，使用添加剂应该遵循以下原则。

（1）食品添加剂应经过《食品安全性毒理学评价程序》的评价，在使用限量范围内长期使用，应对人体安全无害。

（2）食品添加剂在进入人体后，最好能参加人体正常的物质代谢；或能被正常解毒过程解毒后全部排出体外；或因不能被消化道吸收而全部排出体外。

（3）食品添加剂应有严格的质量标准，其有害杂质不得超过允许限量。

（4）食品添加剂加入后对食品的营养成分不应有破坏作用。

（5）不得由于使用食品添加剂而降低良好的加工措施和卫生要求。

（6）使用时必须符合《食品添加剂使用卫生标准》和《食品添加剂卫生管理办法》。严格控制使用范围及最大使用量，不得使用规定以外的食品添加剂，不得任意提高最大使用量。禁止利用食品添加剂掩盖食品的缺陷或作为伪造的手段。未经卫生部允许婴儿及儿童食品不得加入食品添加剂。

第二节 食物中毒及其预防

一、食物中毒的概念、特征和分类

(一) 概念

凡是进食被致病菌及其毒素、真菌毒素、化学毒物所污染的食物,或因误食含有自然毒素的食物,所引起的急性或亚急性中毒性疾病,统称为食物中毒(food poisoning)。

(二) 特征

潜伏期短,起病急,常在短时间内大量病人同时突然出现;临床表现相似,且多见胃肠道症状;发病者均与某种食物有明确的联系,停止食用该种食物后,发病即停止;一般人与人之间不传染,发病曲线呈现骤升骤降的趋势,没有传染病流行时的余波。

(三) 分类

通常食物中毒按病原分为以下四类。

(1) 细菌性食物中毒:沙门氏菌属、致病性大肠杆菌、副溶血性弧菌、变形杆菌属、产气荚膜杆菌、葡萄球菌肠毒素、肉毒毒素等引起的食物中毒。

(2) 有毒动植物中毒:河豚鱼、鱼类组胺、毒贝、雪卡毒素、毒蕈、木薯、四季豆、发芽马铃薯等中毒。

(3) 化学性食物中毒:金属、类金属及其化合物、亚硝酸盐、农药等中毒。

(4) 原因不明的食物中毒

二、细菌性食物中毒

(一) 沙门氏菌属食物中毒

1. 病原

沙门氏菌属有 2 000 个血清型,我国已发现 100 多个血清型,引起食物中毒最常见的为鼠伤寒沙门氏菌($S.\ typh\ murium$)、猪霍乱沙门氏菌($S.\ cholerae\ suis$)、肠炎沙门氏菌($S.\ enteritidis$)。沙门氏菌为革兰氏阴性杆菌,不耐热,55℃ 1 小时或 60℃ 15~30 min 可被杀灭,100℃ 立即死亡。可在水、肉类、乳类和蛋类中生存数周至数月。该菌在适宜的基质上,20~37℃条件下可迅速繁殖,经 2~3 小时即可达到引起中毒的细菌数量。

2. 引起中毒的食品

主要为畜、禽肉类,其次是蛋类、奶类及其他动物性食品。畜禽的肉及内脏中的沙门氏菌可来自生前感染,亦可来自宰后污染。蛋类可在卵巢和产蛋过程中被污染。患沙门氏菌病牛羊的奶中可有大量沙门氏菌或受到带菌挤奶员、不卫生的容器具的污染。

3．中毒机制

大量沙门氏菌进入机体后,可在肠道内继续繁殖并通过淋巴系统进入血液,引起全身感染。同时,沙门氏菌被破坏后释放内毒素,使体温升高,胃肠道蠕动增速,出现呕吐、腹泻,亦协同活菌侵犯肠黏膜引起充血、水肿等病理改变。沙门氏菌也产生肠毒素,抑制肠黏膜对钠和水分的吸收,促进肠液与氯离子的分泌,引起腹泻。

4．临床表现

潜伏期数小时至3天,一般为12～24小时。主要症状为发热、恶心、呕吐、腹痛、腹泻,大便为黄绿色水样便,偶带脓血。病程3～5天,大多数患者预后良好。除上述胃肠炎型外,还可表现为类霍乱型、类伤寒型、类感冒型、败血症型。

(二) 致病性大肠杆菌食物中毒

1．病原

大肠杆菌($Escherichia\ coli$)为革兰氏阴性杆菌,是人和动物肠道内的正常细菌,它周身有鞭毛,能运动,通常无致病性。但致病性大肠菌株能侵入人体的肠黏膜上皮细胞,具有痢疾杆菌样致病力,可引起食物中毒。另有产肠毒素大肠杆菌,其产生的肠毒素有两种,即60℃加热30 min失活的LT不耐热性肠毒素和耐100℃加热30 min的ST耐热性肠毒素,这两种肠毒素均能导致人体中毒。

2．引起中毒的食品

各类食品均可受到致病性大肠杆菌污染,其中主要以肉类、水产品、豆制品、蔬菜,特别是熟肉类及凉拌菜常见,由于加热不彻底或生熟食品交叉污染该菌都可引起食物中毒。

3．发病机制

致病性大肠杆菌食物中毒的发生是由于大量致病性活菌侵入肠道引起,随食物摄入1～2亿个致病性大肠杆菌活菌就能引起食物中毒。产肠毒素大肠杆菌的表层有肠道内定位因子,能在肠道内定居繁殖引起肠道感染并释放出肠毒素,肠毒素与肠黏膜上皮细胞结合,使肠黏膜上皮细胞内的腺苷酸环化酶活化,细胞内环状AMP增加,导致肠道内液体贮留,发生水样腹泻。

4．临床表现

1) 急性菌痢型:主要症状为腹痛、腹泻、里急后重、体温38～40℃,呕吐较少,大便为伴有黏液脓血的黄色水样便,病程约7～10天。

2) 急性胃肠炎型:因肠毒素引起中毒者以此型症状为主,潜伏期4～48小时,主要症状为食欲不振、剧烈腹痛、呕吐和腹泻,腹泻1～2天,每天达5～10次,呈米泔水样便,无脓血。重度脱水者可发生循环衰竭。

(三) 葡萄球菌肠毒素食物中毒

1．病原

葡萄球菌肠毒素食物中毒是因摄入被葡萄球菌肠毒素污染的食物所引起。能产生肠毒素的葡萄球菌主要是金黄色葡萄球菌($Staph.\ aureus$)和表皮葡萄球菌

(*Staph. epidermidis*)。葡萄球菌广泛分布于自然界,健康人的皮肤和鼻咽部、化脓灶都有该菌的存在。该菌为革兰氏阳性兼性厌氧。在普通培养基上可良好地生长,若在培养基中加入可被分解的糖类则有利于毒素的形成。该菌耐干燥和低温,对热也具有较强的抵抗力,70℃需1小时方可灭活。葡萄球菌肠毒素按其抗原型和等电点的差异分为A、B、C_1、C_2、C_3、D、E、F_8个血清型。除F型外,其余各型均能引起食物中毒,其A、D型较为常见。各型肠毒素以A型毒力最强。葡萄球菌肠毒素耐热性强,破坏食品中的该毒素须加热100℃并持续2小时。

2. 引起中毒的食品

主要为奶及其制品,如奶油糕点、冰淇淋最为常见。此外,剩饭、油煎荷包蛋、糯米凉糕、凉粉和米酒等引起中毒也有报道。

3. 中毒机制

葡萄球菌肠毒素作用于胃肠黏膜,引起充血、水肿、糜烂等病理改变,且引起黏膜细胞分泌功能的改变,加强胃肠蠕动导致腹泻;与此同时,肠毒素作用于腹部内脏,通过感觉刺激,经迷走神经和交感神经腹腔丛到达呕吐中枢,引起呕吐。

4. 临床表现

潜伏期一般为2~4小时,最短1小时,最长为6小时。主要症状为恶心、剧烈而频繁地呕吐,吐物中常有胆汁、黏液和血,同时伴有腹部剧烈疼痛。腹泻为水样便。体温一般正常,偶有低热。病程短,1~2天内即可恢复,预后一般良好。

(四)副溶血性弧菌食物中毒

1. 病原

副溶血性弧菌(*Vibrio parahaemolyticus*)为一种嗜盐性弧菌,革兰氏染色阴性,在含盐3%~4%的培养基中生长良好。副溶血性弧菌抵抗力较弱,56℃加热5 min,或90℃加热1 min,或2%醋酸处理5 min或50%的食醋中1 min均可将其杀灭。

2. 引起中毒的食品

副溶血性弧菌存在于近岸海水、海底沉积物和鱼贝类等海产品中。因此,引起中毒的食品主要为海产食品和盐渍食品。

3. 中毒机制

副溶血性弧菌食物中毒发生的机制多为大量副溶血性弧菌的活菌侵入肠道及所产生耐热溶血素、肠毒素的共同作用。耐热溶血素除有溶血作用外,还具有细胞毒、心脏毒、肝脏毒和致腹泻作用。目前,从该菌培养液中可分离出不耐热溶血素、脲酶,亦与该菌致病性有关。

4. 临床表现

潜伏期为8~40小时,多为14~20小时,主要症状为恶心、呕吐、上腹部阵发性剧烈疼痛、频繁腹泻。腹泻为水样、血水样、黏液或脓血样便,无里急后重。部分病人发冷、发烧。重症者出现脱水,少数有意识不清、血压下降、循环障碍。病程为2~4天,一般预后良好。

(五)肉毒中毒

1. 病原

肉毒梭状芽胞杆菌（*Clostridium botulinum*）为厌氧性革兰氏阳性杆菌，其芽胞对热的抵抗力很强，干热180℃ 5~15 min 或湿热100℃ 6小时，方能杀死芽胞。肉毒梭菌广泛分布于土壤、江河湖海淤泥沉积物、尘土和动物粪便中，鱼贝类中亦有检出。在适宜条件下（适宜的营养基质、无氧、18~30℃），肉毒梭菌可迅速生长繁殖，同时产生肉毒毒素。现已发现有 A、B、C_α、C_β、D、E、F、G 八型毒素，引起人类中毒的有 A、B、E、F 4 型。我国发生的肉毒中毒大部分为 A、B 型所致，少数为 E 型。肉毒毒素不耐热，各型毒素在 80℃ 加热 30 min 或 100℃ 10~20 min 均可完全破坏。

2．引起中毒的食品

可因饮食习惯、膳食组成和制作工艺的不同而有差别。在我国，肉毒中毒 91.48% 由植物性食物引起，8.52% 由动物性食品引起。引起中毒的食品多为谷、豆的发酵食品，如臭豆腐、豆酱、面酱、豆豉等。其次罐头食品、腊肉、熟肉、鱼制品、马铃薯等也有报道。

3．中毒机制

肉毒毒素主要作用于颅脑神经核、神经肌肉接点和植物神经末梢，抑制神经末梢释放乙酰胆碱，导致肌肉麻痹和神经功能不全。病理改变可见脑及脑膜充血、脑内有血栓形成及点状出血等。

4．临床表现

潜伏期 6 小时至半个月，一般为 1~4 天。早期全身疲乏无力、头晕、头痛、食欲不振等，少数有胃肠炎症状。以后出现眼肌及调节功能麻痹的症状，视力模糊、眼睑下垂、复视、眼球震颤、瞳孔放大、辐辏运动不佳等，继之出现延髓麻痹及舌咽神经麻痹的症状，如声音嘶哑、语言障碍、伸舌、咀嚼与吞咽困难、唾液分泌减少、口干、颈肌无力、头下垂、上肢无力等。继续发展可致呼吸肌麻痹，出现呼吸困难、呼吸衰竭。肢体麻痹者少见，患者多神志清楚、不发热。肉毒中毒是细菌性食物中毒症状最重、病死率很高的一种食物中毒。近年来，国内广泛采用多价抗肉毒毒素血清治疗本病，病死率有所下降。病人经治疗，可逐渐恢复健康，一般无后遗症。

（六）细菌性食物中毒的诊断依据

（1）流行特点：中毒者发病急、短时间同时发病，来势凶猛，呈爆发流行。往往为同时用餐者一起发病，中毒者有相似的饮食习惯。中毒的发生多为夏秋季节。

（2）临床表现：符合细菌性食物中毒的临床特征。

（3）中毒食品及污染来源

（4）细菌学及血清学检验结果：对可疑食物、患者的吐泻物进行细菌培养、分离并鉴定菌型，且作血凝集试验。

（5）动物试验：将细菌培养液或外毒素提取液给予动物，观察其有无中毒者类似症状。

（七）细菌性食物中毒治疗原则

1．迅速排出毒物

对中毒患者可催吐、洗胃以促进胃内毒物的排出。清除胃内容物后，给予泻药、灌肠以清除已进入肠道的毒物。可静脉输液增加尿量,无禁忌时,亦可用速尿、甘露醇等利尿剂促进已吸收毒物的排出。

2. 对症治疗

腹痛者给解痉药。血压下降,采用升压药。输液以纠正水、电解质紊乱,抢救呼吸衰竭及循环衰竭病人。

3. 特殊治疗

一般细菌性食物中毒可用抗生素,但葡萄球菌肠毒素中毒时要慎用。肉毒中毒患者应尽早使用多价(A、B、E型)抗毒血清,并可用盐酸胍以促进神经末梢释放乙酰胆碱。

(八) 细菌性食物中毒的预防原则

1. 防止致病菌污染食品

应加强对污染源的管理。做好畜禽宰前、宰后的卫生检验,防止感染沙门氏菌的病肉进入市场。对海产品应加强卫生管理,防止污染其他食品。化脓性疾患或上呼吸道感染的患者,在治愈前不能参加接触食品的工作。

严防食品在加工、贮存、运输、销售过程中被病原体污染。盛装食品的容器、砧板、刀具等应生熟食严格分开使用,而且要定期消毒,防止交叉污染。生产场所、厨房、食堂要有防蝇、防鼠设备。严格遵守饮食行业和炊事人员的个人卫生制度。

2. 防止致病菌的生长繁殖及毒素的形成

采用低温、脱水、盐腌、糖渍及高温灭菌方法保存食品。尽量缩短食品存放时间。

3. 彻底加热杀灭致病菌及破坏毒素

烹调时要煮熟、煮透,加热时间要充足,防止里生外熟。剩余饭菜应彻底加热后再吃。

4. 执行卫生法规及管理条例

食品企业、饮食行业、集体食堂均应严格遵守《中华人民共和国食品卫生法》并执行《食品卫生管理条例》。

三、非细菌性食物中毒

(一) 河豚鱼中毒

河豚是一种味道鲜美但含有剧毒物质的鱼类。我国沿海各地及长江下游均有出产。

1. 有毒成分

河豚鱼所含的有毒成分为河豚毒素(tetrodotoxin),是一种神经毒素。对热稳定,需220℃以上方可分解,盐腌、日晒亦不能破坏。但在pH7以上和pH3以下不稳定。河豚鱼的肝、脾、肾、卵巢、卵子、睾丸、皮肤、血液及眼球等都含有毒素,其中以卵巢最毒,肝脏次之。新鲜洗净的肌肉一般不含毒素,但如鱼死后较久,内脏毒素可渗入肌肉中。有的河豚鱼品种,如豹纹东方鱼鲀、星点东方鱼鲀、虫蚊东方鱼鲀等肌肉亦有毒素。每年春季 2~5 月为河豚鱼的生殖产卵期,此时含毒最多,因此春季最易发生中毒。

2. 中毒机制

河豚毒素主要作用于神经系统,可引起中枢神经系统兴奋性障碍,对呼吸中枢有特殊的抑制作用。同时阻断神经肌肉间的传导,使随意肌进行性麻痹,且对感觉神经也有传导阻滞。在心血管方面可导致外周血管扩张而使血压急剧下降。

3. 中毒症状和急救

河豚鱼中毒发病急速而剧烈,潜伏期很短,一般在食后 10 分钟至 3 小时即发病。病情发展迅速,初起感觉全身不适,出现胃肠症状,口唇、舌尖及手指末端刺疼、发麻,随后感觉消失而麻痹。接着肌肉运动障碍,眼睑下垂,四肢无力,逐渐失去运动能力,身体摇摆以至平衡失调,最后全身麻痹呈瘫痪状态。一般预后不良,常因呼吸麻痹、循环衰竭而死亡。所以,一旦发生河豚鱼中毒,必须迅速进行抢救,以催吐、洗胃和泻下为主。同时静脉补充液体以促进毒素的排泄及维持水、电解质平衡。呼吸困难者可用山梗茶碱、尼克刹米等药物注射。肌肉麻痹可用番木鳖碱。目前尚无特殊解毒药。

4. 预防

进行宣传教育,说明误食河豚鱼的危害性,打消侥幸心理。加强管理,严禁出售鲜河豚,不整包零售海杂鱼。新鲜河豚鱼统一加工处理,经鉴定合格后方可出售。

(二) 毒蕈中毒

毒蕈是指食后可引起中毒的蕈类。在我国可食用蕈近 300 种,有毒蕈类约 80 多种,其中含有剧毒毒素的不到 10 种。毒蕈中毒常散发于高温多雨季节。毒蕈的有毒成分比较复杂,往往一种毒素含于几种毒蕈中或一种毒蕈又可能含有多种毒素。几种有毒成分同时存在时,有的互相拮抗,有的互相协同,因而症状较为复杂。并且毒蕈含有毒素的多少又可因地区、季节、品种、生长条件的不同而异。个体体质、烹调方法和饮食习惯以及是否饮酒等,都与能否中毒或中毒轻重有关。

1. 有毒成分和中毒特征

由于毒蕈种类繁多,其有毒成分和中毒症状各不相同,因此一般根据所含有毒成分和中毒的临床表现,大体可将毒蕈中毒分为 4 种类型:

(1) 胃肠炎型:毒粉褶蕈、毒红菇、鬼伞等引起。有毒成分可能为类树脂物质。中毒的潜伏期为 10 min~6 h,主要症状为急性胃肠炎的表现,病程短,预后良好。

(2) 神经精神型:毒蝇伞、豹斑毒伞、角鳞灰毒伞、大花褶伞、毒牛肝蕈等引起。有毒成分为毒蝇碱(muscarin)、蜡子树酸、光盖伞素及脱磷酸光盖伞素、幻觉原。此型中毒潜伏期一般为 0.5~4 小时,最短可在食后 10 min 发病。中毒症状除有肠胃炎外,主要有副交感神经兴奋症状,如流涎、流泪、大量出汗、瞳孔缩小、脉缓等。重症者出现谵妄、精神错乱、幻视、幻听、狂笑、动作不稳等。此型中毒病程短,大约 1~2 天可恢复,无后遗症。死亡率低。

(3) 溶血型:由鹿花蕈引起,其溶血症状由鹿花蕈素所致。其他原浆毒毒素类亦可引起溶血型症状,潜伏期6~12小时,除急性胃肠炎症状外,可有贫血、黄疸、血尿和肝脾肿大等。病程2~6天,一般死亡率不高。

(4) 肝肾损害型:此型中毒病情凶险,变化多端,如不及时抢救,死亡率很高。有毒成分主要为毒肽类和毒伞肽类。存在于毒伞属蕈(如毒伞、白毒伞、鳞柄白毒伞)、褐鳞小伞蕈及秋生盔孢伞蕈中。此类毒素为剧毒,可使体内大部分器官发生细胞变性,属原浆毒。此型的临床表现十分复杂,按其病情发展分为6期:①潜伏期:食毒蕈后6~7小时即可发病,但以10~24小时发病占大多数。②胃肠炎期:多在1~2天后缓解。③假愈期:胃肠炎症状缓解后,病人无明显临床症状,仅有乏力、食欲减退。轻症病例由此进入恢复期,严重病例则进一步发展为内脏损害期。④内脏损害期:严重中毒病人在发病后2~3天出现肝、肾、心等内脏损害。以肝损害最严重。⑤精神症状期:多数病人继内脏损害期后,出现烦躁不安、表情淡漠、思睡、继而出现惊厥、昏迷甚至死亡。⑥恢复期:经积极治疗2~3周后可进入恢复期。

2. 急救治疗原则

发生毒蕈中毒后,应及时采取催吐、洗胃、导泻、灌肠等措施,迅速排出胃肠道中尚未吸收的有毒物质。即使已食入下一餐饭,也不应放弃洗胃。洗胃后可给予活性炭吸附可能残留于胃内的毒物。对于各型毒蕈中毒,应根据不同症状和毒素情况进行治疗。例如毒蝇伞蕈引起的神经精神型可采用阿托品治疗。溶血型毒蕈中毒可用肾上腺皮质激素。对肝肾损害型可用二巯基丁二酸钠或二巯基丙磺酸钠解毒,并采取保肝疗法及其他对症措施。

3. 预防

广泛宣传毒蕈中毒的危险性,提高广大群众对毒蕈的识别能力,对不认识和未食用过的蕈类,不要采取和食用,毫无识别毒蕈经验者,千万不要自采蘑菇。

(三) 含氰甙植物中毒

1. 有毒成分和中毒机制

许多高等植物中含有氰甙,引起食物中毒的往往是杏、桃、李和枇杷等核仁和木薯。木薯氰甙含量在块根的外皮最高。当核仁及木薯在口腔中咀嚼和在胃肠内进行消化时,氰甙即被果仁及木薯中所含相应的水解酶水解放出氢氰酸,迅速被黏膜吸收进入血液,氰离子即与细胞色素氧化酶中的铁结合,致其不能传递电子,组织呼吸不能正常进行,机体陷入窒息状态。氢氰酸尚可直接损害延髓的呼吸中枢和血管运动中枢。

2. 中毒表现和急救治疗

苦杏仁中毒的潜伏期为0.5~5小时,多数为1~2小时,木薯中毒的潜伏期稍长,为1~12小时,一般为6~9小时。中毒起始先有口中苦涩、流涎、头晕头痛、恶心呕吐、心悸、脉频以及四肢无力等。重症者感胸闷,并有呼吸困难。继续发展出现意识不清,呼吸微弱、昏迷、四肢冰冷。进而意识丧失、瞳孔散大、全身阵发性痉挛。最后因呼吸麻痹或心跳停止而死亡。中毒发生后要立即彻底洗胃,而且尽快使用特效解毒剂,即亚硝酸异戊酯、亚硝酸钠和硫代硫酸钠综合治疗解毒。也可用1%美蓝代替亚硝酸钠作为高铁血红蛋白生成剂。

3. 预防

加强宣传教育,勿食苦杏仁,亦勿食干炒的苦杏仁。食用木薯必须去皮,加水浸泡薯肉,并在蒸煮时打开锅盖使氢氰酸得以挥发。木薯可专用做制造淀粉、酒精。

(四)砷中毒

砷和砷的化合物多为剧毒。最常见的为三氧化二砷(AS_2O_3),俗称砒霜、白砒或信石,砷化物常用的有砷酸钙、亚砷酸钠、砷酸铅等。

1. 中毒原因

①误食:误食砒霜或误食含砷农药拌种粮。②滥用含砷杀虫剂使蔬菜、水果中砷的残留量过高。③运输、贮存中与食品混放。④食品工业用原料或添加剂中含砷量过高。

2. 砷的毒性及中毒机制

三氧化二砷为剧毒物质,三价砷为原浆毒。三价砷化合物的毒性大于五价砷化合物,亚砷酸化合物的毒性大于砷酸化合物。其毒性主要为:①对消化道呈现直接的腐蚀作用。②砷是巯基酶的毒物,与酶的巯基有很大的亲和力,特别是与丙酮酸氧化酶的巯基结合,使酶失去活性而影响细胞的正常代谢。首先使神经细胞代谢障碍,出现神经炎和神经衰弱症候群。③砷还可作用于血管运动中枢及毛细血管,使胃肠道黏膜及各个脏器瘀血及出血,并可引起肝细胞变性,心脏、脑组织缺血。

3. 中毒表现与急救治疗

潜伏期数十分钟至数小时。患者咽干、口渴、流涎、咽喉及上腹部烧灼感,恶心呕吐、剧烈腹痛、顽固性腹泻,有米汁样便和血便。肝肾损害可出现黄疸、尿少、尿蛋白。重症患者有兴奋、谵妄、昏迷、惊厥等症状,若抢救不及时可因呼吸循环衰竭而在1~2日内死亡。砷中毒发生后首先尽快用催吐、洗胃及导泻等措施排除毒物,洗胃后立即服用解毒剂氢氧化铁。方法是将20%硫酸亚铁与20%氧化镁水溶液临用前两者等量混合,每5~10 min喂服一汤匙,直至呕吐停止。特殊解毒剂可用二巯基丙醇、二巯基丙磺酸钠或二巯基丁二酸钠。

4. 预防

应严格做好农药的保管和使用。食品生产加工中使用的酸、碱、添加剂等的砷含量不得超过国家允许标准。

(五)亚硝酸盐食物中毒

1. 食物中亚硝酸盐的来源

①贮存过久、腐烂变质、刚腌不久的蔬菜,放置过久的熟菜含有大量的亚硝酸盐。②食用蔬菜过多且消化功能欠佳的儿童,蔬菜中的硝酸盐转化为亚硝酸盐。③用苦井水煮食且放置过夜,其食物中含有大量亚硝酸盐。④腌肉制品加入过量硝酸盐或亚硝酸盐。⑤误将亚硝酸盐当作食盐加入食品。

2. 中毒机制及临床表现

亚硝酸盐为强氧化剂,进入人体后,可使血中低铁血红蛋白氧化成高铁血红蛋白,从而失去输送氧的功能,致使组织缺氧,出现青紫而中毒。亚硝酸盐中毒发病急速,潜伏期一般为1~3小时,误食亚硝酸盐者仅十几分钟。主要表现为口唇、舌尖、指尖青紫等缺氧症状,重者眼结膜、面部及全身皮肤青紫。自觉症状有头晕头痛、心律快,嗜睡或烦躁不安,呼吸急促,并伴胃肠炎症状,严重者昏迷、惊厥,可因呼吸衰竭导致死亡。

3. 急救治疗及预防

轻症中毒一般不需治疗,重症病程发展快,须及时进行抢救,迅速洗胃、灌肠。特效治疗可采用1%的美蓝小剂量口服或注射,且美蓝、维生素C、葡萄糖三者合用效果更好。预防亚硝酸盐中毒的措施是:①保持蔬菜新鲜,勿暴食腌菜,剩菜低温存放;②控制肉品中硝酸盐和亚硝酸盐的用量;③勿用苦井水煮粥;④防止误食亚硝酸盐。

其他常见食物中毒的防治要点如表9-1。

表9-1 其他常见食物中毒的防治要点

病名	有毒成分	潜伏期/h	临床特点	急救处理	预防要点
变形杆菌食物中毒	变形杆菌及其产生的肠毒素	2~30	急性胃肠炎型过敏型混合型	对症处理	控制人类带菌者对食物的污染,防止生熟食品交叉污染,食前彻底加热
蜡样芽胞杆菌食物中毒	杆菌,耐热型与不耐热型肠毒素	0.5~6	恶心、呕吐、头晕、腹痛,少数患者腹泻体温不高,预后良好,腹泻型腹泻次数多	对氯霉素、庆大霉素、卡那霉素敏感	含淀粉多的食品易引起中毒,对剩饭、灌肠等应防止污染,食前加热100℃ 20~60 min
链球菌食物中毒	由甲型B、D、H三群引起,D群多见	3~20	腹痛、腹泻、恶心、呕吐,少数患者微热,病程1~2天,预后良好	对症处理	主要由肉、鱼、奶类食品引起,应防止食品污染,食前彻底加热
鲜黄花菜中毒	秋水仙碱	0.5~4	恶心、呕吐、腹痛、腹泻、头昏、头疼、口渴、喉干	洗胃与对症处理	吃干制的黄花菜无毒,如鲜吃时必须加水浸泡或用开水烫过,除去汁水,再将黄花菜炒煮食用,要煮熟、煮透
四季豆中毒	皂素、植物血球凝集素(PHA)	1~13	恶心、呕吐、腹泻、头晕、头痛、四肢麻木,伴有中性粒细胞增多,病程数小时至2天,预后良好	对症处理	充分煮熟后才能食用
发芽马铃薯中毒	龙葵素	0.5~4	咽喉搔痒及烧灼感,胃肠炎,重症有溶血性黄疸,可因心脏麻痹、呼吸麻痹死亡	对症处理	吃发芽马铃薯要挖去芽及芽眼,去皮水浸,炒时加醋,发芽很多或内部变绿者,应禁食

续表

病名	有毒成分	潜伏期/h	临床特点	急救处理	预防要点
白果中毒	银杏酸、银杏酚	1~12	除胃肠症状外,常出现头痛、恐惧感、抽搐、惊厥,重者意识丧失,1~2日内死亡	洗胃、灌肠及对症处理	不吃生白果或变质白果,好的生白果要去壳,加水煮熟或炒熟后再吃;熟白果也不能多吃,儿童尤应注意
有毒蜂蜜中毒	各种有毒花粉	1~5天	头晕、疲倦、肢体麻木、发烧、心悸、肝大、腰痛、血尿,可因循环呼吸衰竭死亡	对症处理重点保护心、肾	蜂蜜应经检验合格方能售卖,不吃有异味的蜂蜜
磷化锌中毒		0.5~3	喉头麻木、干渴、呼吸及呕吐物有蒜臭味;1~2天假缓解期后出现血尿、蛋白尿、黄疸、肝昏迷	彻底洗胃、保护肝脏及对症处理,禁忌各种油类食物	注意灭鼠毒饵的使用和保管,避免误食和污染食物
赤霉病麦中毒	赤霉菌麦毒素		恶心、眩晕、呕吐、腹痛、腹泻、全身乏力、颜面潮红、头痛	对症处理	防止小麦、玉米等感染霉菌,分离病麦麦粒
霉变甘蔗中毒	甘蔗节菱孢霉产生毒素为3-硝基丙酸(3-NPA)	10分钟~几小时	轻症:头痛、头晕、恶心、呕吐、腹痛、腹泻、视力障碍;重者:剧烈呕吐、阵发性痉挛性抽搐、神志不清、昏迷,有的幻视、哭闹,有的瘫痪	催吐、洗胃,彻底排除毒物,对症处理	禁食发霉的甘蔗;已霉变甘蔗可制造工业用酒精

四、食物中毒的调查与处理

一旦发生食物中毒事件,应及时进行认真的调查和处理,防止食物中毒规模继续扩大蔓延,同时亦减少和控制今后类似食物中毒的发生。

(一) 抢救中毒患者并立即报告

当医生遇到大批胃肠炎症状或神经系统症状的急症病人时,应考虑到食物中毒的可能性。通过询问病史和体检,了解病人发病前48小时各餐所吃的食物,初步确定是否为食物中毒,可能由何种食物引起,并将情况及时向卫生防疫站报告,同时尽早及时就地抢救病人。

(二) 现场调查

1. 中毒情况调查

当地卫生防疫站和有关部门接到报案后应立即组织人员到现场进行调查,进一步了解发病经过、主要临床表现,发生中毒的地点、单位、时间、中毒人数、危重人数及死亡人数,可疑食物、进食范围及发病趋势,已采取的措施和需要解决的问题等。

2．初步确定可疑食物

详细询问所有中毒患者在发病前48小时内各餐所吃的食物,并力争查明所有进餐人员所吃食物的情况。筛选出全部患者均吃过的食物,同时了解没有吃该种食物的人有无发病。这样就可推测可疑中毒食品是哪几种或一种。

3．现场一般卫生情况调查

检查食堂的卫生情况,了解管理办法,检查操作规程及卫生制度的执行情况,检查从业人员有无上呼吸道感染和化脓性皮肤疾患,从中发现中毒原因和污染源。

4．采样送检

对食剩的可疑食物及可疑食物的半成品、原料,中毒患者的吐泻物、接触可疑食品的餐具及用具涂抹物等进行检验,查明病原。

5．进一步调查

进一步调查可疑食品的来源、运输、贮存、加工、烹调等情况结合检验结果,明确中毒食品以及污染环节和原因。

(三) 现场处理

(1) 封存一切中毒食品,对接触过中毒食物的工具、容器及厨房内桌面、家具、地面一律进行消毒。

(2) 对发生中毒的单位应针对造成中毒的原因提出改善措施并督促改进。暂时调离有传染病、上呼吸道感染或化脓性皮肤病的炊事人员,制定和完善卫生管理制度。

(3) 对有关人员进行食品卫生法、食品卫生科学知识的教育。

(4) 对中毒单位和肇事者按食品卫生法规给予处治。

(5) 对食物中毒的调查资料进行整理、分析和总结,进行必要的报告和登记。

(王小娟)

第十章

社会因素与健康

社会因素(social factor)亦可称为社会环境因素。它包括一系列与社会生产力和生产关系有密切联系的因素,即以生产力发展水平为基础的经济状况、人口状况、社会保障、科学技术等,和以生产关系为基础的社会制度、法律、文化教育、家庭婚姻等。

社会因素影响人类健康,主要是通过心理感受来起作用的。社会因素被人的感知觉系统纳入,通过中枢神经系统整合与调节,形成的心理反应以某些生理中介机制(包括神经传导系统、内分泌系统和免疫系统)影响人体内环境的平衡,并作用于相应靶器官引起机体功能及形态变化。在某些情况下,社会因素亦可以间接地影响和改变人体对自然因素的躯体感受。因此,自然、社会和人是一个统一体。人类保持健康必须要使自身适应自然和社会环境。这种适应不仅包括躯体适应,亦包括心理适应;而更重要的是,适应不只是被动的适应。更需主动地适应。它包括能动地改造自然、改造社会和改造自身,以创造更高水平的和谐与统一。

第一节 经济发展与健康

一、经济发展对居民健康的促进作用

描述经济发展对居民健康的影响,常将反映经济发展的统计指标和反映居民健康的统计指标进行综合分析。说明经济发展的指标,可采用国民生产总值(GNP),它体现了一个国家或地区的综合经济实力;人均 GNP 这一指标排除了人口数量因素的影响,便于国家和地区间的比较;人均卫生经费,它更直接地表达了经济发展对保护居民健康的可利用水平。

经济发达国家生产力水平高,科学技术先进,生活物资丰富,卫生经费投入比例较大,居民收入和生活质量亦高。如当代美国的卫生经费占国民生产总值的14%,而发展中国家则很低,有的还不及国民生产总值的1%。经济不发达国家由于政府提供劳动保护、医疗保障、就业机会和工资水平的能力十分有限,许多人特

别是贫穷阶层居民的衣食住行和医疗卫生条件恶劣,必然导致国民健康水平与前者相比存在较大差距。不同的经济水平是造成不同国家或地区居民健康水平差别的重要原因之一,这种现象在全球普遍存在。表 10-1 和表 10-2 就说明了二者的关系。

表 10-1　一些国家经济水平与居民健康水平的关系

国家	人均 GNP/美元	出生率/‰	死亡率/‰	婴儿死亡率/‰	平均期望寿命/岁
瑞典	13 160	11.6	9.1	6	76
日本	12 840	12.5	6.2	6	77
美国	17 480	15.7	8.7	10	75
澳大利亚	11 920	15.0	7.1	10	75
中国	300	17.5	6.7	34	69
斯里兰卡	400	24.8	6.5	34	69
墨西哥	1 860	32.7	5.6	48	66
巴西	1 810	19.3	6.3	65	64
埃及	760	36.9	10.3	88	59
印度	290	33.7	11.9	101	57
坦桑尼亚	250	50.4	15.3	107	52

资料来源:卫生部计划财务司编印《世界卫生状况资料汇编》,1990

表 10-2　三类经济发展水平国家的居民健康水平

国家类别	国家数	人均 GNP/美元	婴儿死亡率/‰	低出生体重/%	平均预期寿命/岁
发达国家	37	6 230	19	7	72
发展中国家	90	520	94	17	60
不发达国家	29	170	160	30	45

资料来源:WHO《2000 年人人健康全球策略》,日内瓦

我国资料表明,随着经济发展,居民健康水平有增高的趋势。据卫生部《全国卫生统计资料》提供的 1949—1990 年中 10 个年度人均国民收入(元)与人口死亡率(‰)间呈现显著的负相关($r_s = -0.88$, $P<0.005$)。必须指出,经济因素不是影响居民健康的惟一因素,尤其是社会经济发展水平达到能满足居民的基本要求后,影响健康的社会因素更加复杂。因此,在分析经济因素对居民健康的影响时,既要注意不同统计指标之间的联系,亦应重视与经济发展有关的诸多社会生活现象、生活习惯和生活环境的状况与变化,它们之中有些益于健康,有些则是危害健康的。

二、经济发展带来的新问题

社会经济发展和科学技术的不断进步,为卫生事业发展,治疗和预防疾病、改善居民健康提供了良好的物质条件和手段,这是主要的和积极的方面。但事物总是存在着两重性。人们在发展社会生产力,创造和享受现代物质文明的同时,如不注意保护人类自身生存的空间,对经济发展带来的有害于健康的新的危险因素缺乏认识,以

及不能适应新的社会环境,就会产生不利于健康的一些新问题和消极影响。

(一) 环境污染对人体健康带来了危害

环境污染是由于人类生活和生产活动造成的地域性和全球性自然环境的构成或状态发生变化,扰乱和破坏生态系统,导致人类及各种生物生存条件恶化,给人类健康带来直接、间接或潜在的危害。环境污染物破坏了人类赖以生存的空间(包括大气、水体、土壤)对人群影响范围广、作用时间长、致病种类多等特点,且根除已产生的污染是十分困难的。因此,保护环境就是保护人类的生命和健康已经为越来越多的国家政府和人民所认识,经济发展不能以牺牲环境为代价也已成为全球的共识。

(二) 现代社会病已对人群健康构成新的威胁

现代社会病是指随着现代科技高速发展,由新的社会生活方式所带来的一系列疾病和社会现象。现代社会病包括:现代富裕病、现代文明病、现代生活方式病等,如肥胖症、高血压、冠心病、恶性肿瘤、糖尿病、车祸、性病、艾滋病、吸毒等疾病和社会现象的快速增加,给人群健康构成了新的威胁。

(三) 心理负荷加重

现代社会对求职者的素质要求越来越高,竞争日渐激烈。工作的快节奏、高效率,人际关系网络的复杂化和应激事件的增加,使人们的心理负荷加重,精神紧张度加强。这导致了许多社会心身疾病的发生,严重者可致精神病甚至自杀和报复性他杀。

三、人群健康水平提高对经济发展的促进作用

经济发展的原动力是生产力的发展,而人是生产力要素中最重要、最积极、最具活力的因素。具有一定体力、智力和劳动技能的人能够主动地利用、影响和改善其他生产力要素,提高生产力水平,创造更多的物质财富和文化财富。人群健康水平提高必将对经济发展起促进作用,主要表现在以下几个方面。

(一) 保护劳动力和促进劳动力水平的提高

健康的劳动人群意味着出勤增加、病伤减少和劳动效率的提高,可以为社会创造更多的财富。人群健康水平提高,平均寿命延长又可使社会总劳动时间延长。从宏观意义上讲,这亦为经济发展赢得了时间。有人做过研究,从1950年到1982年我国因居民平均期望寿命延长所创造的经济价值约为773亿元,相当于国民生产总值的1/5。

(二) 为提高人群智力和科技知识水平创造条件

现代社会经济发展和世界性竞争已经不是简单体力劳动创造价值的竞争,而是科技人才和技术的竞争。人群智力水平、科技知识水平对生产发展、对社会经济的促进作用比历史上任何时期都更为明显。而这些高科技人才的涌现及其创造的社会经济价值将是体力劳动的几十至几千倍。因此可以说:没有国民的健康水平就没有足够的科技人才涌现;没有科技人才大军就意味着经济落后。这在当今世

(三) 减少资源消耗促进国民素质和居民健康水平的提高

人群健康水平提高,病伤的减少不仅能降低大量的医药开支,而且可使卫生资源转向社会福利和教育事业,其远期效益是巨大的。有人统计仅 1988 年上海甲型肝炎流行所造成的直接经济损失和间接经济损失就达 10.65 亿元。如果用这笔费用筹建农村小学,以每校投资 50 万元计算,可以建设 2 130 所,这对改善农村经济落后面貌和提高全民素质将起重要的作用。

第二节　社会关系与健康

一、社会支持与健康

社会支持(social support)是指人从社会网络所获得的精神与物质帮助。支持是人的基本社会需要与功能,是相互的,即人应该获得某种支持,也应该主动关心和在力所能及的情况下给予别人帮助。研究表明:正常的社会联系是预防和减少疾病的重要条件。例如,妇女妊娠、分娩和产褥期间获得温馨的照顾和陪伴,可减少并发症;人在急病期间获得及时的救助,可减少死亡的发生,并有利于康复。影响社会支持的因素主要有以下几个方面:

1. 人际关系

人际关系是指人类社会中人与人相互联系和相互作用过程中体现的情感氛围,和谐、融洽的人际关系是人们获得社会支持的情感条件。人际关系包括血缘关系、工作关系、居住关系、朋友关系等。人际关系可以通过人际关系指数来评价:

$$RI = \Sigma R_i T_i$$

式中 RI 表示人际关系指数, R_i 表示某种关系存在与否,用 0、1 表示, T_i 表示某种关系强度,可用多级排序估量法估计。人际关系一方面本身构成社会健康的重要内容,另一方面也是躯体和心理健康的重要标志。据报道,人际关系强度与死亡率呈负相关。

2. 社会网络

社会网络结构的健全及布局的合理性是人们获得社会支持的组织条件。它包括个人社网和服务社网。个人社网俗称个人交际圈,是指一个人的社交活动网络,一般涉及家庭、亲朋、同事、阶层交往和宗教信仰等。服务社网是指满足公众社会需求的各种服务系统。其中与人的生命与健康密切相关的,如医疗卫生系统、公安系统、商业服务系统等。个人社网的亲疏程度,即人与社网成员相互了解和影响的程度。社网人数、成员、年龄、性格爱好、信仰、交往内容形式和频度及中心人物号召力、影响力都直接或间接影响个人交际圈内成员获得社会支持的可能性和力度。服务社网的构成、布局及服务人员的工作质量更是体现了社会支持的客观条件。

3. 社会凝聚力

社会凝聚力是社会人群思想、道德、社会责任感及对社会信心的综合反映。它是社会支持能否发生的决定因素。社会凝聚力与社会制度、政府行为、政策宣传导向、人群文化教育水平、人群公益意识、人民经济生活水平等都有一定关系，因此社会凝聚力的测定与评价是一个值得研讨的问题。西方国家所采用的是以一定人口中拥有社会志愿者数量作为评价指标，这有客观性，但亦有局限性。

二、家庭与健康

家庭是以婚姻和血缘关系组成的社会基本单位。家庭结构、功能和关系处于完好状态有利于促进家庭成员的健康。

(一) 家庭的类型

家庭中，婚姻构成夫妻关系，血缘构成父母、子女及兄弟姐妹关系。按照家庭成员之间的关系，家庭可分为以下类型：①单身家庭，指只有一个人生活的家庭。②核心家庭，指一对夫妇及其未婚子女组成的家庭。③主干家庭，指家庭中包含两代或两代以上成员，但每代只有一对夫妇的家庭。④联合家庭，指家庭中在同一代里至少有两对或两对以上夫妇的家庭。⑤其他家庭，指以上四类包括不了的家庭，如兄弟俩一起生活的家庭等。

(二) 家庭的功能

家庭的功能，大体上有四个方面：①生养和教育子女。家庭是儿童生长发育和教育成长的重要环境，父母是儿童的第一任教师，儿童性格气质、卫生习惯等会受到父母的深刻影响。②生产和消费。家庭的生产功能是历史沿革下来的，与国家经济发展和实行的经济政策有关。家庭的消费功能是永恒的。随着社会发展，消费结构会有很大变化。③赡养父母老人是家庭成员的义务，也是我国人民的传统美德。④提供休息娱乐的特殊环境，是情感释放与抒发的最佳场所。

表 10-3 家庭功能评估表 - Family APGAR

	经常这样	有时这样	几乎很少
1. 当我遭遇困难时，可以向家人得到满意的帮助 补充说明……	□	□	□
2. 我很满意家人与我讨论各种事情以及分担问题的方式 补充说明……	□	□	□
3. 当我希望从事新的活动或发展时家人都能接受且给予支持 补充说明……	□	□	□
4. 我很满意家人对我表达情感的方式以及对我的情绪(如愤怒、悲伤、爱)的反应 补充说明……	□	□	□
5. 我很满意家人与我共度时光的方式 补充说明……	□	□	□

注：每道问题都有三个答案供选择，若答"经常这样"得 2 分，"有时这样"得 1 分，"几乎很少"得 0 分。总分是 7~10 分，表示家庭功能良好，4~6 分表示家庭功能中度障碍，0~3 分表示家庭功能严重障碍。

第二节 社会关系与健康

关于家庭功能的评价。1978年Smilkstein设计了APGAR家庭功能问卷,从适应度(adaptation)、合作度(partnership)、成长度(growth)、情感度(affection)、亲密度(resolve)5个方面提出5个问题,采用封闭式问答方式来评价家庭功能(见表10-3)。

凡家庭结构被破坏,家庭功能失调的异常家庭或高危家庭,往往会损害家庭成员的健康。

(三) 家庭的生活周期

从一个家庭的建立到结束,要经历若干阶段,其中主要阶段的家庭问题和保健重点见表10-4。由此,可更深入地了解家庭对健康的影响。

表10-4 家庭生活周期中重要家庭问题及保健重点

阶段	平均长度	定义	家庭问题	保健重点
无孩期	2年左右	男女结合,适应新的生活方式,学习共同生活	1. 性生活协调 2. 生育计划 3. 沟通问题 4. 适应新的亲戚关系	1. 婚前健康检查 2. 计划生育 3. 性生活指导
成员增加期	7年	孩子出生、家庭人口增多,孩子尚在幼年	1. 父母角色的适应 2. 经济问题 3. 生活节奏 4. 照顾幼儿的压力	1. 新生儿筛检 2. 计划免疫 3. 婴幼儿营养与发育 4. 基本习惯的养成 5. 母亲产后的恢复
成员扩散期	18年	孩子介于6~24岁,小孩入学,家庭要适应孩子渐渐独立的过程	1. 儿童的身心发展 2. 上学问题 3. 性教育问题 4. 青春期卫生 5. 注意与子女的沟通	1. 安全防护(防范意外事故) 2. 健康生活方法指导 3. 青春期教育
空巢期	15年	孩子成家立业,家长学会独处	1. 给孩子以精神和实际的支持 2. 使"家"仍是孩子的后盾 3. 重新适应婚姻关系 4. 照顾高龄父母	1. 防止药物性成瘾 2. 婚前性行为指导 3. 意外事故防范 4. 家长定期体检 5. 不健康生活方式的改变
退休鳏寡期	10~15年	家长退休,因丧偶而人员减少	1. 适应退休的角色和生活 2. 健康状况衰退 3. 收入减少,可能有经济问题 4. 适应丧偶的悲伤	1. 慢性病防治 2. 孤独心理照顾 3. 老人赡养 4. 丧偶期照顾 5. 临终关怀

资料来源:顾杏元等主编.社会医学.天津:天津科学技术出版社,1995

三、社会阶层与健康

构成人类社会的各种人群在文化程度、经济条件、生活方式和社会地位等方面都会表现出一定的类别或层次特征,称这种带有类别或层次特征的人群为社会阶层。

不同社会阶层的人群由于经济条件不同,会产生不同的消费观念和休闲活动方式;文化程度不同,对健康的观念和要求也不同;社会地位的不同,社交圈、社交方式和态度也有差别。许多事实表明不同社会阶层的人因有不同的行为生活方式,其健康标准和特征也不一致。但也必须指出在同一社会阶层中由于生活习惯和兴趣爱好乃至遗传因素的不同,人群健康水平和好发疾病亦会存在差别。因此分析社会阶层与健康关系时既要注意阶层性,更要注意个体特征,例如在我国知识分子阶层中晚睡晚起习惯居多,由于脑力劳动和缺乏体育锻炼,神经衰弱类疾病患病率较高。体力劳动阶层尤其是农民则多喜欢早睡早起,他们的疾病则多以关节疾病、外伤和传染病为主。研究不同社会阶层的健康状况,对改善卫生服务有指导意义。

英国对社会阶层与健康的关系研究较多,在英国一般分为五个(或六个)阶层。阶层Ⅰ系最高层,为重要职业和企业人员,如律师、医生等;阶层Ⅱ为较低职业和企业人员,如销售经理、教师等;阶层Ⅲ为技术工人,该阶层又分为两类,Ⅲ$_N$为非手工操作者,Ⅲ$_M$为手工操作者;阶层Ⅳ为半技术工人;阶层Ⅴ为非技术工人。资料显示,慢性患病率不论男女皆以低社会阶层者较高,每年人均患病天数亦以低社会阶层的人为多(见表10-5)。

表10-5 英格兰和威尔士不同社会阶层的患病指标

指　标		社 会 阶 层					
		Ⅰ	Ⅱ	Ⅲ$_N$	Ⅲ$_M$	Ⅳ	Ⅴ
45~64岁慢性	男	35	31	41	42	47	52
病患病率(%)	女	32	36	40	41	49	46
每年人均	男	4	14	30	31	27	38
患病天数	女	22	23	28	27	23	39

第三节　文化因素与健康

人类文化包括物质文化和精神文化。文化的含义与文明相通。由人类生产活动产生的一切产物,包括发明、产品都属于物质文化的范畴;而基于人类相互交流的语言、文字、观念和在物质文化和人类活动基础上发展派生出来的理论、文学与艺术、思想、习俗、宗教信仰、道德规范、教育和科技知识等则归属于精神文化。这里所讨论的文化因素即指狭义的精神文化。

文化有以下基本特征:第一,历史继承性。人类文化的产生和发展是世代积累的结果,因此,总结和借鉴前人的经验和智慧才成就了后人的天才创造。历史的各个沉积层都饱含了带有明显时代特征的内容,其中鱼龙混杂。正因为如此,文化对后世的影响有些是积极的,有些是消极的。第二,相互渗透性。文化的形式和内容种类繁多,不同文化之间可以随着人类活动的空间和时间而相互影响和传播,其影响和传播速度与广度受传播媒介和交通的制约。第三,现实差异性。古今中外,人类总是生活在一定的文化模式之中,受一定文化的熏陶和制约,因而必然反映出地区间、民族间、国家间的差异。每一生活在其中的人或人群都会相应地记上特征性烙印。研究文化与健康必须正视这种现实特征,有针对性才能有所发现,有所作为。不同文化类型对人群健康的作用模式见图10-1。

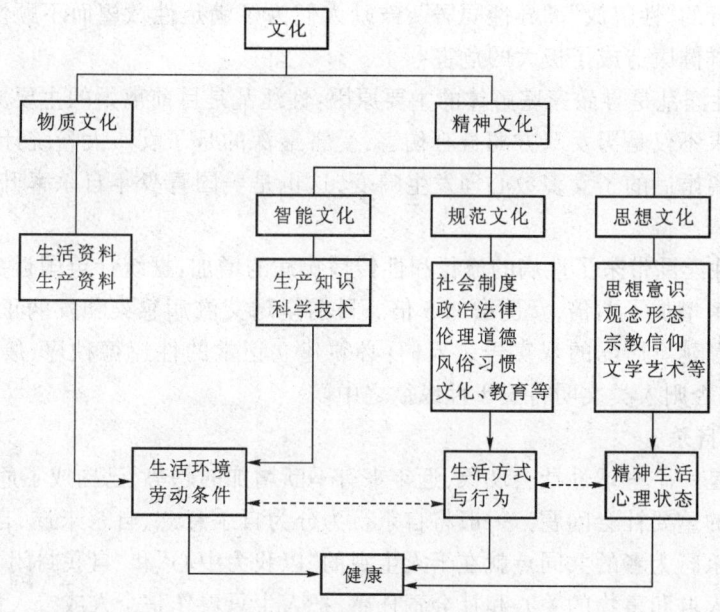

图 10-1 不同文化类型对人群健康的作用模式

一、思想意识对人群健康的影响

思想意识是人们对客观世界认识的带有相对固定性的理性化产物,常以观念、观点等形式出现,其核心是指导人的言行的世界观,包括人生观、道德观和价值观。由于人的观念形成既取决于个人生活阅历和体验,亦受社会观念和现实的影响,这就使得思想意识具有个体特异性和社会普遍性。正确的积极向上的思想观念和意识有利于身心健康,而颓废消极的思想观念和意识会对健康产生极大的危害。目前西方世界由不良社会道德观念带来的吸毒、性淫乱和自杀等社会病态现象不仅给社会造成动荡不安,也严重威胁着人群的健康。

(一) 吸毒

吸毒是人对自身的损害行为。吸毒者为了追求个人躯体感官和精神满足及享乐,往往抛弃一切社会责任和义务,置工作、家庭和自身健康于不顾。从文化角度分析，现代吸毒问题是享乐主义人生观的极端体现。追求个人美好生活，享受现代物质文明和精神文明的前提必须是建立在利他性基础之上，并为社会道德规范所允许。然而西方享乐主义的推崇者则一概否定和排斥上述原则，他们主张的是一种无视和逃避现实绝对自我封闭型的感官满足，借以摆脱忧患和痛苦；并给这种完全排他型、害人害己的思想意识寻找出荒谬的理论解释，造成了一系列的社会问题和健康问题。

(二) 性淫乱

在现代社会，特别是近40年来，婚姻和两性关系的观念发生了巨变，西方世界推崇和流行的"性解放"、"异性同居"，鼓励人们为了满足性欲望而不顾性淫乱，对社会和人群健康造成了极大的危害：

(1) 性淫乱是导致家庭解体的主要原因：性淫乱是目前离婚的主要原因，离婚的不良后果不仅是男女双方的身心伤害，受害最深的是子女。大量统计研究报告表明父母离婚后的子女多数心理发生畸变，这也是美国青少年自杀率升高的主要原因之一。

(2) 性淫乱带来了性病的流行和性传播疾病的增加：据统计英国近25年来男性淋病患者增加了两倍，女性增加5倍。目前全球艾滋病感染和发病正以惊人速度上升和蔓延。严酷的现实告诫人们：必须建立正常的性道德秩序，废弃和制止"性自由"，否则人类文明将毁于性纵欲之中。

(三) 自杀

自杀是一个全球性社会现象，近年来有不断增加的趋势，已构成了危害人类健康和生命的重要社会问题。一般将自杀行为分为自杀意念、自杀未遂、自杀死亡3类。有自杀行为者的共同点就在于人生观的"以我为中心"和"自我封闭"。他们缺乏对周围人群和事物的关心和社会责任感，把人生只看作是个人或二人世界，或极其狭窄的人际圈内的幸福和享乐。当受到生活、学习和事业上的挫折时，既不能客观分析原因，也不能正确对待，或者怨天尤人，或者自我悲叹，但绝少与人交流和求人帮助，便会产生虚无主义的价值观念。他们认为世界是晦暗无光，毫无希望所在，与其活着受苦，不如了结残生。精神的崩溃绝望和丧失理智使他们走向自杀。

自杀是可以预防的。自杀是个人思想行为的暂时危机，因此预防自杀必须着重早期发现有自杀意念的人，并设法争取让他们获得尽可能多的存活时间，以便于采取措施阻止自杀行为的实施。预防自杀的措施包括日常预防和危机预防。日常预防可以采取：①有针对性地对脆弱人群，特别是青少年、老人、妇女、贫困者和患有重病者开展社会公益服务，使他们充分体验社会大家庭的温暖和友爱。②改革教育制度和考试制度，建立公平竞争机制，减轻学生负担。③引导新的就业观念，拓宽就业渠道。④积极开展对青年和学生的人生观和世界观教育和宣传，端正其对社会及矛盾的看法，增强其对各种应激的承受能力和适应能力。危机预防可以采取：①发现冲突性矛盾和及时化解矛盾，特别是对性格懦弱、情感脆弱者给予关心和开导，消除其无助心理。②开展精神卫生咨询。估计自杀者企图，分析自杀者动因，评价自杀计划和方式，与有自杀企图者保持密切沟通与联系，以便阻绝自杀事件的发生。

二、宗教对人群健康的影响

宗教是以对超现实、超自然神的崇拜和绝对服从神的旨意为核心的信仰和行为准则的总和。宗教是有理论、有领袖、有体制、有组织的团体。宗教通过伦理和教义将自身特有的理论、观念和行为准则与戒律灌输给信教人群。宗教对健康的影响有积极的一面,也有消极的一面。

(一) 宗教教义对人群健康的影响

宗教宣扬人的生命、人生道路的顺利与曲折、人的归宿都取决于天命、上帝等,不同宗教宣扬的人生观虽有不同,但都强烈影响信教者对人生的态度。佛教认为,人生如渡苦海"苦海无边,回头是岸",给陷于错误泥潭、精神极度消沉的人指明了出路。基督教认为,世人皆有罪,人生来世是为了悔罪赎罪,自杀是对肃清罪过的叛逆,为"主"所不容,因而在客观上有助于避免自杀意念的产生。但有时由于信教病人相信上帝旨意远胜过相信医嘱,往往影响和贻误治疗。宗教教义对信教人群的行为具有强有力的精神制约,如果这样的行为是对信徒健康和生命有害的,就会导致悲剧的发生。如1977年美国民圣殿教914名教徒在教主的带领下集体自杀。

(二) 宗教仪式和戒律对人群健康的影响

有些宗教仪式本身不具有医学目的,但客观效果起到了维护健康的作用。如犹太教在新生儿洗礼时,要行阴茎包皮环切术,这使得犹太人中极少发生阴茎癌。中国佛教有不杀生、不奸淫、不饮酒戒条;基督教亦有教化人们养身修行、劝恶从善的教规,这些对人的健康起着促进作用。另一方面,教徒的盲目信仰亦给健康带来了危害。例如,世界上多次霍乱大流行均起源于印度,其原因是印度教徒视恒河为"圣河",认为若生前能饮其水,死后能用恒河水浴身,便可除去一切罪孽。于是教徒常云集恒河饮水,并将死人送至恒河洗浴,造成恒河水终年污染严重,成为烈性传染病疫源地。

三、风俗习惯对人群健康的影响

风俗亦称习俗,它是一定地区和民族的人们在长期共同生活中逐渐形成的社会习惯,有悠久的历史渊源。风俗习惯与人们的日常生活和社会交往联系极为密切,贯穿于人们的衣、食、住、行、娱乐、体育和卫生等诸多环节。它对人们健康的影响是多方位的,其中良莠同在。研究风俗习惯与健康的关系,应在承认和注意尊重这些习俗的历史沿革、地区性和民族性基础上,深入分析其对健康的影响性质和影响环节,弘扬良好的风俗习惯,通过长期耐心细致的宣传教育,结合行政法律手段进行移风易俗,改变旧的不良风俗习惯,维护和促进人群健康。

(一) 良好的风俗习惯有益于人群健康

风俗习惯是地区和民族文化的重要特征,是当地人们在适应和改造自然环境与社会环境过程中形成的传统,集中体现着人的智慧、经验和进步,其中不少对人类健康是有益的。例如国外一些民族的分餐进食方式是符合饮食卫生要求的。我国人民长期以来遵从黎明即起,洒扫庭除,以及端午节赛龙舟、重阳节登高、春节前清扫房屋等都是良好的习俗。

(二) 不良的风俗习惯危害人群健康

由于历史沿革和环境闭塞,在人们长期形成的风俗习惯中,某些不良现象亦会顽固地充斥在社会中,并不断地危害着人们的健康。例如,在人体装饰方面,就有绘身、文身、人体饰物和人体变形等,对人体健康皆是有百害而无一利的。如缅甸巴洞地区女子以长颈为美,为了延长颈部,她们在颈部戴上既重又长的铜环,结果造成颈部肌肉萎缩,声带变形,锁骨和胸骨下压,影响呼吸功能;中国封建社会崇尚妇女缠足,致畸成小脚,给妇女带来了极大痛苦和身心伤害;澳大利亚土著人以皮肤瘢痕为美,为了获得皮肤瘢痕时常故意划伤并致感染,引起许多伤亡事故。不良风俗习惯亦表现在饮食方面。如中国广东人食生鱼粥造成历史上地区性华支睾吸虫病的流行;新几内亚东部高地的 Fore 人因吞食死者尸体的葬仪引起 Furu 病流行等。

四、教育对人群健康的影响

教育具有两种职能,即给予人适应社会生存和生活的智力与技能,同时又给予人的行为规范准则。成功的教育是使人能承诺一定的社会角色,并有能力执行角色功能。

(一) 教育与人的社会化

社会化是指人从一个自然人转化为一个能够适应一定的社会环境,参与一定的社会生活,履行一定角色职能的社会人的进程。在这一进程中,教育的作用呈现出四个特点:一是终生性,即贯穿于一个人生命的全过程;二是具有渐进性、阶段性;三是其方式的多样化;四是全方位性。正因为如此,我们说教育是人的社会化过程和手段。

人作为生物个体不经过社会化,或跳跃社会化的初级阶段是无法生活的。印度曾发现两个狼孩,由于未及时社会化,智力低下,生活能力差,以致短命,就是一个很好的例子。随着社会不断地发展和进步,行为规范,生活方式,生产技术和社会需求等各方面都在呈现新的变化,这就要求已经完成了初始社会化的青年人必须不断接受继续教育,以适应社会。

(二) 教育与生活方式

教育与健康最直接的关系就是通过消费类型和闲暇时间来体现的。在经济收入一定的条件下,受教育程度不同的人对生活资料的支配方式是不同的,从而产生不同的健康效果。人们对生活资料的支配取决于对生活的认识,即怎样生活才好的价值取向和如何实现好的生活的知识范畴。教育正是通过传播这两方面的知识,对人的物质消费进行文化导向。受教育程度不同的人,其消费类型不同。知识型人群偏重于智力投资和精神生活的改善,从而影响其对营养和健康生活物质条

第三节 文化因素与健康

件需求的增加;享乐型人群注重物质享受和满足,较少顾及格调是否高雅与是否影响健康,精神生活亦较贫乏;堕落型人群则把金钱抛洒在有损于健康的方面,如酗酒、赌博、滥交异性和吸毒等,而后两者则多是文化和受教育层次偏低的人群。受教育程度不同的人对闲暇时间的安排也是不同的。知识型人群常把闲暇时间作为增长知识的机会;事业型的人群把闲暇时间作为工作的延续;享乐型人群把闲暇时间作为吃喝玩乐的契机;堕落型人群则把闲暇时间作为醉生梦死的时机。由于人类病因绝大部分是暴露在闲暇时间,故不同类型人群疾病发生率和疾病谱也会呈现明显的不同。

(三) 教育与心理承受能力

人对社会变化的心理承受能力是人们保持健康心态适应社会环境的基本素质。心理承受能力,除与遗传有关外,主要是靠后天教育陶冶渐趋强化的。文化层次或受教育程度较高的人,由于自身具备较合理的知识结构和较宽厚的知识技能内含,能够承担较大的对社会服务的能力和范围,因而较少受到冲击;加之这样的人关心社会,对社会变化表现出超前感知,善于及时学习和调整充实自己,因而具有较强适应能力,较少因社会变化引发身心疾病。相反,文化层次较低的人,其知识技能多较单一,适应面窄,在受到社会变化冲击时往往表现出脆弱性,而又难以及时改善自身,因此常出现烦躁、焦虑、悲伤,极易引发身心疾病。

(四) 教育与卫生知识

卫生知识教育是教育中的一个重要组成部分。受教育程度较高者对卫生知识教育和宣传表现出具有渴求欲望,保护健康的意识浓烈,他们容易接受和采取对健康有利的行为和生活方式,亦能主动呼吁和维护环境清洁,其整体健康水平比低层次文化者居高。从表 10-6 可见,在平衡了年龄因素后,受教育程度越低,死亡率越高。

表 10-6 我国某地人群教育程度与死亡率的百分数

年龄(岁)	大　学	中　学	小　学	文盲与半文盲
30~	0.36	0.70	1.03	11.41
35~	0.44	0.79	1.25	2.95
40~	1.36	1.55	1.72	4.27
45~	1.35	3.16	2.44	3.31
50~	2.45	4.16	5.14	4.20
55~	6.95	6.62	8.84	6.53

(王润华)

第十一章

社会心理因素与健康

生物-心理-社会医学模式认为人类的健康除了与生物因素有关外,还与心理因素、社会因素有关。社会因素指政治、经济、工作、婚姻、家庭、教育、社会关系等;心理因素指气质、性格等个性特征,认知、情感、意志等心理过程。社会因素在人脑中的反映,通过心理素质的折射,构成心理因素的具体内容。故社会因素主要是通过心理感受,而不是躯体感受来起作用的。社会因素与心理因素的作用是经常紧密结合在一起的。

社会因素对人类健康的影响,是通过一些生活事件,以精神刺激的形式作用于机体的。精神刺激的强度很难客观测定,只能根据反应的强度或造成的精神紧张的程度来推定。而反应的强度也不容易确定,它是受多种因素所制约的,除了与刺激的强度有关外,还与机体的个性、躯体素质、机能状态、社会支持、既往经验等因素有关。目前,精神刺激的强度只能根据个人主观体验,综合评定。

刺激引起反应的意义,与应激源引起应激相似。一个强的刺激,使机体出现较强的反应,而处于危机状态,即应激状态。故一般将应激理解为较强的反应。为便于理解,将社会心理因素作为应激源引起的应激过程可分为五个部分,即输入、中介、应激、应对、结果,如图11-1所示。以下按图顺序进行讨论。

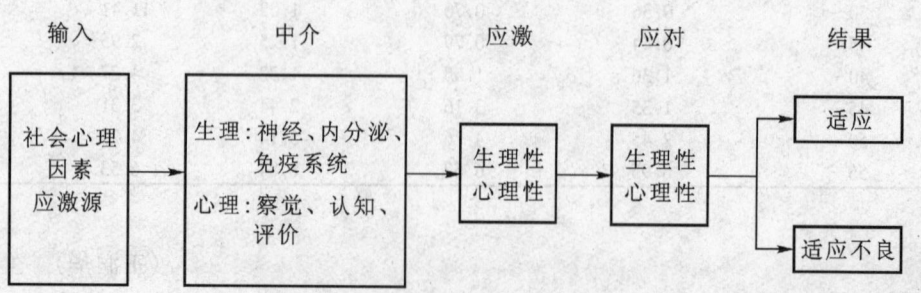

图11-1 社会心理因素引起应激的过程

第一节 社会心理因素的分类与评估

一、社会心理因素的分类

社会心理因素的来源十分广泛,对来源有各种分类方法。如根据个体所处的环境可分为家庭、学校、工作及社会环境等;根据个体的年龄可分为幼童年、青少年、成年及老年等;根据社会心理因素作用的时间可分为急性、短期及长期等。还有按重大生活事件、日常生活困扰、与工作相关的事件及环境突然变故等分类。

杨德森、张亚林将我国较常见的社会心理因素,即日常生活事件划分为三类,即家庭有关问题、工作学习中的问题、社交与其他问题。

王宇中等将大中专学生生活事件,按正性和负性事件各分为四个方面的问题。正性事件:①获得人际关系和心理支持;②奖励与成功;③经济或身体变好;④其他。负性事件:①人际矛盾和心理支持丧失;②惩罚和失败;③经济或身体变坏;④其他。

二、社会心理因素的评估

(一) 美国的社会再适应量表

1967年,美国华盛顿大学医学院的精神病学家Holmes和Rahe,将美国常见的43个生活事件列成量表,对不同年龄职业的5000多人进行了测试。让每个受试者自填近一年内遭遇到的生活事件,以生活变化单位(life change unit, LCU)为指标加以评分,以反应每一个生活事件引起生活变化的程度或社会再适应所做出努力的大小。并人为地规定配偶死亡的生活变化计量单位为100,结婚为50,其他生活事件的计量由受试者与前述标准对比参照自评,最后获得了这个群体对43项生活事件自评的生活变化计量单位平均值作为常模,见表11-1。Holmes等提出,一年累计LCU为150~300,则有50%的可能性来年患病;LCU超过300,来年患病的可能性达70%。Holmes等的生活事件量表研究,受到了广泛的支持,为社会心理因素与疾病的研究提供了重要的手段。但是,对该量表也存有异议。例如,同一生活事件在不同的性别、年龄、文化背景,乃至同一个体在不同时期可能具有不同的意义;该量表不管属积极性质或消极性质的生活事件都会造成精神紧张,而人们发现,消极性质的生活事件与疾病最为相关,中性或积极性质的生活事件的致病作用却并不明显。

(二) 我国的生活事件量表

我国张明园等,参照Holmes等对生活事件的调查与评定方法,在全国10个省市1000多正常人中进行调查,编制了正常中国人生活事件常模结果表,于1987年发表。表中列出了 65 种中国人在日常生活中最可能遭遇的生活事件。该表与 Holmes 等的量表呈高度正相关。

杨德森、张亚林针对 Holmes 等量表存在的问题,认为个体的精神刺激评定不宜使用常模的标准化计分,而应分层化或个体化。并应包括定性和定量评估,以分别观察正性即积极性质的和负性即消极性质的生活事件的影响。编制了生活事件量表(life event scale,LES),见表 11-2。经过 5 年的实践于 1986 年定型推广应用。

表 11-1 社会再适应量表

变化事件	LCU	变化事件	LCU
1. 配偶死亡	100	23. 子女离家	29
2. 离婚	73	24. 姻亲纠纷	29
3. 夫妇分居	65	25. 个人取得显著成就	28
4. 坐牢	63	26. 配偶参加或停止工作	26
5. 亲密家庭成员丧亡	63	27. 入学或毕业	26
6. 个人受伤或患病	53	28. 生活条件变化	25
7. 结婚	50	29. 个人习惯的改变(如衣着、习俗交际等)	24
8. 被解雇	47	30. 与上级矛盾	23
9. 复婚	45	31. 工作时间或条件变化	20
10. 退休	45	32. 迁居	20
11. 家庭成员健康变化	44	33. 转学	20
12. 妊娠	40	34. 消遣娱乐的变化	19
13. 性功能障碍	39	35. 宗教活动的变化(远多于或少于正常)	19
14. 增加新的家庭成员(如出生、过继、老人迁入)	39	36. 社会活动的变化	18
15. 业务上的再调整	39	37. 少量负债	17
16. 经济状态的变化	38	38. 睡眠习惯变异	16
17. 好友丧亡	37	39. 生活在一起的家庭人数变化	15
18. 改行	36	40. 饮食习惯变异	15
19. 夫妻多次吵架	35	41. 休假	13
20. 中等负债	31	42. 圣诞节	12
21. 取消赎回抵押品	30	43. 微小的违法行为	11
22. 所担负工作责任方面的变化	29		

LES 是自评量表,包括我国较常见的 48 种生活事件,即 28 个家庭有关问题:恋爱或订婚,恋爱失败、破裂,结婚,自己(爱人)怀孕,自己(爱人)流产,家庭增添新成员,与爱人父母不和,夫妻感情不好,夫妻分居(因不和),夫妻两地分居(工作需要),性生活不满意或独身,配偶一方有外遇,夫妻重归于好,超指标生育,本人(爱人)作绝育手术,配偶死亡,离婚,子女升学(就业)失败,子女管教困难,子女长期离家,父母不和,家庭经济困难,欠债 500 元以上,经济情况显著改善,家庭成员重病、

表 11-2 生活事件量表

杨德森　张亚林　编制

性别：　年龄：　职业：　婚姻状况：　填表日期：　年　月　日

指导语：下面是每个人都有可能遇到的一些日常生活事件，究竟是好事还是坏事，可根据个人情况自行判断。这些事件可能对个人有精神上的影响（体验为紧张、压力、兴奋或苦恼等），影响的轻重程度是各不相同的。影响持续的时间也不一样。请您根据自己的情况，实事求是地回答下列问题，填表不记姓名，完全保密，请在最合适的答案上打钩。

生活事件名称	事件发生时间				性质		精神影响程度				影响持续时间				备注
	未发生	一年前	一年内	长期性	好事	坏事	无影响	轻度	中度	重度	极重	三个月内	半年内	一年内	一年以上	
举例：房屋拆迁			✓			✓		✓					✓			
家庭有关问题　1.恋爱或订婚																
工作学习中的问题 29.待业、无业																
社交与其他问题 42.好友重病或重伤																
如果您还经历过其他的生活事件，请依次填写																
49.																
50.																

正性事件值：　　　　　　　　　　家庭有关问题：
负性事件值：　　　　　　　　　　工作学习中的问题：
总值：　　　　　　　　　　　　　社交及其他问题：

重伤,家庭成员死亡,本人重病或重伤,住房紧张;13个工作学习中的问题:待业、无业、开始就业、高考失败、扣发奖金或罚款、突出的个人成就、晋升、提级、对现职工作不满意,工作学习中压力大(如成绩不好),与上级关系紧张,与同事邻居不和,第一次远走异国他乡,生活规律重大变动(饮食睡眠规律改变),本人退离休或未安排具体工作;7个社交与其他问题:好友重病或重伤、好友死亡、被人误会、错怪、诬告、议论,介入民事法律纠纷,被拘留、受审,失窃、财产损失,意外惊吓、发生事故、自然灾害。根据调查者的要求,将某一时间范围内(通常为一年)的事件记录下来。一过性事件,如流产、失窃等要记录发生次数,长期性事件,如住房拥挤、夫妻分居等,不到半年记1次,超过半年记2次;影响程度分为5级,从无影响到极重依次记0、1、2、3、4分;影响持续时间从3个月内到1年以上依次记1、2、3、4分。

生活事件刺激量的计算方法:

1. 某事件刺激量＝该事件影响程度分×该事件发生次数
2. 生活事件总刺激量＝已发生的全部事件刺激量之和

还可以根据研究需要按正性事件、负性事件;家庭有关问题、工作学习中的问题、社交与其他问题进行分类统计。LES总分越高反映个体承受的精神压力越大。95%的正常人一年内的LES总分不超过20分,99%的不超过32分。负性事件分越高对身心健康影响越大,正性事件分的意义尚待进一步研究。

第二节 生理心理应激过程

一、生理应激过程

一般地讲,只要应激达到一定强度,持续足够的时间,生理反应就可以广泛地涉及到神经系统、内分泌系统和免疫系统,涉及到与这些系统密切联系的器官和组织,这些生理反应又通过反馈机制影响这些系统的功能。生理反应十分复杂,各系统之间相互作用、相互影响,彼此间错综复杂。

Cannon首先对应激状态进行了研究,认为机体在紧急事件面前表现出"战斗或逃跑"(fight or flight)状态。提出:机体在遇到危险的情况下,常产生肾上腺髓质分泌增加和交感神经兴奋现象,表现为心率和呼吸加快,心搏增强,脾脏缩小,肝糖原释放,瞳孔扩大,皮肤和内脏的血管收缩,血液由这些部位向脑部和肌肉中转移,使机体处于战斗或逃跑的戒备状态。由于在应激反应中个体差异甚大,因此,机体在紧急事件面前也可以出现副交感神经兴奋现象,表现为心率减慢、血压下降、胃肠蠕动增加、大汗淋漓、晕厥等,此时机体处于静止退缩状态。

在应激源持续作用下,出现Selye称为全身适应综合征的反应。该反应可分为三个阶段:

(1)警戒期:根据应激源的强弱,除交感神经与儿茶酚胺被激活外,下丘脑-垂体-肾上腺皮质轴也被激活。神经、内分泌、免疫系统被高度动员。相继出现休克时相和抗休克时相。

(2) 抵抗期：机体处在与应激源作长期抗衡状态，各系统均处于动员状态。垂体促肾上腺皮质激素和肾上腺皮质激素分泌增加，合成代谢占优势，机体对各种刺激的抵抗力均有增加。

(3) 衰竭期：用来对抗应激的生理、心理能量已被耗竭，机体需要休息与能量补充。否则可导致严重疾患，甚至死亡。

二、心理应激过程

个体对社会心理因素应激源经过认知评价，察觉到威胁的存在，从而引起心理应激反应。而人们在应激时对焦虑、恐惧等的体验较多，常见的心理应激反应如下：

(一) 情绪反应

心理应激必然会引起程度不同的情绪反应。有人认为：情绪是应激强度的指标，强烈的情绪变化反映了个体正体验着强烈的应激，反映了个体特有的认知评价方式。应激下的情绪反应主要有焦虑、恐惧、抑郁和愤怒。

1. 焦虑

是应激下最常见的情绪反应。这是人们对即将来临的、预期会出现不良后果的事物所表现出的复杂情绪状态，包含着忧虑和害怕。例如，人们在考试前、接受医生检查前、等待一次重要会见时或参加一场重大比赛时，往往会出现这种焦虑状态。适度焦虑可以提高人的警觉水平，促使人投入行为努力避开引起焦虑的不利情况，以适当的方法应对应激，从而对适应环境是有益的。过度的焦虑则是有害的，因为它妨碍人准确地认识分析和考察自己所面临的挑战与环境条件，从而就难以作出符合理性的判断和决定。

2. 恐惧

是一种预期将要受到伤害或威胁生命的情绪反应。恐惧多发生于身体安全和个人价值与信念受到威胁的情况下，是最有害的情绪。当恐惧时，交感神经兴奋，肾上腺髓质激素分泌增加，强烈的恐惧会威胁人的生命。

3. 抑郁

是指情绪低落、悲观失望、缺乏兴趣、自我评价降低，多伴有睡眠和饮食障碍，是一种痛苦的复杂情绪。常由亲人死亡、失恋、失学、失业、遭受重大挫折和长期病痛等原因引起。

4. 愤怒

也是常见的一种应激情绪反应。一般来说，当人们的强烈愿望受到限制或阻止时或受到侮辱和欺骗时，被强迫自己做不愿做的事，都会导致愤怒。愤怒多伴有攻击行为。

(二) 行为反应

应激会引起不适的心身症状，因此人们总是会采取一些行为来减轻或消除其

影响,这就是适应和应对行为反应。可将这些行为反应分成两大类:

(1) 针对自身的行为反应即通过改变自身以顺应环境的要求,包括远离应激源,改变自身条件、自己的行为方式和生活习惯等。例如,一位家庭关系紧张的人尽可能减少在家逗留的时间,变成一个"工作迷"。但在日常生活中回避并非总能做到,何况这种行为不能从根本上解决问题,在这种情况下,有的人可能求助于烟、酒和某些药物,以暂时缓和心理应激反应,当然这并不是一种积极的应对方法。

(2) 针对应激源的行为反应指通过改变环境(即应激源)而不是改变自身的方式来处理应激源,包括消除或减弱应激源的各种活动。例如,解决夫妻分居问题而改善家庭关系;调动工作寻找适合自己的工作等。

第三节 心理应对机制

在长期的进化过程中,人类形成并发展了一些在心理上自我保护的方法,人们会有意无意地采取一些心理防御措施,有助于减轻心理上的不安和痛苦。心理防御(psychological defense)与心理应对(psychological coping)同义,它被认为是一种潜意识的心理保护机制。事实上,许多心理应对机制可被有意识地使用,可通过有意识的训练成为习惯行为反应。心理应对反应有多种形式,有积极的、消极的和妥协的三种形式。

一、积极的心理应对

这种心理应对是在理智的指导下产生的,主要有以下几种:

(1) 升华:将不为社会所允许和接纳的动机和行为导向比较崇高的方向,使之符合社会规范和时代要求,具有建设性,有利于社会和个人发展,能被社会所接纳,谓之升华。如追求异性的爱情但限于种种因素而不能实现时,用写诗作赋、书画音乐来抒发其不能得到之情感。歌德因绿蒂另有所爱而初恋失败,于是写下了《少年维特之烦恼》;孔子厄而著《春秋》;太史公腐(宫刑)而《史记》出,都是升华的范例。"化悲痛为力量"也是升华的一种表现。

(2) 补偿:个人追求的目标、理想受挫,或因自己生理缺陷、行为过失而遭失败时,选择其他能获得成功的活动来代替,借以弥补因失败而丧失的自尊与自信,称为补偿。身躯残缺,发奋钻研技术;中年丧偶,热心公益;身边无子女,热爱少儿教育。一来为自己所受挫折争气,作出成绩,赢得社会尊重,弥补心理创伤;二来努力工作学习,可以占用大部分时间,使自己免于思虑不快事件和玩味细节,或过分自我关注而形成自我中心。补偿可分直接补偿和间接补偿,直接对情景挫折、生理缺陷、自卑情绪进行补偿为直接补偿;"失之东隅,收之桑榆"为间接补偿。

(3) 幽默:幽默可以化解挫折困境和尴尬场面,并赋于生活以情趣和活力。幽默是与乐观相联系的,幽默一笑解千愁。它是一种以奇特、含蓄、双关、讽喻、诙谐、巧合等为形式的良性刺激,当被认知后可导致欣快感,给人以启迪和韵味。因而可以说,幽默是一种比较高级的应对手段。

(4) 再试:根据客观情况,重新解释目标,或延期、或修订、或转化,以解决因目标难以达到的挫折情景,或作出加倍努力去满足需要。

二、消极的心理应对

这种心理应对可以在某种程度上暂时维持心理平衡,不致使人精神崩溃。但过度运用或运用失当时,有可能形成心理病态。主要有以下几种表现:

(1) 攻击:攻击有直接攻击和转向攻击两类。直接攻击是把愤怒的情绪和行为直接指向造成其挫折的人或物。表现为对人反唇相讥,直至咒骂、拳脚相加和损物伤人。转向攻击可表现为对自己缺乏信心而自卑、悲观,把攻击方向转向自己,产生自责。或当事人觉察到直接攻击将会引起严重后果时,便把攻击对象转向次要的人或物上去。

(2) 固着:或称病态固执,指重复某种无效的动作。尽管反复多次毫无效果,于事毫无补益,但仍继续这种无效的行为,而不能以其他更适当的行为所取代。如强迫观念和强迫行为是最典型的病态固执。

(3) 倒退:亦称退代。指个体在受到挫折时会表现出与自己年龄不相称的幼稚行为,即表现为童年时期的一些习惯与行为方式,或以幼稚而简单的方式来应付挫折情景,或用以满足自己的欲望。

(4) 逆反:当遇到挫折后,不仅是一意孤行,而且根据自己的情绪对正确的方面盲目的持反抗、抵制与排斥态度。平时所称的"变本加厉"就属于一种逆反行为。

(5) 厌世:遭到严重挫折后,容忍力极小,在未得到周围的人们帮助时,就会产生厌世轻生的念头,有的人甚至会自杀。

三、妥协的心理应对

妥协是既不具积极意义,也不具消极意义的一种折衷的心理应对形式,主要有以下几种:

(1) 文饰:又称找辙。当一个人为减轻因动机冲突或失败挫折所产生的紧张和焦虑,并为维护个人自尊,常要对自己所作所为以"合理"的辩解来开脱,以自圆其说。但这些用来为自己掩饰或辩解的理由是经不起推敲的,并非真理由,也非好理由,只在某种程度上能被社会接受。《伊索寓言》中狐狸跳起来摘不到红熟的葡萄,就说葡萄是酸的,"酸葡萄非我所欲也",扬长而去。"酸葡萄"心理是认为自己得不到的或没有的东西就是不好的,是不值得关注和争取的,以冲淡内心欲望和不安。相反,"甜柠檬"则百般强调凡是自己所有的东西都是好的。

(2) 自我整饰：遭到挫折后，往往表面上不动声色，把心理上烦恼、焦虑、苦闷统统埋藏在内心深处，以弥补失败所带来的挫折。美国心理学家 M. 施耐德对人们遭到失败后的自我整饰进行了研究。实验要求被试者从事一项自己无法判断失败或成功的工作，事后向一组被试者虚报为"成功"，向另一组被试者虚报为"失败"。然后要求两组被试者在一起进行自我介绍。结果发现，后者比前者更多地作自我肯定。这一实验表明，人们遭受挫折后，往往会掩盖自己的真实情绪，显示自己的长处，以提高他人对自己的评价，从而减轻心理压力。

(3) 投射：当遭到挫折后，不是从自身的缺点、弱点方面加以分析，而是把责任推给他人，埋怨他人，以减轻自己的焦虑与不安。

第四节　社会心理因素的致病意义

一、心理应激与健康

社会心理因素引起的心理应激同人的健康有密切联系，对健康的影响包括积极影响和消极的影响。心理应激对健康的积极影响至少表现在两方面：首先，心理应激经历可以提高个体在生活中的应对和适应能力，提高对各种紧张刺激的耐受力；其次，适度的心理应激是维持人正常功能活动的必要条件。人离不开刺激，适当的刺激和心理应激有助于维持人的生理、心理和社会功能。心理应激对健康的消极影响主要表现在三个方面：①心理应激引起的心理和生理反应可以以症状和体征的形式见之于临床，成为人们身体不适、虚弱和精神痛苦的根源和就医的原因。②心理应激可以加重已有的精神和躯体疾病，或使这些疾病复发。③心理应激可以造成对疾病的易感状态，并在其他因素的共同影响下导致新的精神和躯体疾病。

二、心身疾病

由于心理应激超过了机体可能耐受的强度，心理应对机制失败，正常的心理应激过程便向病理的应激性障碍过渡。在引起的疾病当中，心身疾病是最常见的一类疾病。心身疾病又称心理生理障碍，是一组与社会心理因素密切相关，但以躯体症状表现为主的疾病。通常限于受植物神经系统所支配的器官或系统的功能障碍和病理形态方面的变化。心身疾病见于临床各科，大体包括下列躯体疾病和障碍：

(1) 心血管系统：原发性高血压、冠心病、原发性低血压综合征、某些心律失常、雷诺氏病等。

(2) 消化系统：胃十二指肠溃疡、神经性呕吐、神经性厌食症、过敏性结肠炎、溃疡性结肠炎、贲门或幽门痉挛、心因性多食症或异食症、习惯性便秘、慢性胃炎等。

　　(3) 呼吸系统：支气管哮喘、过度换气综合征、心因性呼吸困难、神经性咳嗽等。

　　(4) 神经系统：偏头痛、肌紧张性头痛、植物神经失调症、心因性知觉异常、心因性运动异常、慢性疲劳等。

　　(5) 内分泌代谢系统：甲状腺机能亢进、肥胖病、糖尿病、低血糖、垂体机能低下等。

　　(6) 骨骼肌肉系统：类风湿性关节炎、全身肌痛症、颈臂综合征、书写痉挛等。

　　(7) 泌尿生殖系统：神经性多尿症、慢性前列腺炎、阳痿等。

　　(8) 皮肤科：慢性荨麻疹、神经性皮炎、皮肤瘙痒症、斑秃、多汗症、牛皮癣、湿疹等。

　　(9) 耳鼻喉科：梅尼埃氏综合征、咽喉部异物感、口吃、晕动症等。

　　(10) 眼科：原发性青光眼、眼肌疲劳症、低眼压综合征等。

　　(11) 口腔科：心因性齿痛、口腔黏膜溃疡、口腔异物感等。

　　(12) 儿科：心因性发热、遗尿症、周期性呕吐、心因性呼吸困难等。

　　(13) 妇产科：功能性子宫出血、月经失调、更年期综合征、经前期综合征、外阴瘙痒、心因性不孕症、阴道痉挛等。

　　(14) 某些肿瘤

三、神经症

　　神经症又称神经官能症或精神神经症，是一组大脑功能失调的疾病总称。本病的特点是：起病常与社会心理因素有关，患者人格特征常构成发病的基础，没有任何可证实的器质性基础，主要表现有神经衰弱、焦虑、恐怖、强迫、抑郁、疑病、癔病性症状等。

（卢　莉）

第十二章

行为与健康

行为(behavior)是人类及动物为了维持个体的生存和种族的延续,在适应不断变化的复杂环境中所做出的反应,是个体赖以适应环境、赖以生存的一切活动。从科学发展史来看,人类对自然现象的探索和研究比较早,对自身的研究则起步较晚。人类的行为千差万别,影响人类行为的因素多种多样。不同的人在同一条件下有各种各样的行为表现;同一个人在不同条件下也有不同的行为表现。关于人类行为的研究是在1920年美国心理学家华生(Watson)首创行为主义学派观点以后才在学术界迅速发展的。1949年美国芝加哥大学的科学家提出了研究人类行为的行为科学。行为科学(behavior science)是一门研究人类行为的发生、进化和发展,正常和异常行为的特征,以及预防和矫正异常行为的学科。它是一门新兴的跨学科的边缘学科,它涉及心理学、社会学、生理学、生物学、人类学和精神医学等知识。行为科学的研究目的,就是为了从复杂纷纭的现象中揭示人类行为的普遍规律,以便有效地控制和预测人的行为,使人按照一定的社会生活需要来行动,更好地促进社会和人类自身的发展。

人类的行为对健康的影响人们早有觉察。1968年美国哈佛医学院外科教授Cope根据一次研究行为科学和医学关系的专题讨论会撰写了《人类、精神和医学:医师的教育》一书,书中探索了行为对健康的影响以及行为学与医学的关系。1973年美国生物学家Birk首次使用了行为医学(behavior medicine)这一术语。他指出:"行为医学目前虽然处于婴儿阶段,但事实上代表了临床医学和精神医学的发展方向"。1977年2月和1978年4月先后在美国耶鲁大学召开了两次国际行为医学大会,会议界定行为医学是一门把与健康和疾病有关的行为科学技术和生物医学技术整合起来,并将这些技术应用于疾病的诊断、治疗、预防和康复的一门边缘性学科。行为医学的诞生和发展,有别于传统的经典医学的思想内容、体系和方法,为医学界研究行为与健康、行为与疾病的关系奠定了理论基础,在技术和手段上开辟了新的途径。

第一节　人类行为发生的基础

人类既有一切动物都具有的本能行为,也有人类特有的社会行为。并且,即使是本能行为,也受社会、文化的改造和修饰,使其符合社会的道德规范、道德准则。因此,人类行为是由人的生物性与社会性共同决定的。

一、人类行为的生物学基础

生物学基础包括遗传、进化及生理基础等,是人类行为能够产生的基本条件。人类行为发生的生理基础主要是以人的大脑为主的神经和内分泌系统,尤其是神经系统。机体内外的各种信息,包括自然的、社会的信息,都要通过人体的各种感觉器官输入神经系统,在脑的高级中枢加以整合,才能做出是否反应和如何反应的决定,并发放神经冲动到相应的组织器官,支配人体表现出各种行动或行为。而这些生理基础是人在长期的遗传进化中形成的,人的某些本能行为也在这种遗传进化中得以产生并巩固下来。如果人的神经系统不健全或受到损伤,人的行为就要受到影响。

二、人类行为的社会性

人类的行为除了受生物学因素的影响,更重要的是受社会因素的影响,受后天社会文化的教化,受社会道德准则、道德规范的约束。一个人只要生下来是一个健全的人,生理基础具备了,其行为的发展就主要受到后天社会教化的影响。由于人类生存的自然环境和社会环境的复杂性,因此人类的行为表现千差万别。但总的来说,人类的行为就其社会性起源,仍然可有一些共同的一般规律,都受需要和动机的影响。需要、动机和行为三者密不可分,人的行为主要产生于动机,而动机又源于需要。

需要是指人对某种目标的渴求或欲望,它是人类对维持其个体生命和种族延续所必要的条件以及相应社会生活的反映。人是具有生物和社会双重属性的统一体,所以人类既有生物性需要又有社会性需要。生物性需要是指维持有机体生存和延续种族所必需的条件,如空气、水、食物、休息以及配偶等。而社会性需要是人在社会生活过程中逐步习得的高级需要,如求知、交往、爱情、实现理想等。需要是一切有生命的机体所共有的,但人类的需要和动物的需要有质的不同。即使是人的某些本能的生物需要,虽然与动物的需要有共性,但人的大多数生物需要都带有社会性,这是动物所无法比拟的。美国著名心理学家马斯洛曾把人类的需要体系分为五个层次,即生理需要、安全需要、社交需要、尊重需要和自我实现的需要。人的需要是从低级到高级不断地螺旋式进展,当低层次的需要得到满足后,高一层次的需要就得以显现。

动机是人类行为发起的原动力。动机一旦产生,就会发起行为,指引行为向既定目标始终不渝地前进。动机的种类有多种多样,在实际生活中,人们的行为往往不是由一个动机左右,而是同时存在几个动机。这许多动机对行为都起着一定的作用,但它们的力量不是均等的,其中总是有一个动机的强度最大,对人的行为起着支配的作用,决定着行为的性质,这种在全部动机结构中最强有力的动机,叫做优势动机。一个行为中的优势动机不是固定不变的,在一定条件下,弱动机可以转化为强动机,优势动机也会变为非优势动机,优势动机转化后,行为也发生相应的改变。例如一个人疲乏、饥饿交加,此时如果疲乏是其优势动机,那么这个人会先去休息;当疲乏消除后,饥饿就成为其优势动机而导致其吃喝行为。优势动机的建立由人的心理需要和社会需要所决定。所以,掌握每个人各个时期的优势动机,有的放矢地进行疏导,是改变其行为的关键。

三、人类行为的主要特点

(一) 人类行为具有目的性

这是人与动物相区别的重要标志之一。动物只能消极地适应自然环境,受环境所支配,在环境面前是被动的、盲目的。而人的行为一般都带有预定的目的、计划、期望,这就使人不但能适应自然,而且能按照自己的意图改造环境,改造自己。

(二) 人的行为具有极大的可塑性

一些比较高级的动物,如狗、猴子等,虽然经过训练可以看家,玩杂技,但这种改变是微小的,并且是极其缓慢和困难的。人则不然,人的行为具有较大的可塑性,经过家庭和学校教育,环境的熏陶感染及个人学习得到改造。正是由于人的行为具有可塑性,才为干预和改变人的行为提供了可能性。

(三) 人的行为表现出更大的差异性

由于受着外部环境和个性心理特征的强烈影响,在种族之间、地域之间以至不同年代之间的人的行为可以表现出巨大的差异性。

(四) 人的行为受心理活动的调节

行为既是心理活动的表现,又受心理活动调节。对待同一事物,由于个人的需要、动机、情感、意志等心理反应不同,表现出来的行为会不同。

第二节 健康相关行为

健康相关行为(health-related behavior)是指人所表现出来的与健康和疾病有关的行为。根据行为对健康的作用性质,健康相关行为可以分为两类:促进健康行为(health-promoted behavior)和危害健康行为(health-risky behavior)。促进健康行为是指客观上有利于自身和他人健康的行为,主要有合理营养、适度睡眠、积极锻炼、缓解心理压力和保持心态平稳、定期体检、不吸烟、不酗酒、不滥用药物、积极应对突发事件、正确看待疾病和死亡等。危害健康行为是指偏离自身、他人和社会的期望方向上的行为。主要特点是该行为对己、对人、对整个社会的健康有直接或间接的、明显或潜在的危害作用;该行为对健康的危害有相对的稳定性,即对健康的影响具有一定作用强度和持续时间;该行为是个体在后天生活经历中习得的,例如吸毒、吸烟、酗酒等。

一、吸毒与健康

吸毒指不是由于医疗需要使用海洛因、可卡因等非法物质和医疗用药(如巴比妥、安定类等)的行为。这类物质主要作用于神经系统,影响神经活动,故又称精神活性物质。这类物质的滥用和成瘾,不但严重危害个体的身心健康,而且带来许多家庭和社会问题。各国政府,许多社会团体和卫生组织都很重视。从行为医学角度来看,吸毒成瘾主要是人们对精神应激所采取的一种应付方式,是一种社会适应不良行为。

(一) 吸毒的危害

吸毒行为不仅危害吸毒者本人的身心健康,而且给家庭和社会带来危害。

1. 吸毒对健康的直接危害

所有毒品都几乎是作用于人的大脑神经中枢,因此一次过量必然引起中枢神经的过度兴奋而衰竭或过度抑制而麻痹,导致死亡。而长期使用则可能引起大脑器质性病变,形成器质性精神障碍。包括人格障碍,遗忘综合征和痴呆。中枢神经的受损也会央及机体的各器官、系统,使患者极度衰弱,丧失工作能力和生活自理能力,成为家庭和社会的负担。吸毒还可能感染艾滋病,据报道美国城市感染艾滋病的人中,男性15%是静脉滥用药物者,女性这一比例是53%。

成瘾的毒品不同,其临床表现不尽一致(见表12-1)。

2. 吸毒对家庭的危害

吸毒对家庭带来的危害。首先是经济问题,由于有害物质的非法交易与高税收限制政策,使吸毒者花费大量的钱财,而成瘾造成的疾病、事故与劳动能力降低、出勤率减少也造成经济损失。其次是成瘾后个性改变,不顾家庭及其成员的生活需要,放弃抚养义务,性功能减退,虐待妻儿,给家庭幸福带来极大危害。我国云南某地调查,在原有配偶的 1767 名吸毒者中,因吸毒而离婚的有 54 人;因吸毒而死亡或配偶自寻短见的有近百人;卖妻卖儿卖女的有 61 人。

3. 吸毒对社会的危害

吸毒者可能因经济问题、人格变异等原因发生抢劫、强奸、卖淫等犯罪行为而危害社会治安、败坏社会风尚。在云南某地抓获的吸毒者中,约有 25%~30% 的人犯有贩毒、盗窃、卖淫等违法行为。

(二) 吸毒人群的特征及动机

造成吸毒的原因很多,主要是社会因素。中国境内的毒品犯罪是世界毒品犯罪的一部分,随着国际贩毒集团加紧对我国的渗透,过境贩毒活动的增加,以及边境地区部分不法山民的过境贩毒、吸毒活动的扩散。改革开放后人们对外部世界交流的增加,思想认识上的一些误区等,使毒品在我国境内流动不断增加,带来毒品在境内吸食消费,引发了吸毒、贩毒活动的蔓延。

据武汉地区调查 352 名吸毒者表明:年轻人是吸毒的主体,吸毒者平均年龄为 26.8 岁,30 岁以下占 89%。文化程度低是吸毒者的又一特点,初中以下占 72.8%。职业则以工人、个体经营者和无业人员为主占 97.7%。初次吸毒的原因中,由好奇心驱使者占 29.5%,受他人影响或毒贩唆使者占 36.4%,因生活挫折寻求刺激者占 25.7%,用毒品治病的占 1.4%。

表 12-1 吸毒的临床表现

毒品种类	即时效应	急性中毒	慢性中毒	戒断症状
鸦片类	欣快感,忧愁尽扫,白日梦,全身温暖和酥软,瞳孔小,血压低	烦躁不安,呕吐,谵妄进而昏迷,休克,体温低,呼吸慢或潮式呼吸,针尖样瞳孔	共济失调,神经损害和并发感染,神经症综合征,人格改变	哈欠不止,流涕流泪,睡眠不安,畏寒、寒战,全身疼痛,吐泻不止,震颤、谵妄、休克
镇静催眠类	昏昏然,忘怀一切的快感与慢性中毒症状并存	嗜睡,昏睡,昏迷,呼吸慢而不规则,血压体温低,少尿,休克,瞳孔小	萎靡不振,构音困难,眼球震颤,共济失调,思维迟钝,人格改变和神经症综合征	厌食,呕吐,无力,抑郁,错觉,幻觉,粗大震颤,抽搐,癫痫大发作,发热,谵妄,昏迷
兴奋剂	欣快感,特别"清醒"充满活力和自信,血压高,心率快	过度兴奋失眠,震颤,谵妄,癫痫大发作,呼吸衰竭,心率加快,血压升高,瞳孔散大	躯体依赖少见,可发生苯丙胺精神病,牵连观念,被害妄想,行为刻板	主要为精神依赖
致幻剂	"好把戏"如入天堂,"坏把戏"如堕地狱,颜面充血共济失调,瞳孔大	感知障碍,恐怖性幻觉,被害妄想,类似急性分裂症,严重时产生木僵,偶有痉挛发作	少见,大麻可致"动力缺乏综合征"	主要为精神依赖

资料来源:杨德森主编,行为医学,湖南师范大学出版社,1990

(三) 吸毒的控制

1. 社会控制

强制性的法律和行政手段,是控制吸毒的关键。我国20世纪50年代扫除阿片烟害有很成功的经验,注意了综合治理和区别对待,如对种植、贩运和设馆销售阿片的从严惩罚,对成瘾者则集中进行治疗。同时进行思想教育,就业安排和群众监督,预防恶习重染,达到全社会根除烟祸的效果。

2. 药物治疗

(1) 逐步减量法:在医疗监护下,逐步减少成瘾物质的用量,直至最后戒除。本法成功的关键是严防吸毒者私下加服成瘾毒物。成瘾性强的物质可用药理作用相似但成瘾性较小、使用方便的物质逐步代替和减量。如用美沙酮代替吗啡或海洛因,一般2~4周可以完全戒除吸毒。

(2) 拮抗剂治疗:利用成瘾物质的药理拮抗剂,改变机体的内环境,使之恢复到正常状态,直至不用成瘾物质也不出现戒断症状。如环佐星(Cyclazocine)稳定化了的人能高度耐受阿片产生的药理作用,停用阿片也不感到不适。

(3) 其他药物治疗方法:如可乐宁为受体兴奋剂,但也能如吗啡类物质一样作用于蓝班核,减少蓝班核的冲动发放,从而代替吗啡类物质在体内作用,减少戒断症状。

3. 心理治疗

任何一种药物治疗,如不配合各种社会支持、心理治疗来重建人格和行为模式,都难以维持长久的疗效。作为综合性治疗措施的一部分,心理治疗的配合对每个吸毒者都是十分必要的。进行积极的社会宣传,组织各种戒毒组织的活动,帮助吸毒者对自己存在的问题有一个正确的认识,无疑对戒毒是十分重要的。

与吸毒作斗争,是一个十分艰巨的任务,要动员一切有利因素,坚持综合治理方法进行不懈的斗争。

二、吸烟与健康

吸烟曾被世界卫生组织称为"20世纪的瘟疫"。根据世界吸烟与健康方面研究的权威皮托教授预测,据中国目前吸烟现况,进入2025年后,中国每年将有200万人死于吸卷烟。目前,世界各国普遍存在着女性寿命高于男性的现象。美国米勒博士根据他对上千人的流行病学研究结果指出:"吸烟是导致男女寿命差别的根源所在。"因此,必须引起足够的重视。

(一) 吸烟对健康的危害

吸烟对吸烟者本人的危害有大量的研究证明。吸烟增加人群患多种癌的危险性,特别是肺癌。德国、荷兰、英国和美国的研究表明,重度吸烟者患肺癌的危险性比非吸烟者大3~30倍。Doll等人于1976年对一组美国医生进行了研究,作了回顾前瞻性调查,发现这些医生的肺癌死亡率降低与吸烟的数量相对减少相吻合。国外有的学者的研究也指出,吸烟与肺癌存在着一定的量效关系。每天吸烟在10支以下者,其肺癌死亡率为非吸烟者的4.4~5.8倍;而每天吸烟21~39支者其肺癌死亡率则增至15.9~43.7倍。此外,在长期吸烟的人中,卵巢癌、膀胱癌、口腔癌等发病率也很高。

十几个国家的调查说明,咳嗽、咳痰等症状以及慢性支气管炎、肺气肿、支气管扩张、肺功能损害等均与吸烟有关。其他调查还表明,吸烟者缺血性心脏病死亡率较不吸烟者增加1~2倍,这种增加在中年人中较为明显。

吸烟不仅危害吸烟者本人的健康,而且还可通过污染环境造成不吸烟者的被动吸烟而危害不吸烟人群。家庭有人吸烟,子女支气管炎患病率比不吸烟家庭高2~3倍。

如果孕妇吸烟还可能影响胎儿的发育。调查表明,妇女在怀孕期间重度吸烟,其新生儿体重小于2 500g的人数增加。根据母亲吸烟量的多少,可使早产增加20%~50%,自然流产增加10%~70%。日本的一项研究表明,孕妇吸烟与早产婴儿和胎内发育迟缓婴儿的发生率有明显联系,而且存在着量效关系(表12-2)。

表12-2 孕妇吸烟与早产婴儿、胎内发育迟缓婴儿的发生率

吸烟量	出生婴儿数	早产婴儿数	%	胎内发育迟缓婴儿数	%
非吸烟者	797	22	2.8	29	3.6
吸烟者(全妊娠期)	54	69	9.2	66	8.8
1~5支/日	249	15	6.0	11	4.4
6~10支/日	298	24	8.1	22	7.4
11~15支/日	84	7	8.3	13	15.5
16支以上/日	123	23	18.7	20	16.3

注:经统计检验,吸烟者与非吸烟者间,不同吸烟量间的发生率差别有意义。

(二) 吸烟危害健康的机制

烟雾本身及其中的有害物质可能对机体的局部产生强烈刺激作用,这种刺激作用使上皮细胞纤毛受损,破坏呼吸道上皮的自我清洁机能,而不能排除呼吸时吸入的一些有害物质及机体中的废物。烟草中的一些有害成分,如烟碱、3-4苯并芘、亚硝胺、砷、钋、一氧化碳等可能干扰人的正常生理生化反应和代谢功能,从而对人体的心血管、胃肠道、神经系统和肝、肾等器官造成不同程度的损害,并引起激素分泌紊乱,免疫功能受损,抗体产生受到抑制,IgM、IgG减少,巨噬细胞功能受限等。有人用吸烟者的尿提取物作致突变实验,发现比不吸烟者的致突变性增加。

(三) 吸烟人群的特征

1996年全国吸烟行为的流行病学调查表明,我国15岁以上人群中,吸烟率为37.6%,吸烟者平均每日吸15支香烟,平均开始吸烟年龄为20岁,有90%以上的吸烟者在公共场所吸烟。吸烟人群有以下特征:男性吸烟率明显高于女性,分别为66.9%与4.2%,男性是女性的16倍;不同文化程度人群的吸烟率有较大的差别,受教育程度越高,吸烟率越低。大专及以上学历人群比小学人群吸烟率低5%左右;不同职业人群的吸烟率差异明显,教师、卫生工作者等较低,工人、农民等较高;不同民族的吸烟率差别亦较大,维吾尔族、回族、藏族较低,蒙古族、彝族、瑶族较

高,男性为76.5%～91.0%,女性为13.0%～18.0%;城市人群吸烟率低于农村,分别为34.5%与39.2%;不同地域比较,男性以西南最高,达73.4%,女性以东北最高,达10.1%。通过吸烟人群的特征分析,大体上可以提示:男性、文化程度低、体力劳动、农村等人群是控制吸烟的重点人群。

(四) 开始吸烟的原因

我国吸烟者中吸烟的原因,有明显的性别特点,即因社交需要吸烟者的比例男性多于女性;因解乏吸烟者的比例女性多于男性,见表12-3。调查还表明,越是年轻的人,因尝试和追求时髦吸烟者的比例越大。15～19岁年龄组分别占了68.8%与13.0%,随着年龄增长,这种比例在下降。开始吸烟的原因与文化程度的高低也有较大的关系,文化程度低的尝试和解乏的比例高,文化程度高的社交需要的比例高达34.6%。针对吸烟的原因进行戒烟的健康教育,可以收到较好的效果。

表12-3 我国不同性别人群吸烟原因(1996年)

吸烟原因	男/%	女/%	合计/%
尝试	58.0	46.4	57.4
社交需要	17.7	5.2	17.1
解乏	12.5	28.3	13.3
追求时髦	4.1	3.2	4.1
其他	1.6	8.2	1.9
不知道	6.1	8.7	6.2

(五) 吸烟的控制

控制吸烟应该采取综合性的措施,其中包括对群众的健康教育、立法和戒烟"治疗"。健康教育是重要的一环。对吸烟人群的健康教育工作要注意其吸烟的动机,这种动机不消除,教育的效果就不好。必须造成一种"社会歧视"吸烟的环境。利用电视、广播、电影、广告等宣传手段宣传吸烟对健康的危害以及戒烟的方法。同时,在学校开设的卫生知识课中进行吸烟有害的教育。通过医生和教师的表率作用,带头戒烟。当广大群众深刻认识到吸烟是一种严重的不良行为并愿意自觉摈弃它时,立法和戒烟"治疗"才成为可能。

三、酗酒与健康

近年来,酗酒带来的健康问题和社会问题,已越来越引起人们的注意,特别是在发达国家中。在法国、美国和其他许多国家,酒精中毒已达到流行的程度。据估计,美国约有酒徒800～900万,而法国在西方国家中酒精中毒比率最高。据世界卫生组织报道,全世界每年有4万人因饮酒而丧生。

研究表明,酗酒对人体肝脏的损害最大。由于酒精要在肝脏分解,长期饮酒会造成脂肪肝和肝硬化。据报道,肝硬化的发病率,饮酒者比不饮酒者高7倍。在法国,因饮酒而引起肝硬化造成的死亡人数,占总死亡人数的35%。据研究,在酿酒过程中,会产生诸如亚硝胺之类的致癌物。此外,由于酒对其他致癌物,如苯并(a)芘等能起溶媒和增加溶解的作用,故认为饮酒加吸烟对促癌有协同作用。慢性酒精中毒也可以从多方面损坏心脏的健康。长期饮酒者容易得酒精性心肌病;心脏可发生脂肪性变,心脏的弹性和收缩力减退,血管可出现硬化。如果孕妇酗酒,酒精会通过胎盘侵入损害胚胎。据报道,酗酒母亲生下的婴儿体重和身长发育较差,新生儿的死亡率也比较高,32%的胎儿具有中枢神经系统异常、心血管系统及外观发育异常等胎儿性酒精综合征(简称FAS)症状。我国调查发现1674例酗酒者中,27.9%的人有精神症状,27.3%的人有躯体生理机能损害症状,30.8%的人有社会功能损伤。由于酗酒带来的社会问题很多。为此,应提倡用低度酒代替烈性酒,采用行为疗法消除酗酒行为。

四、饮食不当与健康

随着社会经济的发展,人们的消费结构逐渐发生着改变,饮食与健康的关系已经越来越引起医学界的重视。良好的饮食习惯可以保护和增进健康,不良的饮食习惯可以致病。据研究,现代工业化国家的饮食模式与许多慢性疾病有关。世界各地流行病学调查结果揭示,饮食中脂肪总摄取量与动脉粥样硬化症的发病率和死亡率都有密切关系。世界卫生组织在20个国家中的调查表明,55岁男性每日脂肪摄入量越高,冠心病的死亡率也越高。研究还发现,长期大量食用以饱和脂肪酸为主的食物,可引起机体内分泌紊乱,从而容易发生子宫、睾丸、前列腺等器官的肿瘤;高脂肪膳食还可以增加子宫体癌的发病率。此外,引起肥胖症的主要原因之一也归咎于饮食问题。研究还发现,所吃食物中含盐过多的人,容易患高血压病。通过限制食盐摄入量可改善高血压状况,一般认为成人每日摄盐量应该控制在3g左右为宜。

饮食方式不良与许多疾病也有一定联系。我国研究证明,经常暴饮暴食,三餐不按时,进食快,喜吃干、硬、烫食物等等习惯,对健康都是不利的。美国卫生总署最近的一篇报告指出:美国所有的死亡人数中的三分之二与食物和饮食习惯有关。不良的饮食习惯与人们的传统文化背景及一定的习俗有密切关系。此外,饮食与营养知识的缺乏也是一个重要的因素。所以,纠正不良的饮食行为应该从这些方面入手。

第三节 行为干预与矫正

一、行为干预

行为干预主要针对一般性的有害健康的行为危险因素,例如不良饮食习惯,缺

第三节 行为干预与矫正

乏体育锻炼,不遵医嘱等。关于这方面的行为干预措施近年研究较多,一些学者提出了许多的方法。下面介绍一种行为改变的六步骤方法(six-step method for behavioral change)。这一方法主要是为了使临床医生通过帮助病人改变生活方式,减少危险因素,降低过早的患病和死亡而提出的。因此该方法与传统的临床治疗方法有类似之处,可与临床诊断、治疗和随访的过程相比较,见表12-4。

表12-4 六步骤行为改变法与传统医学比较

六步骤行为改变法	传统医学
1. 明确问题	诊断
2. 创造信任和承诺	
3. 增加对行为的了解	
4. 拟订和实施行动	治疗(处方)
5. 评价行为改变计划	随访处方(继续就诊处方)
6. 维持行为改变,预防复发	巩固疗效

第一步:明确问题所在。类似于传统的诊断步骤。通过危险因素评价和与危险因素相关的知识、态度与行为的调查,了解个体行为危险因素。了解的内容包括:病人目前的行为危险因素有哪些？病人如何认识这些危险因素的危害？病人是否意识到该问题的重要性？病人是否曾试图改变这些危险因素？病人认为影响行为改变的因素有哪些？

第二步:创造信任和承诺。即要建立良好的医患关系。良好的医患关系是改变行为的基础。改变行为习惯是一件非常困难的事,病人只有对医生产生信任,才可能相信并遵照医生的建议,树立信心,自觉改变行为。

第三步:增加对行为的了解。在良好医患关系的基础上,医生就有可能,并且也必须更深入了解妨碍病人行为改变的障碍,尤其是心理上和文化上的障碍。从而有针对性的帮助病人克服障碍,改变危害健康的行为。

第四步:拟订和实施行动计划。制定适宜于改变病人行为的方案。计划的内容需包括:短期目标、认知重建、环境刺激的应付策略、激励机制、家庭和朋友的支持、最终目标。

实施行为改变计划时需注意:提供有关危险行为的资料,为病人推荐一些可以利用的社区资源(如体育锻炼的场所),让病人意识到行为改变的可行性。在社区营造有利于危害健康行为改变的环境,切忌打击病人的积极性。

第五步:评价行为改变计划。行为改变的评估包括形成评价、过程评价、效果评价、总结评价。通过评估可以及时调整计划。专家建议,在实施开始1~3周后,无论评估结果如何,都应对病人予以充分的表扬,在此基础上再考虑改变行动计划。

第六步:维持行为改变,预防复发。巩固逐渐形成的有利于健康的行为,防止不良环境刺激,预防重犯,才可能达到最终改变有害健康行为的目标。

这六个步骤的过程没有固定的时间长度,对于需要重新再回到前一个步骤也没有任何限制。关键是要根据每一个人的不同情况制定与其相应的步骤。

二、行为矫正

行为矫正就是通过使用一些近年来颇为流行的行为疗法达到改变个体不良行为的目的。行为疗法的原则是学习的原则,奖惩的原则。其理论包括强化和条件反射。它认为人体许多不良的行为与病患是通过条件作用而获得和习得的。以恐怖症为例,一个一岁的孩子本来不怕小白鼠而玩弄它,但一旦被小白鼠咬伤,就会因此而害怕小白鼠。而且这种恐怖还会产生"泛化",以后遇到带毛的东西、白色的东西就会产生恐惧,这就是说患了恐怖症。通过学习再学习,条件反射和强化手段,能够消除和纠正病态的有害健康的行为,建立健康的行为。在临床尤其是精神科使用行为疗法较为广泛,主要用于矫正病态行为,作为一般的行为干预措施主要用于一些成瘾行为和有成瘾倾向的行为的矫正。常用的方法有:

(一) 厌恶疗法

根据条件反射原则,对一些有不良行为的人给予一种引起厌恶、恶心或疼痛的刺激,以阻止或消退这一行为。厌恶疗法的目的是将"奖赏"变为"惩罚",使成瘾物质不但不能产生成瘾者企求的欣快效应,而且产生令人痛苦的体验。例如,让病人服用吐酒石或注射阿朴吗啡、吐根碱等,在即将出现恶心时,让病人饮酒。如此每天一次,重复7~10次,直到病人不使用药物单纯饮酒也出现恶心,对酒产生了厌恶情绪,说明条件反射已充分建立。以后每年可做1~2次巩固性治疗。

(二) 系统脱敏疗法

系统脱敏疗法是根据巴甫洛夫的条件反射学说使刺激重复出现直到习惯,不再有病态反应出现。此疗法在矫正一些由于精神因素所致的不良行为方面应用较多。由系统脱敏疗法发展而来的还有暴露或冲击疗法等。

(李 俊)

第三篇

基本方法

第三篇

基本武器

第十三章

调查研究

预防医学以人群为研究对象,调查研究是其主要研究方法。通过调查研究了解社会经济状况、人类环境状况、卫生服务状况及人群健康状况等,从而分析影响人群健康的因素、为制定卫生对策和卫生规划、采取卫生措施提供科学依据。随着疾病谱的改变,恶性肿瘤、心脑血管疾病等慢性非传染性疾病越来越占主导地位,这些疾病没有特异的单一生物学病源,是社会经济、文化、社会心理、行为、生物遗传等多因素作用的结果。对这些慢性非传染性疾病的病因学、诊断方法、治疗手段及药物等方面的研究不可能仅仅针对某个单一的病人,而必须在一定数量的人群中进行调查,寻找某些规律性及因果关系。因此,调查研究的理论和方法近年来在以病人为主要服务对象的临床医学领域中的应用也日益广泛。

第一节 调查研究的步骤

调查研究的步骤也是任何一项科学研究都应遵循的步骤。整个调查研究的过程包括五个步骤,可以用一个环状图(图13-1)来表示:

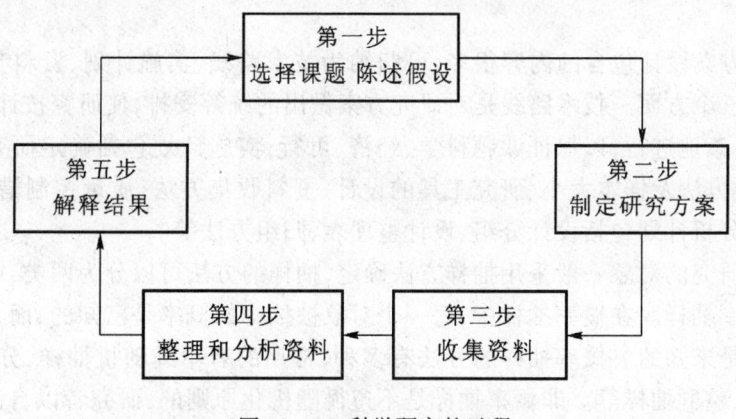

图13-1 科学研究的过程

一、选择课题

课题的选择是一个重要的问题。课题选择是否得当,常常决定一个课题的成败与得失。要通过查阅资料、实地调查、学术交流来发现问题、提出问题。针对工作中存在的尚未得到解决的实际问题,提出研究课题,但并不是所有发现的问题都值得研究,也不是所有的问题都能够进行研究。这涉及到对课题的评价和可行性论证。

(一)课题评价

评价一个课题是否值得研究,可根据三个原则来衡量。

需要性原则:在实际工作中发现的对人群健康状况影响最大的问题,即社会实践的需要。或是出现一些事实与现有理论之间有矛盾的问题,即科学发展的需要。需要性体现了科学研究的目的性。

创造性原则:题目应是新颖的、首创的,国内外尚无人研究的。它体现了科学研究的价值。要使题目有创造性应注意两点:一是要详尽占有资料,充分了解人们已做的同类研究现状,从中寻找空白点及薄弱环节,发现新的问题;二是要有科学思维,要敢于冲破传统观念的束缚。科学创新需要怀疑精神,它是通向新理论的阶梯。

科学性原则:它体现了科学研究的根据。课题必须以客观事实和理论作依据。科学性原则是保证科研方向正确无误的前提。

(二)可行性论证

就是论证一个课题是否具备进行研究的主客观条件。客观条件主要指科学发展的程度、各方面资料的积累,调查能否进行等。主观条件是指研究人员的数量、专业知识及各种技能,有关人力物力的配备状况等。

二、制定研究方案

研究方案设计包含的内容很多,可归纳为技术路线、实施计划、资料整理与分析计划等三个方面。技术路线是对研究方案做出的统筹安排,使研究按计划、分步骤、有条不紊地进行,以保证课题科学、经济、可行;实施计划包括确定研究对象与范围、抽样方法及样本大小、研究工具的设计、资料收集方法、质量控制措施等;资料整理与分析计划包括设计分组、设计整理表、归组方法等。

调查研究的对象一般采用抽样方法确定,抽样的方法可以分为两类,即概率抽样和非概率抽样。在概率抽样中,每一个对象被抽中的概率是已知的,而在非概率抽样中则是未知的。概率抽样的方法有多种,常用的有单纯随机抽样、分层抽样、系统抽样、整群抽样等。非概率抽样是不遵循随机化原则的,研究者以自己的方便或主观愿望,任意选择研究对象,这类抽样一般不能用样本推论总体,不能估计抽样误差的大小。但是,非概率抽样方法简便易行、花费小,能及时得到有用的资料,没有概率抽样的复杂性。因此,如果不将研究结果外推到样本范围以外,或者仅仅是大规模研究之前的预试验,则非概率抽样方法也是适用的。常用的非概率抽样有方便抽样、定额抽样、立意抽样、雪球抽样等。

(一)方便抽样

又称偶遇抽样。在这种抽样中,研究者选择那些最容易接近的人作为研究对象,如邻居、朋友等。此法虽在抽样的准确性上有所失,但却节约了时间和费用。常用于预试验或预调查时,目的在于确定调查表是否设计得当,并不用于数据分析。也可用于调查收尾时补缺,任意选择就近的对象调查。

(二)立意抽样

又称目的抽样和判断抽样。根据研究目的的需要和研究者的主观判断选择研究对象。例如:要了解社区居民对医疗保健的需求,可对经济收入中等的成年人调查,了解一般人的需求;以经济收入高者、儿童或老年人为调查对象,了解特殊人群的需求。

(三)雪球抽样

选择并调查几个具有所需要的特征的人,这些人被用来作为提供情况的人,并依靠他们再选择合乎研究需要的人,后者又可选择更多合乎研究需要的人,以此类推下去,样本就像滚雪球一样越来越大。

(四)定额抽样

此法有些类似于分层抽样,先将要研究的人群按某种特征划分成几组,然后,按照一定的比例,从每组人群中任意选择一定量的样本作为研究对象。由于抽样前先进行了分层处理,抽得的样本代表性比单纯的方便抽样要好。

三、收集资料

可以通过医学体格检查和各种物理化学的分析获得有关人体生理健康方面的全面资料。也可以通过文献法收集某些现有资料或历史资料,例如,国内外官方的人口普查、生命统计、国民经济统计、疾病统计等资料,有关组织、团体、研究机构的各种统计年报、调查报告、记录、案卷等资料,有关期刊、杂志、报纸、通讯、专著等资料,都是文献法获得资料的重要途径。要注意的是,文献多种多样,有一些是第一手资料,即由曾经经历过某一事件的人撰写的;另一些是第二手资料,即由那些未经过某一事件,而是通过访问或阅读第一手资料的人撰写的。在查考文献资料时,需要区别是第一手资料还是第二手资料。实际上,不仅仅调查研究可能用到文献法,从广义上讲,任何研究都离不开文献,只是使用文献资料的程度和范围不同而已。除医学检查和理化分析及文献法之外,在调查研究中常采用问卷调查,方法是访谈法和信访法。

(一)访谈法

它是通过有目的谈话来收集资料的过程,这种谈话可以是面对面的访谈,也可以是电话访谈,常用的是面对面访谈。问卷调查中的访谈是由调查者根据事先设计的调查表或问卷对调查对象逐一进行询问来收集资料的过程,因此,这种访谈又称之为问卷访谈或结构式访谈。其基本特征是有详细的调查表和进行面对面的访问。

1. 优点

访谈法比较灵活,调查员可以进行必要的说明,解释问卷中引起误解或不理解的内容,并可在访谈中随时纠正和完善被访谈者对问题的回答。访谈法对调查对象文化要求不高,文盲和不愿用文字回答问题者,均可以用这种方法来收集资料。一般访谈法的问卷回收率较高,因为调查员可以督促被调查者的回答,并且不需要被调查者自己填写问卷,问卷填答之后可以立即收回,对于不合作者还可以进行说服。在访谈过程中,调查员可以根据被调查者的姿势、语气、表情、反应等非文字信息来判断其回答的真实性。面对面的访谈形式比较容易控制访谈的环境,有效地防止第三者对访谈的影响。由于有调查员对调查的问题进行必要的说明和解释,因此可以在问卷中列入较为复杂的问题。

2. 缺点

访谈法需要大量甚至是复杂的组织工作,如果访谈的样本很大,问卷中包括的问题较多时,访谈就非常耗费时间和人力、物力。在访谈中比较容易受访谈员先入为主的影响,如果访谈员的素质不高或没有进行足够的培训,就可能出现访谈偏误。面对面的访谈,一般没有匿名保证,有时被调查者可能因此拒答或不真实地回答。由于涉及到交通,且需要相当的人力物力,因此其适用范围在地理上就不可能分布很广。

(二) 信访法

它是被调查者自己独立填答问卷的方法之一。一般是由调查者将问卷邮寄给调查对象,调查对象再按照要求填写完毕后寄回给调查者,这种收集资料的方法称为信访法。

1. 优点

信访法由于不需要直接去接触调查对象,因此,不涉及交通、不需要现场组织工作、不需要培训调查员,从而比较节省时间和费用。调查对象可以根据自己在时间和地点上的方便来回答问题,可以避免现场自填时的时间紧张、时间冲突和周围环境的影响。信访法有较高的匿名保证,信访调查的范围可以很广,适用于调查对象居住较为分散的调查。

2. 缺点

由于没有调查人员,被调查者遇到问题时无法得到准确的解答,而只能依靠有限的填表说明,因此缺乏灵活性。不能收集到非文字资料,有时对填表者的回答很难分辨真假。无法控制填写问卷的环境,如代笔、代答、共同回答、讨论回答等,一般研究者无从判断。由于缺乏有效的督促,问卷的回收率通常都较低,是否合作取决于研究者的身份、调查对象对调查的兴趣和文化素质,如果回收率过低,很难保证样本的代表性。缺乏有效督促的另一后果是遗漏的问题可能较多,问卷有效率可能降低。

第二节 问卷设计

所谓问卷就是在问卷调查中用于收集资料的一种测量工具,它是由一组问题和相应答案所构成的表格,故国内也称为调查表。问卷设计的好坏将影响所收集到的资料的有效性及可信度,从而影响问卷调查的结果。因此,问卷设计是问卷调查的方案设计阶段重要的工作之一。

一、问卷设计的原则

(一) 目的性

问卷必须按研究者提出的目的来设计。问卷中的每一个问题,都应与研究目的相关,通常不应该包括那些无关的问题。但是有时,某些研究只有在被测者不注意或不知道研究的真正目的的情况下,才能得到真实的答案。这时可以有意在问卷中安排一些掩盖真正目的的问题,但这些问题并非研究者的兴趣所在。

在实际工作中,问题是依据研究目标提出的。所谓研究目标是指根据研究目的拟出的可以衡量的一系列项目。从研究目的到研究目标,至最后列出各个具体问题,是抽象概念操作化的过程。

(二) 反向性

问卷的设计与研究步骤恰好相反,问卷中的问题,是在考虑了最终想要得到的结果的基础上反推出来的。这种反向原则,能够保证问卷中的每一个问题都不偏离研究者的目的,而且,在问题提出时,已充分考虑了问题的统计分析方法,避免出现无法分析和处理或使处理过程复杂化的问题和答案。

(三) 实用性

问卷的提问用词必须得当,容易被理解。要求所用词句必须简单清楚,具体而不抽象,尽量避免使用专业术语。要考虑应答人的背景和兴趣、知识和能力等,鼓励应答者尽其最大的能力来回答问卷。

二、问卷的主要类型

根据收集资料方法的不同,问卷可分为两种类型:自填问卷和访谈问卷。由于两种问卷直接面向的对象不同,二者在设计要求、形式等方面有所不同。

(一) 自填问卷

自填问卷直接面向被调查者,一般采取邮寄或发送的方式,将问卷交到被调查者手中自行填写。一般要求有详细的填表说明,问题不宜太复杂。

(二) 访谈问卷

访谈问卷由调查者将问题念给被调查者听,再由调查者根据被调查者的回答进行填写,故访谈问卷直接面向调查者。因此,填表说明可不列入调查表,由调查者掌握,调查的问题也可以较复杂。

三、问卷的结构

问卷作为问卷调查的一种测量工具,须具备统一性、稳定性和实用性的特点。在长期的调查实践中,人们逐渐总结出一套较为固定的问卷结构。问卷一般包括以下几个部分:封面信、指导语、问题及答案、编码等。

(一) 封面信

封面信是一封致被调查者的短信,通常放在问卷的最前面。封面信的内容包括:调查者的身份、调查目的、意义和主要内容。封面信是取得被调查者信任和合作的一个重要环节。自填式问卷的封面信通常要比访谈式问卷复杂些,还需要把填表的要求、方法、寄回的时间等内容写进信中。

(二) 指导语

指导语是对填写问卷的说明,即对如何回答问题或选择答案做出明确的说明,对问题中的一些概念和名词给予通俗易懂的解释,有时甚至可以举例说明答卷方法。总之,对问卷中可能引起疑问或多种理解的地方都要说清楚。指导语依问卷形式而异,自填式问卷是对回答者的指导语,而访谈式问卷是对访谈员的指导语,所以在语气、方式等方面均有所差异。由于访谈员在调查前一般要经过培训,一些访谈式问卷并不把指导语放在问卷中。

(三) 问题及答案

问题和答案是问卷的主体。问卷中的封面信、指导语等,都是为问题及答案服务的。从问题测量的内容上,可以将问题分为特征问题、行为问题和态度问题三类。特征问题用以测量被调查者的基本情况,如年龄、性别、职业、文化程度、婚姻状况等,通常是各种问卷必不可少的一部分;行为问题测量的是调查者过去发生的或正在进行的某些行为和事件,如吸烟、饮酒、患病、就医等。行为问题是了解各种社会现象、社会事件、社会过程的重要工具。通过这类问题,可以掌握某些事物或人们的某类行为的历史、现状、程度、范围和特点等多方面的情况。特征问题与行为问题统称为事实问题,它们是有关被调查者的客观事实。态度问题用以测量被调查者对某一事物的看法、认识、意愿等主观因素,是许多问卷中极为重要的测量内容。了解社会现象的目的,不仅是描述它,更重要的是解释和说明这一社会现象产生的原因,态度问题是揭示某现象产生的直接和社会历史原因的关键一环。由于态度问题往往涉及个人内心深处的东西,而任何人都具有一种本能的自我防卫心理,难吐真言,甚至不愿发表意见,所以在调查中了解态度问题比了解事实问题困难得多。一个问卷中不一定必须同时具备三种类型的问题。研究者在设计问题时,有时为被调查者提供答案,供其选择,有时不提供任何答案,由被调查者自行填写,前者称为封闭式问题,后者称为开放式问题。

(四)编码

编码是指用计算机能够识别的数码,对问题和答案进行转换,这样才能用计算机进行统计处理和分析。编码工作既可以在调查进行前设计问卷时进行,称为预编码,也可以在调查之后收回问卷时进行,称为后编码。如果设计问题的答案种类不能确定,只能采用后编码。

四、问卷设计的步骤

(一)明确研究目的

在设计问卷之前,必须首先明确研究的目的是什么,并且将研究目的分解为一系列可测量的指标,以便用相应的问题条目来表达。例如,调查某种疾病患者的生命质量,可以将生命质量分解为生理状态、心理状态、社会功能状态等一系列可测量的指标,并对每一类指标用相应的问题条目来具体表达。

(二)建立问题库

问题的来源主要有两个途径:

1. 头脑风暴法

该法主要适用于首次涉及的测量领域,或对已有的问卷进行修改,以适用于测量人群或测量目的改变的情况。可以由与调查有关的人员,如被调查对象及其家属、医生、护士、社会学家等组成研究小组,让他们围绕着研究目的和基本内容,自由发表意见,提出各种可能相关的问题。然后将提出的问题进行归类、合并、删除等处理,以消除无关的或重复的问题。

2. 借用其他问卷的条目

从已有的问卷中筛选符合研究目的的条目,是一种非常常用的问题来源,由于大多数问卷已经过反复应用和检验,借来的条目多有较好的信度和效度。尽管如此,新设计组合的问卷仍然要检验信度和效度,即使是把一个外文问卷完整翻译成本国文字亦需作此检验。在我国,引用外文问卷非常普遍,其最大的优点是便于与国外同类研究相比较,然而,译文的规范化及其信度和效度问题必须引起研究人员的重视。一般要求,译文至少包括翻译和回译两个步骤,而且翻译者和回译者应该是不同的人,这样才能保证译文的准确性。

(三)设计问卷初稿

包括从问题库中筛选合适的条目;将问题的描述标准化、规范化;进行初步的量化处理;按一定的逻辑结构、对回答者的心理影响等合理安排问题顺序;合理编排组合成结构完整的初始问卷。

(四)试用和修改

试用的方法有两种:一种为客观检查法,将问卷初稿进行一次试调查,以发现问卷中的问题;另一种为主观评价法,将问卷初稿分送该领域的专家,请他们评论。有条件时,最好这两种方法都采用,先用主观评价法,进行一次修改;再用客观检查法,再进行一次修改。

（五）信度与效度的检验

问卷的最终质量要通过信度和效度检验来评价,经过信度和效度检验后才能确定问卷的正式应用版本。

五、问题和答案的设计

（一）问题的设计

根据问题是否预设答案,可将问题分为开放式和封闭式两种。在具体应用时需根据它们各自的优缺点进行选择。

1. 开放式问题

（1）优点：可用于不知道问题答案有几种的情况,开放式问题可让回答者自由发挥,能收集到生动的资料,回答者之间的一些较细微的差异也可能反映出来,甚至得到意外的发现。另外,当一个问题有10种以上的答案时,若使用封闭式问题,回答人可能记不住那么多答案,从而难以作出选择,同时,问题和答案太长,容易使人感到厌倦,此时用开放式提问为好。

（2）缺点：开放式问题要求回答者有较高的知识水平和语言表达能力,能够正确理解题意,思考答案,并表达出来,因而适用范围有限,自填式问卷通常不用开放式问题。回答者回答此类问题,需花费较多的时间和精力,加之许多人不习惯或不乐意用文字表达自己的看法,导致回答率低。对开放式问题的统计处理常常比较困难,有时甚至无法归类编码和统计,调查结果中还往往混有一些与研究无关的信息。

2. 封闭式问题

（1）优点：从调查实施的难易度看,封闭式问题容易回答,节省时间,文化程度较低的调查对象也能完成,回答者比较乐于接受这种方式,因而问卷的回收率较高。从测量的层次看,封闭式问题在测量级别、程度、频率等一些等级问题方面有独特优势,这类问题一般必须列出一系列不同层次的答案,供回答者选择。例如："您认为您的健康状态如何？ ①很好;②好;③一般;④差;⑤很差",若用开放式问题,由于回答者可能用很多不同的方式进行描述,故很难将答案归纳为统一的等级结果。对于一些敏感的问题,如经济收入等,用等级资料的方式,划出若干等级,让回答者选择,往往比直接用开放式问题更能获得相对真实的回答。从资料的整理和分析方面看,封闭式问题列出答案种类,可以将不相干的回答减少到最小程度,收集到的资料略去了回答者间的某些差异,统一归为几类,便于分析和比较。

（2）缺点：某些问题的答案不易列全,回答者如果不同意问卷列出的任何答案,没有表明自己意见的可能,而调查者也无法发现。对于有些无主见或不知怎样回答的人,答案给他们提供了猜答和随便选答的机会,因此,资料有时不能反映真实情况。封闭式问题调查还容易发生笔误,例如本来想选答案2,结果却圈了答案3,这类错误无法区分。

3. 封闭式问题和开放式问题的实际应用

由于开放式问题在适用范围和统计分析等方面的缺陷,目前的问卷调查多以采用封闭式问题为主,但在一些少数几个答案不能包括大多数情况的提问中,问卷设计者不能肯定问题的所有答案,或者要了解一些新情况时也可用开放式问题。许多采用封闭式问题的问卷,常常在预调查时先用部分开放式问题,以确定封闭式问题的答案种类。为了保证封闭式问题包括全部答案,可以在主要答案后加上"其他"之类的答案,以作补充,避免强迫被调查者选择不真实的答案,例如:"您的职业是?①工人、②农民、③商人、④教师、⑤科技人员、⑥公务员、⑦其他(请注明)_____。"

(二) 答案的设计

问题答案的格式在一定程度上是由问题的特性决定的。例如,"您是否参加了医疗保险?"这样的问题,只能有"是"或"否"两种答案;"您为什么参加医疗保险?",就不能用"是"或"否"来回答了。一般来说,常用的答案格式有 5 种。

1. 填空式

这种形式常用于一些事实性的能定量的问题。例如:"您家有几口人?____人。"

2. 二项选择式

在问题后给出"是"和"否"两个答案,或者两个相互排斥的答案,这种答案格式称为二项选择式,它测量的是统计学中所说的零一型变量,由于这种答案格式对于研究者和被调查者双方而言均简便易行,故而应用非常广。但是,将一些本来比较复杂的答案简化成二项选择后,就意味着研究者人为地合并了许多虽然相关,但有程度差异的答案,在调查时,被调查者之间以及被调查者与研究者之间可能对于这种合并有不同的标准,还有一些人可能觉得无所适从,不知如何应答。此外,减少答案的种类后,测量的信度也明显下降。

3. 多项选择式

问题后的答案超过两个,该格式在问卷设计中应用最广,无论测量的尺度如何,在设计问卷时均可采用多项选择式的答案格式。目前,对于具有连续性特征的变量的测量也多采用多项选择式的答案设计,但要注意,答案数量太少,信度便会下降,问卷测量的稳定度不佳。而答案数量太多,不仅造成问卷篇幅的增加,而且被调查者可能不耐烦,从而不认真答卷。一般认为,5~7 个答案是比较适宜的,最多不宜超过 10~15 个。在排列答案时,对于没有顺序关系的答案,无须考虑哪个排在前面,哪个排在后面,无论怎样排列答案都行。但对于有一定顺序关系的答案,应按顺序排列,以免逻辑混乱影响选择答案。

4. 图表式

有的问题答案可以用图表的方式列出,回答者在图表上表示自己的意见。常见的有脸谱、线性尺度、梯形等。其中,线性尺度用得最多,通常绘出一条 10 cm 长的刻度线,线的两个端点分别表示某项特征的两个极端情况,回答者根据自己的实际情况、看法或意见,可在线上的适当地方做标记来回答。此种方式实际上将答案视为一种连续的频谱,研究者不必想出许多词来描述答案,而且所得结果是定量资料。但是线性尺度操作起来有相当难度,回答者在确定选择哪一刻度来表示自己情况时可能有失误,而且,极少有人选择线性尺度的极端。

5. 排序式

有的提问是为了了解回答者对某些事情重要性的看法,其答案是列出要考虑的有关事情,让回答者排序。例如,"您认为下列问题中哪些对社会影响最大？请按对社会影响的重要程度从一(最重要)排到五(最不重要)。__环境污染问题,__交通秩序问题,__人口问题,__治安问题,__物价问题。"

(三) 问题设计的常见错误

在问题的设计过程中即使遵照问卷设计的原则,也难免出现一些错误。常见的错误如下：

(1) 双重装填:指一个问题中包括了两个或两个以上的问题,有些应答者可能难以作出回答。

(2) 含糊不清:使用了一些词意含糊不清的词,或使用了一些专业术语、俗语,从而使问题不易为人理解。有时也可能因为对问题的表述不准确或修饰语过多,从而使问题的意思含糊不清。

(3) 抽象的提问:涉及幸福、爱、正义等一类抽象概念的提问一般较难回答。许多回答者遇到这类提问时,可能发现自己从未思考过这类问题。问卷如果一定要涉及这方面的提问,最好给出一些具体的看法,让回答者仅回答赞成与否。

(4) 诱导性提问:这类提问会人为地增加某些回答的概率,从而产生偏误。因为带有诱导性的提问,容易使无主见的回答者顺着您的意思回答,所以最好采用中性的提问。

(5) 敏感性问题:有些问题对于回答者是非常敏感的,如未婚先孕、流产、同性恋、吸毒等。这类问题的设计宜慎重,否则将因回答者说谎造成偏误。有时,在肯定存在这类行为的人群中调查时,可以进行适当诱导提问,不给否定答案。

(四) 问题的排列

当研究的各个问题合并为一张问卷时,研究者必须考虑各个问题在问卷中的排列顺序。以下几点在排列问题时可作参考。

(1) 先排列容易回答的,无威胁性的问题:如年龄、性别、职业等事实方面的问题宜放在前面。一般情况下,敏感性问题,如性行为、经济收入、宗教之类,宜放在问卷的后面部分,以免引起回答人的反感,影响对后面问题的回答。

(2) 先排列封闭式问题:开放式问题需要时间考虑,回答不易,如将这类问题放在前面,容易导致拒答,影响问卷的回收率。

(3) 问题要按一定的逻辑顺序排列:应考虑人们的思维方式,按事物的内容和相互关系以及事情发生或发展的先后顺序排列问题。相同或相似内容和性质的问题应集中在一起,问完一类问题之后再转向另一类问题,避免跳跃性的提问。对有时间关系的系列问题,应按顺时或逆时方向提问,不要随意更换问题的次序,否则可能扰乱回答者的思维。但是,如果问卷的内容并不很复杂,或不能很明显地分为若干部分,则不用分,有时为了防止被调查者的厌倦或不假思索地随便答问,可随机地使用各类形式的问题和不同的排列次序相结合,增加问卷的多样性。

(4) 检验信度的问题须分隔开来:在很多问卷中,研究者有意设置一些高度相关或内容完全相同而形式不同的问题,这些成对出现的问题,目的是检验问卷的信度,它们不能排在一起,否则回答者很容易察觉并使回答无矛盾,达不到检验的目的。

六、问卷的信度和效度

(一) 信度

信度(reliability)指所得结果的可靠程度,通过测量结果的稳定性及一致性来判断结果的信度,通常用信度系数来评价。一般将两种或两次测量结果的相关系数作为信度系数。

1. 复测信度 (test-retest reliability)

用同一问卷在不同时间对同一研究对象进行重复测量,两次测量结果之间的一致性程度。这是应用最多的一种方法。由于研究对象的特征可能随时间发生变化,并且重复测量受前一次测量的影响,因此重复测量的间隔时间不宜太长,也不宜太短,以 2~4 周为宜。一般而言,复测信度系数应该达到 0.70 以上。

2. 复本信度 (alternate form reliability)

设计另外一种与研究问卷在测量内容、应答形式及统计方法等方面高度类似的问卷,同时测量同一研究对象,评价两个问卷测量结果的相关性。但要设计并保证真正的复本问卷是非常困难的。

3. 折半信度 (split-half reliability)

鉴于设计复本问卷非常困难,可以将一个问卷分拆为两半,分别作为各自的复本。但由于分拆的方法很多,不同分拆方法可能得出不同的信度系数。例如,一个10条目的问卷就有126种组合方法。实际操作中,最常用的折半法是将问卷分为奇数和偶数条目的问卷。

两半问卷的相关系数等于半个问卷的信度系数,而一个完整问卷的条目增加了一倍,其信度系数(R)可用下式换算:

$$R = \frac{2R}{1+R}$$

(二) 效度

效度(validity)是指测量结果与试图要达到的目标之间的接近程度。效度的评价种类很多,但主要可以从四个方面进行评价。

1. 表面效度 (face validity)

从表面上看,问卷的条目是否都与研究者想要了解的问题有关。这是一个由专家评价的主观指标。

2. 内容效度 (content validity)

该指标评价问卷所涉及的内容,能在多大程度上覆盖研究目的要求达到的各个方面和领域。内容效度与表面效度一样,同属主观指标。在实际工作中,只能由专家根据自己的经验,判断问卷表达内容的完整性。

3. 结构效度(construct validity)

用两个相关的可以相互取代的测量尺度对同一概念交互测量,如能取得同样结果,可认为有结构效度,一般可用相关分析,因子分析等方法评价结构效度。

4. 准则效度(criterion validity)

准则效度评价的是问卷测量结果与标准测量,即准则间的接近程度。常用统计方法为相关分析,相关系数被称为效度系数。

(三)信度和效度的关系

信度和效度之间,一般有下述四种关系:

(1)不可信的测量一定是无效的。即信度不高,效度也不会高。

(2)可信的测量既可能有效,也可能无效。即信度高不一定效度也高。

(3)无效的测量既可能是可信的,也可能是不可信的。即效度不高,信度可能高,也可能不高。

(4)有效的测量一定是可信的测量。即效度高,信度一定也高。

第三节 现场定性研究

以人群为对象的研究有时重点并不是获得事物的数量指标,而是阐述事物的特点及其发生和发展的规律,与定量研究相结合,揭示事物的内在本质。这类研究就是现场定性研究。定性研究常用观察、半结构和非结构式访谈、专题小组讨论等方式收集资料。

一、定性研究的特点

(一)定性研究注重事物的过程,而不是事物的结果

在定量研究中,人们按事先拟定好的程序去收集资料,通过对不同人群的比较,用统计分析的手段探讨许多因素与事物的联系,因此,其重点是了解事物的结果,即什么因素导致什么结果。而定性研究则不同,它注重由原因导致结果的中间过程,要了解事件发生过程中的许多细节,所以,有人认为定量和定性研究的一个主要区别是研究的广度和深度的区别。

(二)定性研究是对少数特殊人群的研究,其结果不能外推

定量研究通常采用概率抽样的方法选择研究人群,用统计分析得出对总体的推断结论。而定性研究是在少数人群中进行的,其样本量很小,一般用非概率抽样

的方法选择研究对象,分析的是研究人群的特殊情况,如社区人群的信仰和风俗习惯、人们对事物的态度、信念和行为习惯等,其结果只适用于研究人群,不能外推。

(三)定性研究需要与研究对象保持较长时间的密切接触

定量研究按照固定的程序,在较短的时间内即可获得所需的资料,研究者与研究对象之间只有短暂的接触。而大多数定性研究则要求研究者与研究对象有深入的接触,建立相互信任的关系,强调在一种轻松自然的环境中收集资料。了解人们在普通状况下的态度、信念、行为,因而收集资料的手段往往较灵活,缺乏固定的模式。这种研究对调查员有更高的要求。

(四)定性研究的结果很少用概率统计分析

定性研究一般是对某一事件进行具体描述,或用分类的方法对收集的资料进行总结,如将人们对某件事物的态度分为几类,将人们的行为方式分为几种等,也可用流程图来表示某件事物的发生过程。这类研究很少应用概率统计的方法。

二、定性研究方法

定性研究的方法很多,常用的有观察法、深入访谈法、专题小组讨论等。

(一)观察法

观察法是指通过对事件或研究对象的行为进行直接的观察来收集数据的方法,是收集非言语行为资料的主要技术。观察法可以分为非参与性观察和参与性观察两种。所谓非参与性观察指观察者不参与观察对象的群组活动,仅仅是一个旁观者。而在参与性观察中,观察者要深入到观察社区的日常生活中,将自己视为社区的成员之一,通过仔细的体验和观察,获取第一手的资料。观察法常常可以获得其他方法不易获得的资料。该法对观察者的要求很高,须掌握地方方言及较高的调查技巧,其调查结果一般是定性的,量化和分析往往比较困难,且难于重复调查。参与性观察常常要花费几个月甚至更长的时间,对许多研究人员来说可能难以进行。

(二)深入访谈法

深入访谈是一种非结构式访谈。根据访问提纲,通过与研究对象的深入交谈了解其对某些问题的想法、感觉与行为。交谈的过程中,调查者不必依调查提纲的问题顺序按部就班地询问,而是根据被调查者的回答,随时提出新的问题逐步深入主题。深入访谈具有较大的灵活性与开放性,访谈人员如掌握了一定的技巧,可以获得较为真实和深入的资料。但深入访谈获取的资料作统计分析处理困难,限制了其使用。

深入访谈包括以下几个步骤:

1. 准备工作

包括研究设计、确立访谈对象、准备现场。

2. 调查对象的选择

即确定要对哪些人进行深入访谈。由于深入访谈是对知情人进行深入细致的交谈,因此一般只能在小样本人群中进行,样本的选择主要用非概率抽样的方法。

3. 设计访谈提纲

提纲包括一系列调查者和知情者交谈的话题或问题,这些问题都是开放性的,语言上要求使用一般性或非直接性的词语来代替直接性的问题,因为后者仅得到"是"或"否"的回答。问答要求简单、语言清晰、容易理解,不超出研究目的的范围。

4. 访谈员选择与培训

深入访谈的成功很大程度上取决于访谈者本身的素质,因为它比一般的问卷调查需要更多的技巧,因此要选择合适的访谈员和进行必要的培训。培训时间一般2~3天,以集中培训为好。培训的内容包括:研究的目的、深入访谈的基本知识、怎样引导访谈深入进行、访谈时如何记录、提出访谈时可能遇到的问题等,必要时还应进行角色扮演和预实验。

5. 现场访谈

首先开场介绍,营造气氛使被调查者感到轻松和不拘束,包括介绍访谈目的,强调被调查者意见的重要性和保证访谈的保密性,目的是和被调查者建立友善的气氛,使被调查者能够,而且愿意畅所欲言。然后进入实质性访谈,即在提纲的指导下进行正式访谈,先谈不敏感的话题,当被调查者足够放松时再过渡到深层次问题。同时注意非语言信息,注意时间的掌握,并采用一些访谈技巧。最后检查记录,纠正错误、补充完善并表示感谢。

6. 访谈结果分析和撰写报告

深入访谈资料一般都可手工分析,主要是按访谈提纲归类整理,并据此写出报告。

(三) 专题小组讨论

专题小组讨论是通过召集一小组同类人员,对某一研究议题进行讨论,得出深入结论的定性研究方法。

1. 专题小组的组成

与深入访谈一样,专题小组讨论也要进行周密的设计,一般也采取非概率抽样方法来选择调查对象。每个小组的人数应便于参与者间相互交流,以6~12人为宜。每个专题小组还需要一个协调人、1~2名记录者和1~2位辅助者。协调人是组织者,其作用是引导讨论,鼓励参与者自由发言,相互交流,营造气氛,调动每个参与者的积极性;并且要把握讨论方向使讨论围绕主题,因此要具备一定的领导才能和交际技巧。记录员主要是作讨论的记录,除了要完整、忠实的纪录每个人的发言外,还应纪录现场环境、讨论气氛、参与者的身体语言等。辅助人员主要负责会议环境和会议用品的准备、供给等(也可以不用辅助人员)。

2. 步骤

(1) 制定专题小组讨论计划。

(2) 决定小组的数量及类型:根据研究目的确定专题小组的数量,一般需要2~3组,甚至更多的组。每个专题小组的参与者应该有共同特征或共同兴趣,包括年龄、性别、资历等相似,目的是使每个讨论者都能自由、开放的参与讨论。

(3) 制定调查提纲:专题小组讨论的提纲依研究目的和访谈组的类型而定,通常包括三类问题:①普通问题,指开始调查和让参与者表达一般观点和态度的问题。②特殊问题,指那些发现关键信息和表达参加者的感情和态度的问题。③深度问题,指那些揭示较深层信息的问题。专题小组的议题不宜太多。

(4) 培训调查人员、进行预试验:正式访谈前需对协调员和记录员进行培训,讲明专题小组的作用,如何组织协调专题小组,并通过角色扮演进行预试验。

(5) 专题小组讨论准备工作:包括人员准备和场地准备。

(6) 进行专题小组讨论。

(7) 对专题小组讨论结果进行分析与解释。

三、定性研究方法的实际应用

(一) 辅助问卷设计,估计问卷调查的非抽样误差

研究人员在设计问卷时,有些内容不一定适合研究对象,有些提法可能是回答者不感兴趣的或反感的,定性研究可以及时发现这些问题。一些概念也可以通过定性研究寻找适当的通俗语言予以描述。

问卷调查收集的多是"言语"资料,即回答者所说的情况,由于多方面的原因,诸如人群文化程度过低,不能正确理解问题;对较高层次的调查人员或权威过于拘谨;受文化习俗和习惯的限制,不愿吐露真情;缺乏积极的动机等,都可能造成言语信息与事实间的出入。对于一些敏感性问题,这一现象尤为突出。定性研究方法可以估计这些调查的非抽样误差。例如,尼泊尔的一项调查表明:问卷获得的人们对避孕知识的了解,与实际情况有极大的差异,定性研究分析表明,全国性调查非抽样误差高达 74.6%~95.0%,小样本抽查非抽样误差亦达 9%~50%。

(二) 验证因果关系,探讨发生机制

定量研究确定的因果关系,有时可能掩盖真正的原因,定性研究可以揭露这种虚假联系。例如,许多定量研究均发现,"母乳不足"是导致母亲在婴儿3个月内停止哺乳的最主要的原因,但定性研究却发现,母亲报告的所谓"母乳不足"其实是由乳房正常生理变化或婴儿行为变化引发的误解,或者因多种社会心理原因而找的借口。

定性研究还可以用来探讨因果关系发生的机制。在印度,传统免疫方式严重地影响现代免疫方法的应用,很少有人同时接受这两种方式,为什么会出现传统方式与现代方法的对立呢?定性研究发现,这是因为接受传统免疫方式的人往往听信传统医生和女性长辈的谣传,不相信"针管"的缘故。

(三) 分析定量研究出现矛盾结果的原因

定量研究有时会发现人的知识和态度与其行为不一致,这到底是由于报告行为与实际行为不一致所致,还是人们未按照所具备的知识和态度发生行为,可以用定性研究的方法加以识别。

(四) 了解危险因素的变化情况

一些危险因素可能随时间发生变化,这对于那些非纵向追踪性的定量研究,有较大的影响。例如,病例对照研究,当发现病例组和对照组间某行为有差异时,这种行为是否疾病的危险因素,危险强度有多大,应对发病前后一段时间的行为进行动态的了解后,才能下结论。因为很多人在发病前后的行为会发生一定的变化,这种变化可能夸大,也可能掩盖可疑危险因素的影响。所以,进行定性研究,了解危险因素的动态变化情况,对正确理解和解释定量研究的结果是有益的。

(五)作为快速评价技术,为其他研究提供信息

当时间和财力不足时,小范围内的定性研究可以在短期内为进一步的研究提供大量深入的信息,此时一般采用多种定性研究手段收集资料。例如,在秘鲁和尼日利亚进行的一项控制儿童腹泻的干预试验,分别仅用两人,在6周时间内,用定性方法收集有关儿童喂养知识、行为、地区文化等大量的资料,为采取可行的干预措施提供依据,均取得了成功。

(李宁秀)

第十四章

实验研究

实验研究中,研究者能根据研究目的人为地安排实验因素,主动加以干预措施,排除或控制非实验因素的干扰,并观察实验结果,回答研究假设所提出的问题。调查研究是指对某特定人群进行现场调查研究,在调查中,研究者只能被动地进行观察研究,研究条件不易控制,通过合理的分组、对照等办法,尽可能地减少非研究因素的干扰。在实际工作中,实验与调查常结合应用。有的现场调查可为实验提供线索,而实验结果还可通过调查加以证实。

所谓实验研究是指用实验(experiment)的方法,在对各种影响实验结果的因素加以控制的条件下收集数据资料。在严格设计的实验条件下收集数据资料,不仅可以避免偏倚,而且可以用较经济的人力、财力、物力和时间获取最多而可靠的信息,准确地控制误差和估计误差的大小,还可使多种实验因素包括在很少的实验中,取得较高效益。根据研究的环境和实验对象的不同,分为实验室研究、临床试验研究和现场实验研究。

第一节 概 述

一、实验研究的要素

任何一项实验总要包括受试对象、处理因素和实验效应这三个基本组成成分,如观察某降压药物对高血压病人的疗效,就应由某降压药物(处理因素)、高血压病人(受试对象)和服药后血压变化情况(实验效应)这三项内容组成。

(一) 处理因素

处理因素系指在实验研究中有目的地加到受试对象身上的因素。非处理因素指非有意加到受试对象身上的,而在实验中可能起干扰作用的因素。

1. 处理因素性质

有化学性处理因素,如药物、毒素、生产性粉尘等;物理性处理因素,如磁疗、射线、外科手术等;生物学因素,如细菌、病毒、真菌、寄生虫等。受试者本身的某些特征,如性别、年龄等,亦可成为被试因素,又叫固有因素。

2. 处理因素的数目及水平

处理因素仅一个时称为单因素,同一因素可以有不同剂量水平,如某降压药可有不同剂量这是单因素多水平实验研究;当研究的药物有几种,每种药物又分为数个剂量水平,就是多因素多水平的实验研究。一个良好的实验设计,首先要求在众多因素和水平中抓住主要的几个,在几个剂量水平中,要有一个是适宜的。

3. 多因素间的相互作用

由于某种原因,多因素相互间有增强或减弱原处理效应,如药物的协同或拮抗作用。

4. 处理因素的标准化

设计时规定具体措施,保证处理因素在整个实验的过程中始终如一,保持不变。如用某中药治疗某病,应要求该中药的种属、产地、采取季节、炮制方法、浸煎方法、剂量、用法等一致。

5. 分清处理因素和非处理因素

设计时根据研究目的,明确划分处理因素和非处理因素,一旦确定则不能改动。

(二) 受试对象

医学研究的受试对象是人和动物。确定受试对象,要有严格的纳入标准和排除标准。实验设计中的样本含量指的是受试对象数目。

1. 确定动物

研究题目不同,对动物的要求也往往不同。动物的选择除种类、品系外,尚包括动物的年龄、性别、体重、窝别、营养状态及动物管理情况等。

2. 确定病例

病例诊断标准要统一、明确,确切分型、分期、分病情,如慢性支气管炎的细胞免疫与机体防卫功能研究,除按诊断标准选患者外,尚应排除近期用过免疫制剂、免疫抑制剂及其他持续时间较长制剂的病人,还应排除合并肺心病、支气管扩张、肺结核、矽肺等慢性肺疾患的病人。

3. 实验效应

实验效应主要指指标选择问题。通过查文献、预实验和理论分析,提出与研究目的有本质联系的指标。应选用借助仪器测量和检验的客观指标,少用由受试者回答或医生自己判断所获得的主观指标。注意选用灵敏度高、准确性高的指标。精确度包括:①准确度(accuracy),指观察值(或平均数)与真值的接近程度,主要受系统误差影响;②精密度(precision),指重复观察时,观察值与平均数的接近程度,其差值属于随机误差。评价指标首要的是准确度。

实验误差(experiment error)是指接受相同处理的实验单位实验结果的差别。实验误差有两个来源:一是随机误差(random error);二是系统误差(systematic error)。前者是实验单位自身的变异所决定,后者是各实验单位的实验条件不相同所致。因此,减少实验误差要选择自身变异小的受试对象,同时各受试对象的实验条件保持一致。

二、实验研究的基本原则

实验研究的目的,就是观察处理因素作用于实验对象后,能产生什么样的效应。但实际研究工作很难排除非处理因素的干扰。实验的目的就是合理地安排实验,便于通过统计分析将处理因素的效应分离出来,计算误差,进行统计推断。故任何实验设计均需遵循对照、均衡、重复和随机化原则。

(一) 对照

设立对照(control)的意义是,除处理因素外,使对照组与实验组的非处理因素相同,从而能鉴别处理因素和非处理因素的差异和作用。不设对照,就不能排除处理因素以外的干扰因素对疗效判定的影响,如疾病的自然缓解,自愈倾向,安慰剂效应等,因而不能真实评价干预措施的效果。设计对照的目的是抵消或减少非处理因素的干扰和影响,从而对处理因素的效应能作出客观的分析和评价。此外,由于自然环境和实验条件对实验有很大影响,而且生物的变异使实验更加复杂而难以控制,可通过设立对照,消除和减少实验误差。对照形式有多种,可按研究目的和内容加以选择。常用的有:空白对照、实验对照、标准对照、自身对照、相互对照、配对对照等。

(二) 均衡

均衡指实验和对照必须遵守均衡齐同原则。实验中要求实验对象除要观察的某种实验因素外,其他一切条件应尽可能相同。要求各处理组非实验因素的条件均衡一致,以消除非实验因素对实验的影响。在实验对象条件一致的前提下,再遵守随机重复的原则,可较好地避免偏性,减少误差,有效地提高实验精确度。

(三) 重复

重复(replication)是消除或减少非处理因素影响的又一重要手段,它还可估计实验误差,可使我们得到因素平均效应的更精确的估计量,是统计推断的依据。重复程度表现为样本例数的大小和重复次数的多少。样本例数越大或重复次数越多,则越能反映机遇变异的客观真实情况。样本例数太小,可因资料的局限性、偶然性,往往不能得出正确的结论;样本例数太大,实验次数太多,不仅带来控制实验条件与非处理因素的困难,亦会过多地耗费人力、物力。因此。实验设计时,科学地估算样本例数,以满足数据分析的要求。

(四) 随机化

随机化(randomization)指受试对象的选入、分组和处理顺序是随机的。它是保证非处理因素均衡的重要措施,亦是实施资料统计分析、进行统计推断的前提。常用随机化方法有随机数字表,随机排列表与计算机产生随机数字等。

第二节 实验室研究

实验室研究主要以实验动物和实验样品为对象,工作环境主要为实验室,研究方法主要有物理、化学方法和生物学方法。前者指采用仪器和分析化学方法对实验样品中的某些成分及其杂质进行鉴定,对空气、水、土壤、食品及生物材料中的毒物及其代谢物进行检测;生物学方法,如毒理学实验等。本节主要叙述针对化学毒物的毒理学实验研究。

随着人类社会生产的发展和生活条件的改善,人们在从事生产劳动或日常生活中接触化学物质的品种和数量越来越多。环境中除了天然存在的化学物质,还有许多人工合成的化学物质。据报道,全世界登记的化学物质已超过 800 万种,常用的也有 7~8 万种。在人的一生中除在自然环境外,还可通过生产、使用或滥用(如吸毒)和事故排放等接触化学物质。因此了解化学物质的特性、作用性质,有利于保护和促进人类健康。

一、化学物的毒性测量

化学物引起生物体损害的能力,称为毒性(toxicity),所产生的损害总称为毒作用。化学物质是否有毒是相对的,主要取决于剂量,故只能以产生毒效应的剂量大小相对地加以区别。事实上,几乎所有的化学物质进入生物体内并超过一定量时,都能产生不良作用,即使是安全的药物或食品中的某些主要成分,若过量给予,也可产生毒效应。根据毒效应的快慢和作用特点可分为急性、慢性、亚慢性和慢性特殊毒作用(包括致突变作用、致癌作用、致畸作用)。

化学物毒性的大小,通常以其所产生的损害性质和程度表现出来,在一定的实验条件下,可用生物学方法或其他方法检测,生物学方法分为整体实验(动物实验)和体外实验。

(一) 整体实验

整体实验指在一定时间内,采用不同染毒方式,给予实验动物一定剂量的受试外来化学物,然后观察实验动物可能出现的有害生物效应。通常按染毒时间不同分为急性、亚慢性和慢性毒性等实验。

(1) 急性毒性试验是指大剂量或高浓度一次染毒或 24 小时内多次染毒,观察化学物对实验动物引起致死或非致死毒效应的实验方法。其目的是复制中毒模型,观察急性中毒表现和经过,阐明化学物的剂量-反应(效应)关系,确定中毒剂量和致死剂量(如 LD_{50} 和 LC_{50} 等)

(2) 亚慢性毒性试验是使实验动物在较长时间内(1~6 个月),接触较大剂量的化学物,观察动物所产生的毒效应。实际上它是测量慢性毒性的预备试验。

(3) 慢性毒性试验是使实验动物长期反复多次接触受试化学物,染毒期一般 6~12 个月,也可长达 1.5~2 年时间,观察化学物对动物产生的慢性毒效应。其目的是阐明长期低剂量接触测试物对实验动物可能造成的损害,确定慢性毒作用的阈剂量和最大无作用剂量,为制订化学物的人类安全接触限值提供毒理学依据。

(二) 体外实验

多数选用哺乳动物的器官、组织进行体外实验。器官水平,包括器官灌流和组织培养,常用于毒物代谢研究。细胞水平,细胞培养在毒理学研究中应用广泛,可用于研究外来化学物的毒性、可疑致癌物的过筛、解毒药物的筛选,阐明化学物的生物转化和毒作用机制。常用的细胞可用不同器官制备原代细胞,或使用已建立的细胞株亚细胞水平。超速离心技术的发展,已能将不同的细胞器或组分,如线粒体和内质网等进行分离。亚细胞水平的体外实验可用于化学物引起毒效应的亚细胞定位、生物转化及毒作用机制的研究。选用微生物作体外实验,如 Ames 实验,已广泛用于外来化学物的致突变和致癌作用的筛选。

生物学实验结果,由于实验动物和人类在生物学特性方面存在种属差异,实验资料可为推测外来化学物对人体的生物学作用提供依据,但必须以谨慎的态度对待这种推论。

二、整体毒理实验设计的内容和步骤

按照任务要求,明确要解决的中心问题。一项具体的实验,一般只能要求解决一二个问题,不要涉及问题太多。同时,要查阅国内外与实验项目有关的专著和期刊,了解有关理论和实验操作方法,借鉴前人的经验。具体实验设计内容如下:

(一) 实验动物的选择

实验动物是毒理实验的主要对象,优质的实验动物应来自饲养管理条件合格的标准化实验动物供应中心。所谓标准化的实验动物是指遗传背景明确、饲养环境和体内微生物得到控制、符合一切标准的动物。只有使用标准化的动物及实验过程也在标准环境中饲养的动物,才能排除动物杂交、遗传上的不均质及环境条件变化所引起的个体差异,才能排除实验动物受细菌、病毒、寄生虫和潜在疾病的影响,以便分析实验结果,减少实验误差,提高结果的科学性和正确性。在实际工作中选择实验动物需注意以下要求:

1. 种属和品系选择

毒理实验一般常用哺乳动物,由于不同种属的动物对同一化学物的敏感性有时很不一致,通常应根据实验观察的效应指标选择动物种属。例如,研究化学物对实质脏器的损害应选用小鼠或大鼠;观察毒物对皮肤的局部作用最好选用豚鼠或家兔;研究化学物的致癌作用最常用大鼠或小鼠;研究致畸作用大鼠更适用。测定半数致死剂量或浓度,常用大鼠或小鼠,因为它们易繁殖,且经济、方便。在确定种属后,还应注意品系差异。一般要与文献上传统常用的动物种属品系一致,以便实验结果相互比较。

2. 动物繁殖方式的选择

动物繁殖方式主要有三种：①近亲繁殖：可获得近交品系，即纯品系动物。由于全部动物的基因相同，对外来化学物的敏感性一致。实验结果个体差异小，重现性好。但近交系动物体弱易病，对外界环境适应能力差。②异系杂交：选择两个不同的近交系进行交配繁殖，产生的第一代就成为杂交一代。它们的个体之间在遗传上是一致的，但又非近亲，适宜于做毒理实验。③随机繁殖：可获取远交品系，即在同一种群内，无血缘关系的个体之间随机交配所产生的后代。如果5年以上没有从外部引入新的血缘，仅在原种群内保持繁殖的动物称为"封闭群"动物。远交系动物的特点是可以大量生产，适应性和抗菌力强。

3. 个体选择

通常，急性实验选成年动物（小鼠体重 18～25 g，大鼠 150～250 g）；慢性实验选用断乳不久的动物（小鼠体重 10～15 g，大鼠 50～100 g）。同一实验，各组动物平均体重相差不超过 5%，组内个体体重差异应小于 10%。一般选用雌雄各半动物进行实验，如已知不同性别动物对受试物敏感性不同，则应选用敏感的性别。

（二）染毒方法的选择

化学物的毒理实验，必须模拟人体主要接触方式，即与人类接触某化学物的方式相同或相近，将受试物通过某种途径给予实验动物，在毒理学中称为染毒（administration）。

1. 染毒物的制备

受试物无论是用纯品或工业品都应了解其纯度及杂质成分，使用同一批号的受试物。在染毒前需将受试物制备成一定的剂型，如水溶液、油剂、有机溶液和悬浊液。选用的溶剂或助溶剂均应无毒，无特殊刺激性和气味，不破坏受试物，不妨碍或促进其吸收，影响受试物的毒作用。一般说来，凡能溶于水的可使用蒸馏水或生理盐水做溶剂，难溶于水的可用色拉油、花生油、玉米油等植物油，不溶于水的固体或液体可用淀粉（3%）、吐温 80 等助溶剂制成悬浊液或乳剂，体外实验难溶于水的受试物也可用有机溶剂。染毒时选何种类型，应根据实验目的、染毒途径和受试物的性质决定。

2. 染毒途径

（1）经呼吸道染毒：这是测量空气污染物毒性优先考虑的染毒途径。方法有吸入（静式和动式）和气管内注入。后者多用于吸入染毒有困难时进行定性的一种替代方法。静式吸入染毒是将实验动物放在一定容积的密闭容器内，加入一定量的气态或挥发性化学物，使容器内的空气含有一定浓度的某种化学物，在规定的时间内对实验动物进行吸入染毒。动式吸入染毒是连续不断地送入含有一定量受试物的新鲜空气，同时排出染毒柜内等量的空气，以造成一个不断更新空气而染毒浓度相对稳定的动态平衡的空气环境，供动物吸入染毒。

（2）经消化道染毒：某些不挥发的液体或固体化学物，在生产或生活使用中可污染饮水和食品而经消化道进入体内。因此经消化道染毒也是毒理实验的常用方法。经消化道染毒有：①灌胃法，常用于急性毒性实验；②喂饲法，多用于饮水或食品中化学物的长期染毒，挥发性毒物或有异味者不宜用此方法；③胶囊吞服法，多用于兔、猪、狗等大动物，对挥发性或易分解、有异味的受试物特别适用。

（3）经皮肤染毒：对有皮肤污染可能的受试物，应检测局部刺激作用和过敏作用，化学物经皮吸收的可能性和经皮吸收的中毒剂量。经皮染毒的浸尾法适用于毒物经皮吸收的定性试验，定量涂皮染毒方法较为准确。

（4）经注射染毒：多用于测量化学物的比较毒性或毒物动力学研究。主要方法有静脉、腹腔、肌肉和皮下注射等。如果受试物对局部有刺激或损伤则不宜选用注射染毒。

（三）观察指标的选择

化学物引起毒效应的范围和强度很宽，包括早期生物学效应、生理和生化功能的改变、器官组织的病理改变、临床中毒征象、甚至死亡。毒理实验观察指标的选择，主要应根据实验目的选择简便、灵敏，并能反映毒作用本质的定量指标，也应考虑人力、物力、时间、设备和技术方面的可能性。

（四）进行实验预试

通过小样本实验，检查观察指标的可行性，熟练实验操作技术，改进实验方法，初步探索染毒剂量大小和反应(效应)的关系以便确定可行的剂量分组。然后根据实验设计选择统计处理方法，安排实验进度，拟定实验记录表格，便于整理统计分析实验结果。

三、毒性表示方法

毒性测量是毒理研究的重要内容，毒性测量资料对化学物的危险度与安全性评价和制定化学物的容许接触限值，均有重要意义。为确定各类化学物对生物体可能产生的毒效应，以及引起某种毒效应所需的化学物剂量，可采用上述多种生物学实验方法测量化学物的毒性。

在实验条件下，毒性是指化学物引起实验动物某种毒效应所需的剂量(浓度)。因此，化学物的毒性大小，通常可用剂量—反应(效应)关系来表示，引起实验动物某种反应(效应)所需的剂量愈小，则毒性愈大。反之亦然。化学物的毒性必须用统一的指标或参数表示，实验方法也应力求统一。

1. 致死剂量或浓度

（1）绝对致死剂量或浓度（LD_{100}或LC_{100}）指某实验总体中引起染毒动物全部死亡的最小剂量或浓度。

（2）半数致死剂量或浓度（LD_{50}或LC_{50}）指某实验总体中引起染毒动物半数死亡的最小剂量或浓度。

（3）最小致死剂量或浓度（MLD 或 MLC）指某实验总体中引起个别染毒动物死亡的最小剂量或浓度，当剂量低一档水平时，不再引起动物死亡。

（4）大致死剂量或浓度（ALD 或 ALC）指某实验总体中不引起染毒动物死亡

的最小剂量或浓度。此剂量或浓度通常在 MLD 或 ALC 与 LD_{100} 或 LC_{100} 之间。

(5) 最大耐受剂量或浓度(LD_0 或 LC_0) 指某实验总体中不引起染毒动物死亡的最大剂量或浓度。

2. 阈剂量或阈浓度

阈剂量是化学物对生物体不引起某种非致死性毒效应(包括生理、生化、病理、临床征象等改变)的最小剂量或浓度。一次染毒所得的阈剂量(浓度)称急性阈剂量或浓度(Lim_{ac});长期多次小剂量染毒所得的阈剂量(浓度)称慢性阈剂量或浓度(Lim_{ch})。阈剂量或浓度在近年的文献中又称为最低有害作用水平。

3. 无作用剂量或浓度

无作用剂量是化学物对生物体不引起某种毒效应的最大剂量或浓度,比它高一档水平就是阈剂量或浓度。这种毒性参数,一般是根据目前的认识水平,用最敏感的实验动物,采用最灵敏的实验方法和观察指标,未能观察到化学物对生物体有害作用的最高剂量。因此,在近年的文献中又称为无明显作用水平或无明显有害作用水平。

实际上,阈剂量和无作用剂量都有一定的相对性,不存在绝对的阈剂量和无作用剂量。因为如果使用更敏感的实验动物和观察指标,就可能出现更低的阈剂量或无作用剂量。

阈剂量和无作用剂量是根据亚慢性或慢性毒性试验的结果得出的,是评价化学物对生物体引起慢性损害的主要依据,以此为基础辅以适当的安全系数,可制订某种化学物的接触限值。

4. 中毒危险性指标

中毒危险性指标可进一步说明化学物的毒性和毒作用特点。

(1) 致死作用带:它是指实验动物致死剂量之间的比值。如 LD_{100}/LD_{50} 或 LD_{100}/MLD,致死作用带愈窄,表示化学物引起实验动物死亡的危险性愈大。致死作用带实际上反映受试物致死剂量的离散程度。因此,也可以用剂量—反应曲线转换后的回归方程的斜率表示。

(2) 急性毒作用带:通常以 LD_{50}/Lim_{ac} 的比值表示。某化学物的急性毒作用带愈宽,说明该化学物引起急性致死中毒的危险性小。

(3) 慢性毒作用带:通常以 Lim_{ac}/Lim_{ch} 的比值表示。某化学物的慢性毒作用带愈宽,说明该化学物引起慢性中毒的危险性愈大,也表明该化学物的蓄积作用大。实验动物多次接受较低剂量(浓度)的化学物,即能产生慢性毒效应。

(4) 吸入中毒危险性指标:化学物经呼吸道吸入中毒的危险性,除与 LC_{50} 大小有关外,还与该化学物的挥发性有关。有人提出一个统一的衡量指标,即急性吸入中毒危险指数,也有人提出用慢性吸入中毒危险指数来估计慢性吸入中毒的危险程度。

四、毒性分级

化学物之间的毒性相差很大,在生产、包装、运输、储存和销售使用过程中,需采取相应的防护措施。为便于比较化学物的毒性及有毒化学物的管理,国内外根据 LD_{50} 值大小提出了许多急性毒性分级标准,但这些分级标准尚未统一,有待完善。关于慢性毒性的分级目前尚无资料可查。有些化学物的急性毒性不大,而慢性毒性却很高,所以化学物的急性毒性分级与慢性毒性分级不能混淆使用。现将常用的几个急性毒性分级标准介绍如下(见表 14-1),供参考使用。

表 14-1 我国工业毒物急性毒性分级标准

毒性分级	小鼠一次经口 $LD_{50}/mg \cdot kg^{-1}$	小鼠吸入 2 h $LC_{50}/10^{-6}$	兔经皮 $LD_{50}/mg \cdot kg^{-1}$
剧毒	<10	<50	<10
高毒	11~100	51~500	11~50
中等毒	101~1 000	501~5 000	51~500
低毒	1 001~10 000	5 001~50 000	501~5 000
微毒	>10 000	>50 000	>5 000

第三节 临床试验研究

一、概述

临床试验(clinical trial)是以病人为研究对象,在临床工作环境,以个体病人为实验单位随机化分组,比较干预(intervention)措施与对照所显示的效果及其临床价值的一种前瞻性研究。与动物实验研究不同,在临床试验中研究者不能完全支配病人的行为,只能要求病人避免某些干扰试验的行为。临床试验的主要目的是评价某种新药或新疗法对某种疾病的疗效以及能否防止复发或延长寿命等。常以治愈率、病死率、复发率和存活率等指标进行评价。

(一)临床试验的特点

1. 以病人为研究对象

人有社会属性,受社会因素、心理因素影响,与动物试验比较,外来影响因素更难以控制。同时必须在保证病人安全的前提下进行试验,试验应符合医学伦理要求。

2. 必须设立对照组

临床试验中若不能排除治疗措施以外的干扰因素对疗效判定的影响,如疾病的自然缓解,自愈倾向,安慰剂效应等,就不能评价治疗措施的真实效果。因此,必须设立对照组,但要求对照组除没有受到处理因素的作用以外,在其他方面都应与试验组均衡可比。

3. 人为的干预性措施

临床试验是一种干预性研究,处理因素属人为的干预性措施,目的就在于人为干预疾病的自然病程,疗效评价就是评价干预效应。

4. 前瞻性研究

临床试验是给予干预措施后,前瞻观察干预效应,是前瞻性研究的一种特例。

(二) 临床试验的分期

新药在批量生产、投放市场前,按国家规定,除了需按规定进行动物药理试验、毒理试验等基础试验外,还必须按规定进行临床试验,临床试验分三期进行。

Ⅰ期:小规模临床试验。主要观察药物的安全性、耐受性、给药途径,一般在志愿者中进行。

Ⅱ期:正式临床试验。主要评价药物疗效,要求用随机对照试验设计方案进行设计。Ⅱ期临床试验常分为两个阶段进行,第一阶段在指定的医院小规模进行,第二阶段要求在3个或3个以上指定的医院同时进行随机对照试验,即多中心临床试验。新药的第二期临床试验通常要求样本大于300例。

Ⅲ期:在药物上市出售并广泛应用后,对药物的不良反应、真实疗效、适应证、发展前景、改进意见等进一步考查和验证。

二、临床试验设计

(一) 选题

立题必须从先进性、科学性、可行性全面考虑,作出抉择,但重点是先进性,要广泛查阅国内外文献,找出某些尚未或未完全研究清楚的问题,结合本单位的工作基础与研究条件,确定既有创新点又有可行性的课题。

(二) 选择受试对象

1. 病例来源

应根据研究的目的要求、试验所需的病例数以及技术力量等来选择不同来源的病例。门诊病人一般病情较轻,容易获得足够样本,代表性好,在研究轻型病例时,可在短期内获得试验的结果;但依从性差,失访率高,不易控制,难以保证研究的科学性。而住院病人一般症状偏重,结果外推受限,但容易控制,干扰因素较少,依从性较好,可按设计方案给予治疗与疗效测量。

2. 诊断标准

病例应根据统一的、公认的诊断标准进行选择。在临床试验中通常要有明确的诊断标准,同时对病人的年龄、性别、病情轻重、有无并发症等作出严格规定。诊断标准一般由有关学科的世界性、全国性或地区性学术会议制定。

3. 纳入标准

诊断明确的病例不一定即符合研究的要求,要根据研究目的和具体的条件,慎重制定纳入研究的标准。有两方面因素需要考虑:①尽可能选择对干预措施有反应的病例作研究对象,以便较易获得阳性结果。②要使研究对象具有代表性,样本应具备总体的基本特征。

4. 排除标准

当病例患有另一种影响疗效的疾病时,不宜选作研究对象。已知对研究药物有不良反应者也不应纳入研究对象。如在用呋喃唑酮治疗消化性溃疡的临床试验时,纳入研究标准规定为经胃镜证实为活动性溃疡的病例。排除标准为:①胃手术后吻合口溃疡;②伴有严重肝病;③伴有胃癌;④对呋喃唑酮过敏。

(三)随机化分组

临床试验的随机化分组是将研究对象随机分配到试验组和对照组,以便两组具有相似的临床特征和预后因素,即两组具有充分的可比性。有以下几种分组方法:①完全随机化;②区组随机化;③分层随机化。

在某些情况下,还可以采用随机应从设计。该设计是为了鼓励研究者在符合医学伦理的"知情同意"(informed consent)情况下进行临床试验,并可减少向受试者解释试验意义的工作量。其作法是,将病例随机分为两组,一组为"不征求意见组",另一组为"征求意见组",对"不征求意见组"全部采用常规方法治疗作对照组,对"征求意见组",根据患者的志愿分成"对照组"和"试验组"。如果征求意见组中要加入"试验组"的人数不是很少,则在统计分析时,用"征求意见组"的差异说明疗效。

(四)盲法应用

1. 不盲

病人与研究者都了解分组情况。有些研究只能采用不盲,如干预措施为手术治疗或戒毒等。缺点是可能由此而产生偏性,病人对治疗的反应及其描述受主观感觉和心理因素影响,研究者在观察病情、判断结果、收集和评价资料时也易产生偏性。

2. 单盲

一般只是病人被盲,简单易行,可以避免来自病人主观因素的偏倚,但研究者产生偏性的可能性仍然存在。

3. 双盲

病人和研究者均不知道分组情况。双盲减少了来自病人和研究者的偏倚,但需要第三者来安排、控制整个试验。

4. 三盲

在双盲的基础上,作资料分析的评价人员也不清楚分组情况,从而使研究结果的评价得以客观地进行。

第四节 现场实验研究

一、概述

(一) 现场实验的特点

现场实验(field trial)研究是指有计划地在现场工作环境进行的实验研究,即按随机分配原则,将现场研究人群分为两组。人为地给一组以某种因素(措施)作为实验组,另一组不给该因素(措施)或给予安慰剂作为对照组,然后随访观察一定时间,比较两组的发病率或死亡率等。

现场实验的对象与临床试验不同,一般为健康人(尚未患某病或尚无临床症状)。由于在未患病的人群中发生所要研究的疾病的危险不总是很高,因此现场实验通常比临床试验需要更多的研究对象,又由于对象不是病人,研究人员必须到现场(工作场所、家庭或学校)进行调查,这些均使费用有所增加,故现场实验一般仅限于发病广泛或危害严重的疾病的研究。由于现场实验是精心设计的,并在严格控制的现场实验条件下进行,组的划分是随机的,因此通过现场实验研究得出的结论是可靠的。但因它存在耗时间、耗人力、耗物力和医德问题等不足之处,所以不是任何研究均可采用这种方法。

为了提高试验的把握度,应尽可能在高危人群中进行研究,如用乙肝疫苗在同性恋者中进行预防乙型肝炎感染的试验效率就较高,因为他们比普通人感染乙型肝炎的频率高得多。

(二) 现场实验的分类

现场实验根据用途,大体可分为预防实验和病因实验,预防实验多用于在人群中观察某项防疫或预防措施,如预防接种、药物预防的效果,一般以发病率及经济效益作为评价指标。近年来一些非传染病和原因不明疾病对人类的危害越来越突出,因此,现场实验越来越广泛的被应用于肿瘤、心血管病、地方病、先天性畸形等疾病的病因研究。该类实验在人为地加入或消除某项可疑因素后,以是否发病作为验证病因的指标,故病因实验也称干预实验(intervention trial)。

现场实验研究中的"自然实验"(natural experiment),系指在自然状态下,人群被分配到不同的暴露组中,研究者根据这种自然分组情况,观察不同组别人群发病或死亡情况。例如:Snow 通过对饮用两个不同自来水公司的水而其他条件相同人群的霍乱死亡情况进行调查对比,提出 19 世纪伦敦霍乱流行是经水传播的。

现场实验研究中有时因种种原因不能获得随机对照,如某社区实施某项预防措施,可将条件相似但未实施该项措施的社区作为对照,这种情况称作"准实验"(quasi-experiment)。

(三) 现场实验研究与实验室研究的关系

第四节 现场实验研究

现场实验研究广泛应用一般实验室技术和方法,如应用血清学方法、分子生物学技术等来研究健康问题。针对不同病种或不同的研究问题,现场实验研究还需要多种学科的实验方法,有时甚至超过临床所需要的实验内容,如伤寒病,临床培养出伤寒杆菌即可以诊断,而现场实验研究在分离出伤寒杆菌后,还需要知道其噬菌体型或其他特征;临床仅需要从病人体内分离出细菌,而现场实验研究还要检查外界物品、环境中的细菌。另外,现场实验研究需要做大量人群的检验,需要快速简便的、易为人群所接受的检验方法,如对糖尿病调查时的血糖测定,对心血管疾病调查时的血胆固醇测定等等。所以,现场实验研究需要多种实验室技术和方法为其服务。

二、现场实验研究设计与实施原则

(一)确定实验研究目的

实验前首先必须明确要解决什么问题,是预防试验,还是病因验证或是考核疗效。

(二)确定研究人群和实验现场

确定研究人群时,应制订出明确的标准,包括纳入标准和排除标准,其目的是为避免某些外来因素的影响。现场选择应根据不同的实验目的来确定,预防性现场实验研究多选择易感性高的人群或高危人群进行。如为预防接种效果评价或其他措施评价时应考虑:①实验现场或单位的人口比较稳定、流动性小,且不可太少;②实验现场最好有较高而稳定的发病率,以便能得到足够的观察例数;③评价疫苗效果时应选择近期未发生某病流行的地区;④现场应有较好的医疗卫生条件和健全的保健网络;⑤领导重视、群众支持和接受。

(三)确定样本含量

除按定群研究用公式计算和查表外,还应考虑:①所要预防疾病的罹患率高低,高者受试人数可少些;②干预措施有效率的高低,高者需样本人数少;③两组的均衡性好坏,好时需样本可少些;④实验分组越多,则样本数需增大;⑤要求实验组和对照组差异显著性的程度,要求显著性较高时所需样本数就多。

(四)确定随机对照组

任何实验不管条件控制多严,或多或少总会产生误差,只有使用对照,才能充分估计这些偏差的大小。最佳的方法是设立严格的随机对照组。

(五)确定观察期限

观察期限不宜太长,因人口流动大影响结果。只要得到结果就可停止实验。一般说来,观察疫苗预防效果,宜在当地流行季节前1个月开始预防注射或给药,然后观察一个流行季节。观察药物预防时,通常观察1~2个月或更短些。而对于非传染病,如肿瘤、心血管病等的现场实验,则观察时间较长。

(六)盲法应用和医德问题

可根据情况选用一盲、二盲或三盲,以三盲最为理想。在实验中应严格遵循不使用增加研究对象痛苦或对健康有损害的原则。

现场实验效果的主要评价指标有：发病率、保护率、死亡率、效果指数、抗体阳转率等。

（夏昭林）

第十五章

健康危险因素评价

第一节 概 述

一、危险因素的概念及特点

危险因素(Risk factor)是指机体内外环境中存在的与疾病的发生、发展及预后相关的各种诱发因素。

危险因素种类很多,大体上可以按照 Dever 模式分为生物因素、环境因素、行为与生活方式和卫生服务因素等四大类。危险因素与疾病的发生不一定有直接因果联系,但是可以增加疾病发生的概率,影响疾病的预后,是疾病的诱发因素。危险因素对健康的影响有时是非特异性的,一种危险因素可与多种疾病的发生有关。

二、危险因素致病的作用过程

根据 Robbins 和 Hall 对慢性病的自然史的描述,危险因素导致疾病有一个数量及作用时间的累积过程。危险因素达到一定的量才转化为致病因素导致疾病的发生。慢性病的自然史可分为 6 个阶段:

(一) 无危险阶段

此阶段,人们生活的内外环境中尚无危险因素存在。预防措施主要是保持良好的生活环境、行为生活习惯。通过健康教育使人们认识危险因素对健康的有害影响,防止危险因素出现。

(二) 危险因素出现

随着年龄的增长或环境的改变,人们的行为生活方式和生活环境中出现了危险因素,但是对人体尚未产生明显的作用,或者对人体的损害不易检出。如果进行环境检测或行为生活方式调查,能够发现和消除危险因素。

(三) 致病因素出现

随着危险因素数量的增加及作用时间的延长,部分危险因素转化为致病因素,对机体产生作用。这一时期,由于机体的某些防御机制的作用或致病因素尚弱,疾病尚未形成，无临床症状和体征出现。只要采取干扰阻断措施，消除危险因素，尚可阻止和推迟疾病的发生。

（四）疾病征兆出现

这一阶段已有一些疾病的征兆，并且有了可逆的形态功能损害，但是不一定引起病人的重视。通过检查可能发现这些异常改变。预防措施可以用健康检查的方法，早期发现病人，早期治疗，及时阻止危险因素的作用，使病程逆转。

（五）体征出现

这一时期出现了病理体征，病人可感觉到明显的异常，并且去求医。但是，此时慢性病引起的功能障碍多数已不容易恢复，即使减少危险因素的作用，一般也不容易改变病程。要及时诊断和治疗，尽量改善症状和体征，推迟伤残的发生。

（六）劳动力丧失

这是慢性病自然发展进程的最后阶段。由于病程发展，症状加剧，丧失生活劳动能力。这个阶段的主要措施是康复治疗。

从慢性病的自然史可以看出，目前临床医学重点始于疾病自然史的第四阶段，即在病人开始出现症状和体征后诊断和治疗疾病。但是许多慢性病特别是心脑血管疾病、恶性肿瘤等，一旦出现了明显的症状和体征，病程已不可逆转。虽然科学技术的进步带来了许多高科技的诊疗手段，但其费用昂贵，且许多治疗措施仅能使症状缓解，病情好转或延长生存期，远不能满足人们的健康需求，因此人们希望有某种方法能早期评价，发现危险因素，在疾病尚未出现时就采取措施，防止危险因素出现，控制疾病的发生，保护健康。

三、健康危险因素评价的概念

健康危险因素评价（health risk appraisal）是研究危险因素与慢性病发病率及死亡率之间数量依存关系及其规律性的一种技术。它研究人们生活在有危险因素的环境中发生死亡的概率，以及当改变不良行为，消除或降低危险因素时，可能延长的寿命。健康危险因素评价的目的是促进人们改变不良行为，减少危险因素，提高健康水平。

第二节 健康危险因素评价的计算步骤

一、收集资料

（一）收集当地年龄别、性别、疾病别死亡率资料

可以通过死因登记报告、疾病监测或死亡回顾调查获得。当地年龄别、性别、疾病别死亡率资料主要用来换算死亡概率，以评价被测对象的死亡风险。健康危

险因素评价一般选择当地危害健康最严重的前 10~15 位死因的慢性疾病作为研究对象。

(二) 收集危险因素资料

一般采用自填式问卷调查法,辅以一般体格检查、实验室检查等手段获得。需要收集的危险因素资料,可以根据影响健康和疾病的四个方面的因素来考虑:

1. 个人行为生活方式

如吸烟、饮酒、体力活动情况等。

2. 环境因素

如经济收入、居住条件、家庭关系、工作环境和心理刺激等。

3. 生物遗传因素

如年龄、性别、种族、身高和体重等。

4. 医疗卫生服务

如有否定期健康检查、直肠镜检查和阴道涂片等。

此外,还应询问原有疾病史:如有无原因不明的肛门出血、慢性支气管炎、肺气肿和糖尿病等;婚姻生育史:如初婚年龄、妊娠年龄和生育胎数等;家庭疾病史:如家庭中是否有人死于或患有心脏病、乳腺癌、糖尿病和自杀等。

具体调查问卷中包括哪些内容与研究的病种有关,要包括与当地前 10~15 位死因有普遍公认的确定联系的危险因素。

据文献报道,下列几种疾病与意外伤害和危险因素间的关系已经确立,可以作为参考。

车祸:酒后驾车是一个很重要的因素。另外尚有服用药物(兴奋剂、镇静剂等)、平均驾车里程、安全带使用情况等因素。

冠心病:收缩压、舒张压。要注意,如果两者中有一个或两个危险分数等于或小于 1.0,则不记低的那个危险分数,仅用较高的危险分数作为血压的危险分数,而不必分为收缩压、舒张压两项来记。例如,表 15-1 中,该例的血压为收缩压 16 kPa(120 mmHg),舒张压 9.33 kPa(70 mmHg),两者的危险分数都低于 1.0,故作为一项危险记为血压 16/9.33 kPa(120/70 mmHg),危险分数 0.4。其他危险因素还有胆固醇水平、糖尿病史、体力活动、家庭史、吸烟和超体重等。

乳腺癌:家庭史,如果病人的母亲或姐妹有乳腺癌,则病人的危险较高。但可通过定期乳房自我检查来降低危险性。另外还可以考虑的有关因素有年龄和哺乳史。

子宫颈癌:社会地位和经济状况、年龄、结婚年龄和性生活开始年龄、是否定期作阴道涂片检查。

子宫体癌:原因不明的阴道流血是一个危险指征。

肠癌:肠息肉、肠出血、肠壁溃疡和肠炎都是肠癌的危险因素,定期的直肠镜检查是早期发现肠癌降低其死亡率的因素。

肺癌:吸烟是较为肯定的危险因素。应详细询问吸烟量、吸烟种类、开始吸烟年龄等情况。

肝硬化：过去和现在的饮酒史，饮酒的数量、频率、饮酒的心绪和环境等。危险因素还有饮食习惯、肝炎史、血吸虫病感染史等。

胃与食管癌：胃酸过低是一个危险因素，定期作胃液检查可以降低危险。好生闷气和螺旋杆菌感染也是危险因素之一。

糖尿病：体重、家族史。

肺气肿：吸烟、慢性支气管炎史。

自杀：抑郁、家庭史等。

脑血管病：主要与血压、胆固醇水平、糖尿病史和吸烟等因素有关。

肺结核：X线检查结果及是否定期做X线检查。经济和社会地位也与该病的发生有关。

表15-1 某地某41岁男性健康危险因素评价表

死亡原因	10年死亡概率(1/10万)	疾病危险因素	指标值	危险分数	组合危险分数	存在死亡危险	根据医生建议改变危险因素	新危险分数	新组合危险分数	新存在死亡危险	危险量	降低程度%
(1)	(2)	(3)	(4)	(5)	(6)	(7)	(8)	(9)	(10)	(11)	(12)	(13)
冠心病	1 877	血压	120/70	0.4			—	0.4				
		胆固醇	192	0.6			—	0.6				
		糖尿病史	无	1.0				1.0				
		体力活动	坐着工作	2.5	1.91	3 585.07	定期锻炼	1.0	0.11	206.47	3 378.6	47
		家庭史	无	0.9				0.9				
		吸烟	不吸	0.5			—	0.5				
		体重	超重30%	1.3			降到平均体重	1.0				
车祸	285	饮酒	不饮	0.5				0.5				
		驾车里程	2 500千米/年	2.5	1.9	541.5	—	2.5	1.9	541.5	0	0
		安全带使用	90%	0.8			100%	0.8				
自杀	264	抑郁	经常	2.5	2.5	660.0	治疗抑郁	1.5	1.5	396.0	264.0	4
		家庭史	无	1.0				1.0				
肝硬化	222	饮酒	不饮	0.1	0.1	22.2	—	0.1	0.1	22.2	0	0
脑血管病	222	血压	127/70	0.4			—	0.4				
		胆固醇	192	0.6	0.19	42.18	—	0.6	0.19	42.18	0	0
		糖尿病史	无	1.0				1.0				
		吸烟	不吸	0.8				0.8				
肺癌	202	吸烟	不吸	0.2	0.2	40.4	—	0.2	0.2	40.4	0	0
慢性风湿性心脏病	167	心脏杂音	无	1.0			—	1.0				
		风湿热	无	1.0	1.0	16.7	—	1.0	0.1	16.70	0	0
		症状体征	无	0.1				0.1				

续表

死亡原因	10年死亡概率(1/10万)	疾病危险因素	指标值	危险分数	组合危险分数	存在死亡危险	根据医生建议改变危险因素	新危险分数	新组合危险分数	新存在死亡危险	危险量	降低程度%
(1)	(2)	(3)	(4)	(5)	(6)	(7)	(8)	(9)	(10)	(11)	(12)	(13)
肺炎	111	饮酒	不饮	1.0			—	1.0				
		肺气肿	无	1.0	1.0	111.0		1.0	1.0	111.0	0	0
		吸烟	不吸	1.0				1.0				
肠癌	111	肠息肉	无	1.0				1.0				
		肛门出血	无	1.0	1.0	111.0	—	1.0	0.3	33.3	77.7	1
		肠炎	无	1.0				1.0				
		直肠镜检	无	1.0			每年镜检一次	0.3				
高心病	56	血压	120/70	0.4	0.7	39.2	—	0.4	0.4	22.4	16.8	0.2
		体重	超重30%	1.3			降到平均体重	1.0				
肺结核	56	X线检查	阴性	0.2			—	0.2				
		结核活跃	无	1.0	0.2	11.2		1.0	0.2	11.2	0	0
		经济和社会地位	中等	1.0				1.0				
其他	1 987				1.0	1 987			1.0	1 987	0	0
合计	5 560					7 167.45				3 430.35	3 737.1	52.2

二、处理资料

(一) 将危险因素转换成危险分数

这是危险因素评价的关键步骤。一般说来,将危险因素相当于人群平均水平时的危险分数定为 1.0,也就是说,当危险分数为 1.0 时,个人因某病死亡的概率相当于当地该病死亡率的平均水平。危险分数大于 1.0,则个人因某病死亡的概率大于当地该病死亡率的平均水平。危险分数越高,死亡概率就越大。危险分数小于 1.0,则表示个人因某病死亡的概率小于当地该病死亡率的平均水平。

危险分数是研究人员用相对危险度(RR),结合人群危险因素的平均水平换算出来的。应用者只需查 Geller–Gesner 表就可以将危险因素指标值转换为危险分数(见表 15-2)。

如果某人的危险因素指标值在表上查不到,可以用相邻两个指标值的危险分数来估计,或用内插法计算。如胆固醇为 192 mg 时,查表 15-2 中 40~44 岁男性危险分数转换表,没有 192 mg 这一等级,根据 220 mg 与 180 mg 对应的危险分数 1.0 与 0.5,用内插法计算得 192 mg 的危险分数为 0.6。

表 15-2　危险分数转换表（男性　40～44 岁）

死亡原因	危险指标	测量值	危险分数	死亡原因	危险指标	测量值	危险分数
冠心病	收缩压	200	3.2			不饮	0.5
		180	2.2		安全带使用	<10%的时间	1.1
		160	1.4			10%～24%	1.0
		140	0.8			25%～74%	0.9
		120	0.4			75%～100%	0.8
	舒张压	106	3.7		行车里程	每年行车里程÷10 000＝危险分数	
		100	2.0				
		94	1.3	自杀	抑郁	经常	2.5
		88	0.8			偶尔或没有	1.0
		82	0.4		家庭史	有	2.5
	胆固醇	280	1.5			无	1.0
		220	1.0	肝硬化	饮酒	酗酒	12.5
		180	0.5			频繁社交,明显无节制	5.0
	糖尿病史	有	3.0			频繁社交,稍有节制	2.0
		已控制	2.5			适度和偶然社交	1.0
		无	1.0			极少社交	0.2
	运动情况	坐着工作和娱乐	2.5			在症状出现前戒酒	0.2
		有些活动的工作	1.0			不饮	0.1
		中度锻炼	0.6	脑血管病	收缩压	200	3.2
		较强度锻炼	0.5			180	2.2
		坐着工作,有定期锻炼	1.0			160	1.4
		其他工作,有定期锻炼	0.5			140	0.8
						120	0.4
	家庭史	父母二人 60 岁以前死于冠心病	1.4		舒张压	106	3.7
		父母之一 60 岁以前死于冠心病	1.2			100	2.0
						94	1.3
		父母健在(<60 岁)	1.0			88	0.8
		父母健在(>60 岁)	0.9			82	0.4
	吸烟	大于等于 10 支	1.5		胆固醇	280	1.5
		小于 10 支	1.1			220	1.0
		吸雪茄	1.0			180	0.5
		戒烟(不足 10 年)	0.7		糖尿病史	有	3.0
		不吸或戒烟 10 年以上	0.5			已控制	2.5
	体重	超重 75%	2.5			无	1.0
		超重 50%	1.5		吸烟	吸香烟	1.2
		超重 15%	1.0			吸雪茄或烟斗	1.0
		超重 10%以下	0.8			戒烟	1.0
		降到平均体重	1.0			不吸	0.8
车祸	饮酒	频繁社交,明显无节制	5.0	肺癌	吸烟	40 支/日	2.0
		频繁社交,稍有节制	2.0			20 支/日	1.5
		适度和偶然社交	1.0			10 支/日	1.1

续表

死亡原因	危险指标	测量值	危险分数	死亡原因	危险指标	测量值	危险分数
		小于10支/日	0.8		结肠炎	<10年	2.0
		不吸	0.2			无	1.0
	雪茄或烟斗	≥5次/日,吸入	1.0		每年直肠镜检	无	1.0
		<5次/日,不吸入	0.3			有	0.3
	戒烟	从原有危险分数中减去0.2,再减去戒烟年数乘0.1,但危险分数不能小于0.2		胃、食管癌	胃酸过少	有	2.0
						每年用药	1.5
						无	1.0
慢性风心病	心脏杂音	有	10.0	高血压心脏病	收缩压	200	3.2
		已用药	1.0			180	2.2
		无	1.0			160	1.4
						140	0.8
	风湿热	有	10.0			120	0.4
		已用药	1.0				
		无	1.0		舒张压	106	3.7
						100	2.0
	症状或体征	无	0.1			94	1.3
						88	0.8
肺炎	饮酒	频繁社交活动	3.0			82	0.4
		适度或不饮酒	1.0				
					体重	超重75%	2.5
	肺气肿	有	2.0			超重50%	1.5
		无	1.0			超重15%	1.0
						超重10%以下	0.8
	吸烟	≥10支	1.2			降到平均体重	1.0
		不吸	1.0	肺结核	X线检查	未做	1.0
肠癌	肠息肉	有	2.5			阴性	0.2
		无	1.0				
	原因不明肛门出血	有	3.0		结核活跃	有	5.0
		无	1.0			无	1.0
	溃疡性	≥10年	4.0				

(二) 计算组合危险分数

许多流行病学研究证明,多种危险因素对同一疾病具有联合作用,如高血压与吸烟在冠心病的发病中有近似相乘的协同作用。如果将没有高血压病史又不吸烟者发生冠心病的危险度定为1.0,无高血压病史的吸烟者发生冠心病的危险度为3.3,有高血压病史、不吸烟者的危险度为5.9,两种因素都存在者发生冠心病的危险度则为18.4,远比两种危险因素单独作用危险度的合计值高。所以,在计算组合危险分数时,应考虑危险因素的联合作用。计算组合危险分数时分两种情况:

1. 与死亡原因有关的危险因素只有一项时,组合危险分数等于该死因的危险分数。例如,表15-1中肝硬化的危险因素只有饮酒,故危险分数和组合危险分数都是0.1。

2. 与死亡原因有关的危险因素是多项时,组合危险分数的计算:

(1) 将危险分数大于1.0的各项分别减去1.0后,用剩下的数值作为相加项分别相加,1.0作为相乘项。

(2) 将小于或等于1.0的各项危险分数值作为相乘项分别相乘。

(3) 相加项和相乘项的结果相加,就得到该死亡原因的组合危险分数。

例如,表15-1中冠心病的危险因素有7项,危险分数大于1.0的危险因素有体力活动情况(2.5)和体重超重30%(1.3)。其余各项的危险分数都小于或等于1.0。计算组合危险分数:相加项有两项(2.5-1.0)+(1.3-1.0)=1.8。相乘项则包括所有危险分数小于或等于1.0的各项以及体力活动情况和超体重被减去的1.0,共7项:$0.4×0.6×1.0×1.0×0.9×0.5×1.0=0.108$。组合危险分数为:$1.8+0.108=1.91$。

(三) 存在死亡危险

存在死亡危险表明在某一种组合危险分数下,因某种疾病死亡的可能危险性。存在死亡危险=平均死亡概率×组合危险分数。即表15-1中的第2栏乘以第6栏,结果填入第7栏。例如,40~44岁组男性冠心病的平均死亡概率为1 877/10万,某41岁男性的组合危险分数为1.91,则此人冠心病的存在死亡危险=$1 877×1.91=3 585.07$/10万。也就是说此人今后10年发生冠心病死亡的可能危险是3 585.07/10万。

其他死因的存在死亡危险就等于其他死因的平均死亡概率。也就是将其他死因的组合危险分数视为1.0。

(四) 计算评价年龄

评价年龄(appraisal age)是根据年龄与死亡数之间的函数关系,按个体所存在的危险因素计算的预期死亡数求出的年龄。具体的计算方法是将各种死亡原因的存在死亡危险相加,得出总存在死亡危险。用总的存在死亡危险查表15-3健康评价年龄表,就可得出评价年龄。

健康评价年龄表左边一列是男性的总存在死亡危险,右边一列是女性总的存在死亡危险,中间部分最上边的一行数目是个体实际年龄的末位数字,余下的主体部分就是相应的评价年龄。

如表15-1,该41岁男子总的存在死亡危险:
$3 585.07+541.5+660.0+22.2+42.18+40.4+16.7+111.0+111.0+39.2+11.2+1 987=7 167.45$

查表15-3,在表左边的一列寻找,没有列出7 167.45这个数,则查最接近7 167.45的数。如6 830或7 570,也可插入在两者中间考虑。该男子41岁,末位数是1,在中间部分的最上一行找到1,在与其对应的那一列中去查找评价年龄。在这一列中与6 830对应的年龄是43,与7 570同行的年龄是44,故此人的评价年龄在43与44岁之间,估计为43.5岁。

表15-3 健康评价年龄表

男性存在死亡危险	0 5	1 6	2 7	3 8	4 9	女性存在死亡危险	男性存在死亡危险	0 5	1 6	2 7	3 8	4 9	女性存在死亡危险
530	5	6	7	8	9	350	4 510	38	39	40	41	42	2 550
570	6	7	8	9	10	350	5 010	39	40	41	42	43	2 780
630	7	8	9	10	11	350	5 560	40	41	42	43	44	3 020
710	8	9	10	11	12	360	6 160	41	42	43	44	45	3 280
790	9	10	11	12	13	380	6 830	42	43	44	45	46	3 560
880	10	11	12	13	14	410	7 570	43	44	45	46	47	3 870
990	11	12	13	14	15	430	8 380	44	45	46	47	48	4 220
1 110	12	13	14	15	16	460	9 260	45	46	47	48	49	4 600
1 230	13	14	15	16	17	490	10 190	46	47	48	49	50	5 000
1 350	14	15	16	17	18	520	11 160	47	48	49	50	51	5 420
1 440	15	16	17	18	19	550	12 170	48	49	50	51	52	5 860
1 500	16	17	18	19	20	570	13 230	49	50	51	52	53	6 330
1 540	17	18	19	20	21	600	14 340	50	51	52	53	54	6 850
1 560	18	19	20	21	22	620	15 530	51	52	53	54	55	7 440
1 570	19	20	21	22	23	640	16 830	52	53	54	55	56	8 110
1 580	20	21	22	23	24	660	18 260	53	54	55	56	57	8 870
1 590	21	22	23	24	25	690	19 820	54	55	56	57	58	9 730
1 590	22	23	24	25	26	720	21 490	55	56	57	58	59	10 680
1 590	23	24	25	26	27	750	23 260	56	57	58	59	60	11 720
1 600	24	25	26	27	28	790	25 140	57	58	59	60	61	12 860
1 620	25	26	27	28	29	840	27 120	58	59	60	61	62	14 100
1 660	26	27	28	29	30	900	29 210	59	60	61	62	63	15 450
1 730	27	28	29	30	31	970	31 420	60	61	62	63	64	16 930
1 830	28	29	30	31	32	1040	33 760	61	62	63	64	65	18 560
1 960	29	30	31	32	33	1130	36 220	62	63	64	65	66	20 360
2 120	30	31	32	33	34	1220	38 810	63	64	65	66	67	22 340
2 310	31	32	33	34	35	1330	41 540	64	65	66	67	68	24 520
2 520	32	33	34	35	36	1460	44 410	65	66	67	68	69	26 920
2 760	33	34	35	36	37	1600	47 440	66	67	68	69	70	29 560
3 030	34	35	36	37	38	1760	50 650	67	68	69	70	71	32 470
3 330	35	36	37	38	39	1930	54 070	68	69	70	71	72	35 690
3 670	36	37	38	39	40	2120	57 720	69	70	71	72	73	39 250
4 060	37	38	39	40	41	2330	61 640	70	71	72	73	74	43 200

(五)计算可达到年龄

可达到年龄(achievable age)(也译为增长年龄)是根据已存在的危险因素,提出可能降低危险因素的措施后预计的死亡数算出的一个相应年龄。表15-1中的第8到第11栏用于计算可达到年龄,其计算方法与评价年龄的计算方法相似。将医生建议改变的危险因素指标值填入第8栏,根据新指标值查危险分数转换表,将所得的危险分数填入第9栏,重新计算组合危险分数填入第10栏,用第2栏乘以第10栏得新存在死亡危险填入第11栏,然后计算出新的总存在死亡危险,查表15-3,所得出的年龄就是可达到年龄。以表15-1为例,重新计算的总死亡危险为3 430.35,查得可达到年龄为36岁。

(六) 计算危险降低程度

危险降低程度显示的是,如果根据医生的建议改变现有的危险因素,危险能够降低多少。其中,表 15-1 第 12 栏是危险降低的绝对数量,由存在死亡危险(第 7 栏)减新存在死亡危险(第 11 栏)获得。第 13 栏是危险降低的数量在总存在死亡危险中所占的百分比,由每种死因的危险降低量(12 栏)除以总存在死亡危险得到。例如,冠心病的危险降低量 = 3 585.07 - 206.47 = 3 378.60,危险降低百分比 = 3 378.60 ÷ 7 167.45 × 100% = 47%。余类推。

第三节 健康危险因素评价的应用

健康危险因素评价既可以用于个体评价,也可以用于群体评价。个体评价结果可以作为健康教育的理论依据,促进个体改变不良行为与生活方式,减少危险因素,阻止疾病的发生发展。通过群体评价,则可以了解危险因素在人群中的分布情况,为确定疾病防治工作重点、制定防治措施提供依据。此外,健康危险因素评价技术还可以用于确定医疗保险的付费额(health-based payment),调整不同医疗机构卫生成果或医疗措施效果的可比性(risk adjustment)。

一、个体评价

健康危险因素评价的个体分析,主要通过比较实际年龄、评价年龄和可达到年龄三者之间的差别,了解危险因素对寿命可能造成的损害程度,以及降低危险因素后寿命可能延长的程度。有针对性地对个体进行健康教育,干预个体行为。

一般说来,评价年龄高于实际年龄,说明被评价者所存在的危险因素高于平均水平,死亡率可能高于当地同性别同年龄人口的平均死亡率。可达到年龄与评价年龄之差,说明降低危险因素后可能延长寿命的年数。

根据实际年龄、评价年龄和可达到年龄三者之间的关系,可以将个体分为 4 种类型。

(一) 健康型

属于这一类型的个体,评价年龄小于实际年龄。表明个体危险因素较平均危险水平低,健康状况较好。

(二) 自创性危险因素型

这一类型个体,评价年龄大于实际年龄,并且评价年龄与可达到年龄的差值大。表 15-1 例举的个体就属这种类型,实际年龄 41 岁,评价年龄 43.5 岁,可达到年龄 36 岁。评价年龄大于实际年龄,说明个体危险因素较平均水平高。但由于危险因素多是自创性的,可以通过自身的行为改变降低或去除,因此可达到年龄与评价年龄有较大差值。

(三) 难以改变的危险因素型

这一类型的个体,评价年龄也大于实际年龄,但是,评价年龄与可达到年龄的差值小,通常在1岁或1岁以内。表明个体的危险因素主要来自既往病史或遗传因素,不容易改变或降低,即使稍有改变,效果也不显著。

(四) 一般型

这类人实际年龄与评价年龄接近,死亡过程相当于当地平均水平。他们个人存在的危险因素类型和水平也类似当地人群的平均状况。

健康危险因素的个体分析除了上述综合评价方式外,尚可针对某一特殊危险因素进行分析。例如,仅降低吸烟这一危险因素,或仅降低超体重一项危险因素,用同样方法计算出相应的可达到年龄,通过评价年龄与可达到年龄之间的差值,可以了解某一种危险因素对个体的影响程度。

危险因素对个体的影响程度,同样可以用改变危险因素后危险降低程度来说明。例如,表15-1所示结果,如果根据医生建议改变危险因素,该个体总危险可以降低52.2%,而冠心病的危险可以降低47%。

二、群体评价

群体评价是在个体评价的基础上进行的,一般可以进行下述几方面的分析:

(一) 不同人群的危险程度

首先进行个体评价,根据实际年龄、评价年龄和可达到年龄三者之间的关系将被评价者分为四种类型,即健康型、自创性危险因素型、难以改变的危险因素型和一般型。将不同类型的人归为三组:健康组(即健康型的人);危险组(包括两种类型的存在危险型);一般组(一般型的人)。然后,就可以根据不同人群中各种类型的人所占比重来分析哪一种人群的危险水平高,以确定防治重点。一般而言,某人群处于危险组的人越多,这个人群的危险水平就越高。可以分析不同性别人群的危险水平,也可以分析不同职业、不同文化程度和不同经济状况人群的危险水平。如表15-4,成都市居民中,中学及以下文化程度人群的危险水平高于大学及以上文化程度人群,属于危险组的人占57.61%,而大学及以上文化程度人群中属于危险组的人占44.45%。文化程度低的人为重点防治人群。

表15-4 成都市不同文化程度人群的危险水平

	中学及以下		大学及以上	
	人数	%	人数	%
危险组	178	57.61	44	44.45
一般组	77	24.02	22	22.22
健康组	54	17.47	33	33.33
合计	309	100.00	99	100.00

(二) 危险因素的属性

大多数与慢性病有关的危险因素由行为生活方式所致，是人为造成的，这一类危险因素可以进行干预。计算危险型人群中，难以改变的危险因素与自创性危险因素的比例，可以说明有多大比重的危险因素能够避免，以便有针对性地投入资源，提高人群的健康状况。表15-5显示，成都市居民中男性的危险因素多是一些自创性危险因素，可以通过改变不良行为生活方式而去除。而女性则主要是一些过去病史及遗传因素等不易去除的危险因素。因此，对男性采用健康教育的方法去除危险因素较之女性更为合适。

表15-5 不同性别人群危险因素的属性

	男		女	
	人数	%	人数	%
不能去除危险因素	15	13.51	78	70.27
能去除危险因素	96	86.49	33	29.73
合计	111	100.00	111	100.00

(三) 单项危险因素对健康状况的影响

计算单项危险因素去除后，人群可达到年龄与评价年龄之差的平均数，将其作为危险强度，以该项危险因素在评价人群中所占的比例作为危险频度，用危险强度×危险频度表示危险程度，可以反映单项危险因素对人群健康状况的影响。如表15-6，去除饮酒这一危险因素后，可达到年龄与评价年龄之差的均数是1.73岁，而在被调查的人群中，饮酒者所占比例为44.78%，因而，饮酒的危险程度=1.73×44.78%=0.77(岁)，余类推。从表15-6可以看到，单项危险因素对整个人群健康状况影响的大小，不但与它对个体的影响程度有关，还与其在人群中的分布范围有关。有些因素虽然对个体影响并不十分严重，但由于分布面很广，受影响的人很多，就成为值得重视的因素了。

此外，危险降低量指标也可以用于进行群体分析。

表15-6 单项危险因素对男性健康状况的影响

危险因素	危险强度/岁	危险频度/%	危险程度/岁
饮酒	1.73	44.78	0.77
吸烟	0.84	60.70	0.51
缺乏常检	0.33	83.08	0.27
常感压抑	0.94	17.91	0.17
常生闷气	0.89	12.44	0.11
血压高	0.34	11.44	0.04
缺乏锻炼	0.07	43.28	0.03

(刘朝杰)

第十六章

健康状况评价

第一节 健康状况评价的概念和内容

一、健康状况评价的概念

健康状况评价(evaluation of health status)是通过分析人群的健康水平及其变化,来探讨人群存在的健康问题,筛选影响人群健康的因素,评估各种健康计划、方案、措施的效果。健康状况评价是对卫生工作成效的衡量,广泛应用于医学的各个领域。如用于确定一个国家或地区的卫生工作重点,为制定卫生计划提供依据;用于反映成本效果分析中方案的效果;用于反映临床上治疗方法的效果以及病人的预后等。

健康状态(health state)评价与健康状况评价不同,前者采用的评价指标多是主观的,一般针对个体健康水平进行评价,因此在一定程度上与健康相关生命质量评价相同;后者主要采用一些客观指标,针对群体健康进行评价。

二、健康状况评价的内容

群体健康状况评价的内容随医学模式转变发生了很大变化,已从过去单一的疾病死亡逐渐扩展到疾病的后果和影响,已从仅仅考虑负向指标扩展到正向指标。根据整体健康的概念,一般来说评价群体健康主要包括以下几方面:

(1) 人口学指标:指反映群体数量、结构及其变化和群体素质方面的指标,由静态人口、动态人口和人口素质组成。这些指标主要通过人口调查获得。

(2) 生理学指标:指年龄、性别、生长发育、遗传和代谢等反映人的生物学特征方面的指标,主要包括生长发育、行为发展和群体营养状况三大部分。这些指标多通过实验检查和人体测量而获得。

(3) 心理学指标:指反映人们心理特征的一些指标,主要包括性格、智力以及情绪等三方面的内容。由于性格、智力以及情绪测量过程的复杂性,因而在群体健康评价中较少使用。有学者提议用自杀率、青少年犯罪率、青少年吸烟(毒)率及离婚率等来反映人群心理健康状况,这些指标相对容易获得。

(4) 生存健康指标:指反映在生存过程中人们健康水平低下(主要指患病)或直接受到损害的一些指标,包括疾病频率、疾病构成、疾病严重程度以及伤残指标。这些指标主要通过疾病登记和健康调查获得。

(5) 生命长度指标:指反映人们生存时间长度或生命持久能力的指标,包括死亡率、死亡原因和期望寿命三部分。这些指标主要通过死亡统计或死亡调查获得。

(6) 社会学指标:从群体角度出发,反映人群健康的社会方面是指人们在社会生活中所触及到的有利于其身心健康发展的各方面。主要包括社会经济发展、社会结构、生活模式等方面的指标,它们被认为是健康状况的相关或间接指标。其中有代表性的有:GNP、人均国民收入、职业构成、经济文化构成、消费结构和消费水平等。这些指标主要通过社会统计和人口调查获得。

三、健康状况评价指标的选择原则

(1) 目的原则:针对具体的问题选用相应的指标。如重点在于描述负向健康时,可以选用疾病和死亡指标;作群体评价时,可以每一个方面选取有代表性的指标或设法把多方面的指标转换成一个或者少数几个综合指标。

(2) 可行性原则:所选用的指标要容易得到,许多指标是很好的健康指标,如慢性病发病率、人群智力结构、人群的行为能力等,但很难获得,其使用范围相应受到限制。相反,一些容易获得的间接指标,如人均国民收入、职业构成比、消费结构和消费水平等社会经济方面的指标和与死亡有关的指标应用得相当广泛。

(3) 公认原则:一般应选用有科学依据、常被权威机构或专家使用的指标,即社会公认指标。目前在不同地区、国家乃至世界范围内说明人群健康状况几乎都使用下列一些指标:平均期望寿命、总死亡率、婴儿死亡率、出生率、传染病发病率、慢性病患病率、成人识字率、儿童营养状况、安全用水普及率等。

(4) 敏感性原则:选用的指标对健康状况的变化应具有一定的敏感度。如在死亡水平极低的情况下,再用死亡率作为群体健康状况指标时就不能充分说明健康水平的变化,而应选择其他指标,如健康寿命年等。

第二节 健康状况评价的指标体系

一、人口学指标

(一) 人口数量

人口数量是指在一定时点和地理范围内人口的绝对量与相对量。常用的人口数量评价指标有:时点人口数(多用年初、年中和年末人口数)、时期人口数(多用年平均人口数)和人口密度。

(二) 性别构成

性别构成主要反映群体中男女构成状况,其表示方法有二:①性别百分比,即全体人口中女性人口或男性人口所占的百分比。②性比例,即以女性人口数为100或1时的男性人口数。一般说来,人口中的性比例是平衡的,但不同年龄的性比例有所不同。出生时性比例在105~106之间,称婴儿性比例稳定值。低年龄男多于女,进入婚龄时的性比例一般为100左右,高年龄组女多于男。年龄越大,性比例越小。

(三) 年龄构成

年龄构成是指各年龄组人口在总人口中所占的比重。一定时间断面上的人口年龄构成,是过去相当长一段时间内人口出生、死亡和迁移的结果,是影响人口出生、生育的重要因素,是未来人口出生和死亡的依据,同时也是反映群体健康的经典指标。常用于反映人群健康状况的年龄构成指标有:

1. 老年(或少年儿童)人口系数

老年人口系数是指65岁及以上的老年人口占总人口的比例。少年儿童人口系数是指14岁及以下的少年儿童人口占总人口的比例。

2. 老少比例(老年少年儿童比例)

老少比例是指65岁及以上的老年人口数和14岁及以下的少年儿童人口数之比。

3. 负担系数

负担系数是指非劳动力人口数与劳动力人口数的比值。非劳动人口一般指14岁及以下人口和65岁及以上人口,劳动人口指15~64岁人口。负担系数一方面表明非劳动力人口的多少,另一方面表明给青壮年人口带来的社会和经济压力,从而制约着人群的健康。负担系数分为总负担系数、老年负担系数和少儿负担系数。

4. 人口金字塔

人口金字塔是一种用条形图来表示人口的性别和年龄结构。通过人口金字塔,可看出各年龄组的男性数和女性数及其构成,并可分析出过去几十年人口出生与死亡和将来几十年的人口发展。人口金字塔主要有三种类型:

(1) 增长型:塔型基底宽顶尖,年轻人口比重大。其出生率、死亡率非常高,平均期望寿命短,反映人群健康状况较差。

(2) 稳定型:塔底和塔身宽度基本接近,塔尖逐渐收缩。除老年组外,其他年龄组的人数差别不大,反映人群的健康状况较好。

(3) 缩减型:塔底窄,塔身宽,年轻人较少,中年人占的比例大,反映人群的健康状况介于前两者之间。

(四) 社会构成

社会构成指经济、文化、职业、婚姻等人群社会特征方面的构成。文化构成常指人群受教育程度的结构,是人群健康状况主要影响因素之一;职业构成是以在业人口的工作性质为依据,按劳动性质又可分为脑力劳动者和体力劳动者。一般说来,脑力劳动者比例高,反映人口素质好,健康水平高。

(五) 人口出生

评价人口生产和再生产的指标包括反映出生的出生率,反映生育强度的一般生育率、年龄别生育率、总和生育率、终生生育率以及反映人口更替水平的净再生育率和粗再生育率等指标。常用的指标及其意义列于表16-1。

表16-1 常用的出生与生育指标

指 标	计 算 方 法	意 义 及 说 明
出生率	$\frac{\text{年出生活产数}}{\text{同年平均人口数}} \times 1\,000‰$	粗略地反映人口的生育水平,但受到人口中年龄、性别构成的影响
一般生育率	$\frac{\text{年出生活产数}}{\text{同年育龄妇女数}} \times 1\,000‰$	育龄妇女指15~49岁的妇女
年龄别妇女生育率	$\frac{\text{某年龄妇女年活产数}}{\text{同年龄育龄妇女数}} \times 1\,000‰$	一般20~30岁妇女生育率很高,30岁以后逐渐下降
总和生育率	年龄别生育率之和×年龄组距	表示按照某一年度各年龄妇女生育水平平均一个妇女经过整个育龄期生育的子女数,是一种可能的生育水平
终生生育率	$\frac{\text{某批超过育龄期的妇女生育子女的总数}}{\text{同批超过育龄期妇女数}}$	表示平均一个妇女一生中实际生育的子女数,是一种实际的生育水平
粗再生育率	总和生育率×出生中女婴比重	大于1人口将增殖,小于1人口将减少,等于1,人口将处于原有规模的更替水平,一般出生中女婴比重是48.5%
净再生育率	出生女婴比重×∑(年龄别生育率×年龄别妇女生存率)	意义同粗再生育率

(六) 人口自然增长

人口自然增长率表示一定时期内人口出生与死亡之差和年平均人口数之比,即人口出生率减人口死亡率。它较好地说明了由于出生和死亡的作用在人口数量上的变化,在一定程度上反映了人口健康水平的高低。社会发展到一定阶段,人口自然增长率会趋向一个稳定的低水平。根据对人口出生率与死亡率的长期观察,纵观世界各国的人口发展趋势,发现人口自然增长率的变化有这样一种趋势:由高出生高死亡向低出生低死亡转变,再向低出生高死亡转变。依照这种转变可将人口自然增长率分成4种类型:①高出生高死亡;②高出生低死亡;③低出生低死亡;④低出生高死亡。

(七) 人口素质

1. 人口素质的内容

(1) 思想道德素质:思想道德观念是衡量人口素质的重要标志。它是人们在处理社会关系时的指导思想和道德规范。它包括个人对待社会、祖国、民族和他人的行为和态度。每个人都是一定社会、一定阶层的成员，必然受到一定道德观念的教育，从而明确个人对社会和他人所承担的义务。不同的道德观念的支配，会使社会个体行为的积极性受到影响，而表现为个体素质的差异。

(2) 身体素质：人口学上用健康状况、体力和精力状况、生命力和寿命来反映人口的身体素质。此处的健康状况，一方面是指人的身体机能运转能力，另一方面指机体抵抗疾病的能力。体力是存在于肌肉及有关组织中人体活动的能力。精力即精神力，是人的心理情绪的综合反映。生命力和寿命从时间角度给人口素质以规定。生命力指生存的能力或生命持久的能力。寿命是生命力的最终结果，是生命力达到最大的时间期限。

(3) 文化素质：它是指人们对自然界、社会和人类自身的科学认识，是人类改造物质世界的各种技术能力的总称。实际上文化素质是对科学研究成果的掌握和运用以及自身所积累的各种经验。

2.人口素质的评价指标

(1) 生命素质指数(physical quality of life index，PQLI) 主要用于评价人口的综合素质，由婴儿死亡率、1 岁平均期望寿命和 15 岁及以上人口识字率组成。婴儿死亡率是衡量医疗卫生水平与妇幼保健状况以及社会经济状况最为敏感的指标。1 岁平均期望寿命综合反映了除婴儿死亡率之外的年龄死亡变动。15 岁及以上人口识字率表明现代科学技术对人口素质的最低要求。

$$PQLI = \frac{婴儿死亡率标准值 + 1岁平均期望寿命标准值 + 识字率标准值}{3}$$

计算标准值的目的在于将指标值转化成 0~100 之间的数值，以 0 表示最低水平，100 表示最高水平。

识字率标准值：是指 15 岁及以上人口中识字者的百分比，实际上就是识字率。

婴儿死亡率标准值：1950 年以来，联合国统计资料中，婴儿死亡率最高的是加蓬 229‰；最低的是瑞典 8‰。其计算公式如下：

$$婴儿死亡率标准值 = \frac{229 - 婴儿死亡率}{2.22}$$

换算系数 2.22＝(229－7)/100，目的是为了将婴儿死亡率标准值控制在 0~100 间。

1 岁平均期望寿命标准值：第二次世界大战以后平均期望寿命最低的是 1950 年的越南 38 岁，平均期望寿命预计的上限值 77 岁。其计算公式如下：

$$1岁平均期望寿命标准值 = \frac{1岁平均期望寿命 - 38}{0.39}$$

换算系数 0.39＝(77－38)/100，目的是为了将 1 岁平均期望寿命标准值控制在 0~100 间。

PQLI 在 0~100 间，0 为最低水平的人口素质，随着 PQLI 的增大人口素质愈好，100 为最高水平的人口素质；依照世界各国资料计算的世界 PQLI 的平均值为 65，依此按 PQLI 的高低将人口素质划分为：小于 60 为低素质人口，60~80 之间为中素质人口,80 及以上为高素质人口。1990 年我国人口普查婴儿死亡率为 31.6‰,1 岁平均期望寿命为 70 岁,成人识字率为 77.7%,依此计算的 PQLI 为 84,这比 1981 年人口普查的 PQLI(77)提高了 8%左右;PQLI 考察发展中国家的人口素质较为敏感,而对发达国家不同地区进行比较时难以取得相同的效果。因其成人识字率接近 100%,婴儿死亡率也多降至极低水平,期望寿命差别也不大。

(2) 美国社会健康协会指标(American social health association, ASHA)是衡量社会发展的综合指标,但也反映人口的社会状态、文化状态、人口变化状态及身体素质状况等几个方面的人口素质状况,是评价人口健康状况的重要指标。据粗略估计,我国 ASHA 指标,1950 年为 13.3,1986 年为 216,社会发展速度和健康水平提高都很快。

$$ASHA = \frac{成人识字率 \times 就业率 \times 人均国民生产总值增长率 \times 平均期望寿命}{出生率 \times 婴儿死亡率}$$

二、生长发育指标

生长发育指标包括形态、机能和素质指标,最常用的指标有:身高、体重、胸围、坐高等。其评价包括发育水平、发育速度及匀称程度评价。为此而建立的方法多种多样,主要包括评价生长发育水平的离差评价法(等级评价法、曲线图法、百分位数法)、评价发育匀称度的相关回归法和评价生长发育速度的年增长率。其具体评价方法可参考《儿童少年卫生学》等有关书籍。作为群体健康指标,通过对身高体重的评价可以了解儿童青少年的营养状况和疾病对他们的影响。常用的指标有:

(一) 年龄别低体重百分比

年龄别体重可以反映儿童是否体重低下,说明自出生以来是否有综合营养不良,即慢性营养不良和急性营养不良。体重低下一般指体重低于同性别、同年龄标准体重(均值)减两倍标准差或中位数减两倍标准差。年龄别低体重百分比是指年龄别低体重的儿童数与同年龄、同性别的儿童总数之比。

(二) 年龄别低身高百分比

年龄别身高可以说明儿童是否生长发育迟缓,即慢性营养不良。一般以低于同性别、同年龄标准身高(均值)减两倍标准差或中位数减两倍标准差为生长发育迟缓。年龄别低身高百分比是指年龄别低身高的儿童数与同年龄、同性别的儿童总数之比。

(三) 身高别低体重百分比

身高别低体重可以说明儿童是否消瘦,即急性营养不良。一般以低于同身高段、同性别标准体重(均值)减两倍标准差或中位数减两倍标准差为消瘦。身高别低体重百分比是指身高别低体重的儿童数与同身高、同性别的儿童总数之比。

(四) 新生儿低体重发生率

出生体重与孕期的营养、体重和新生儿死亡率有关系。一般以出生体重小于 2500g 为低出生体重。低出生体重发生率表示每 100 名活产数中体重不足 2500g

的婴儿数所占的百分比。

三、疾病指标

(一)常用疾病评价指标

疾病评价包括发病和患病水平、病死和治愈水平以及疾病和残疾构成。常用的疾病评价指标列于表16-2。

表16-2 常用的疾病和残疾评价指标

分类	指标名称	计算方法	说明
疾病频度指标	发病率	$\frac{某时期内新发病例数}{同时期平均人口数} \times 比例基数$	常用时期是1年,新发病例数常通过登记获得
	患病率	$\frac{某时点(期)病例数}{同时点(期)平均人口数} \times 100\%$	患病包括新旧病例,常通过调查获得
疾病构成	构成比	$\frac{某种(类)疾病例数}{疾病总例数} \times 100\%$	可根据构成比大小排出疾病顺位
	某病死亡率	$\frac{某时期内某病死亡数}{同期平均人口数}$	即死亡专率,一般以1/万、1/10万表示
疾病严重程度指标	某病病死率	$\frac{某时期因某病死亡数}{同期患该病人数} \times 100\%$	休学、休工、卧床人数一般需要调查而来
	因病(伤)休工(休学、卧床)率	$\frac{某时期因病伤休工(休学、卧床)例数}{同期平均人口数} \times 100\%$	尚可用每人每年休工(休学、卧床)日数来表示
	治愈率	$\frac{治愈人数}{接受治疗人数} \times 100\%$	说明疾病的疗效
残疾指标	残疾患病率	$\frac{残疾病例数}{调查人口数} \times 100\%$	常需通过调查获得有关残疾数据
	残疾构成	$\frac{某类残疾例数}{残疾总数} \times 100\%$	

(二)残疾和残疾分类

1. 残疾的概念

1991年保护残疾人法对残疾人的定义是:因不正常或丧失了某种器官或功能,可以是生理上或心理上,或者是解剖结构上遭受痛苦、失去表现正常活动的全部或部分能力。残疾是疾病带来的后果之一,具体表现在以下几个方面:

(1)慢性损害(chronic condition/impairments):是最常见的残废标志,主要表现为机体组织器官的缺陷或功能的丧失。一般来说这是长期的、慢性的和不可恢复的机体损害或状态。如消化不良、慢性瘘、关节炎、听力障碍等。

(2)功能受限(function limitation):是指与慢性疾患或残废相关的行为,如由于骨骼方面的缺陷导致的走路受限,糖尿病所致的视力受损和走路障碍。最常见的功能受限是感觉受限和行动受限,前者如视觉障碍、听力性交谈障碍、语言障碍,后者如走特定的距离、爬楼梯、举一定重量物体的受限,并且一般适用于大于20岁的人群。

(3) 角色受限(activity limitation):通常指特定年龄人群的正常或主要角色活动受限,这些角色包括:6岁以下儿童的正常玩耍;6~17岁青少年的学习能力;18~69岁人群工作、劳动或做家务活的能力;69岁以上人群独立生活能力(如洗澡、进食、购物、穿衣,以及其他一些自我照料能力)。

2. 残疾分类

在国际疾病分类 ICD-9 中,疾病所造成的非致命后果包括缺损、伤残和残障。缺损(deficiency,impairments)是疾病和其他原因所致的任何生理、心理和解剖结构、机体功能、个体外貌的异常,表示的是器官水平的失衡;伤残(incapacity),也称失能(disability),由于缺损导致个体一些正常活动的功能能力或个人的行为活动缺乏或受限,表示的是个体水平的失衡;残障(handicap)指特定个体的、来源于缺损或失能的缺陷,这种缺陷主要是指不能执行与其年龄、性别、社会文化背景相适应的角色活动,表示的是社会水平的失衡,是前两者综合作用的结果。

四、死亡指标

(一) 死亡水平

1. 总死亡率

总死亡率是指每年每千人口中的死亡数。总死亡率可粗略地反映人口的死亡水平,其值越低表示人群健康状况较好,反之则健康状况较差,它是低优指标。

2. 年龄别死亡率

年龄别死亡率指某年龄组中每年每千人的死亡数。不同年龄的死亡率不同,一般从出生到儿童时期,年龄越小死亡率越高,儿童时期以后则年龄越大死亡率越高。低年龄组的死亡变化要比高年龄组大得多,因此低年龄死亡率是较为敏感的健康指标。不同年龄的死亡反应的人群健康意义不同,低年龄别死亡占总死亡的比例高是群体健康状况差的表现,尤其是婴儿死亡对平均期望寿命有较大影响。

3. 婴儿死亡率

婴儿死亡率是指一年中不满周岁的婴儿死亡数占同年出生活产数的千分比。它是评价医疗卫生、妇幼保健以及社会经济状况较为敏感的指标。婴儿愈小死亡率愈高,新生儿死亡约占婴儿死亡的一半。而出生后7天的死亡约占新生儿死亡的一半。

4. 5岁以下儿童死亡率

婴儿死亡从出生到死亡的时间很短,没有机会享受保健服务,因此婴儿死亡率在一定程度上不能反应儿童保健工作状况。可以用5岁以下儿童死亡率来说明妇幼保健工作情况。计算5岁以下儿童死亡率,分母一般使用5岁以下的儿童总数,计算结果反映5岁以下儿童的死亡概率。由于在发达国家不容易得到5岁以下儿童总数的准确数据,因此在计算5岁以下儿童死亡率时分母改用较容易得到的活产数。

5. 其他死亡率指标

如围产儿死亡率、孕产妇死亡率、特殊人群死亡率也可用于评价人群健康状况。

(二) 死因构成

死亡原因分类与疾病分类基本一致,ICD-9 中推荐的死因统计分类简表将死因分为 50 种,并有和疾病三类数字分类表相对应的编码。当死亡疾病有多种时应以主要死因进行归类。主要死因选择应遵循一定原则,如复合死因中同时有原发病和继发病,选原发病为主要死因,恶性肿瘤与其他病共存时,选恶性肿瘤为主死因,诊断不明确的疾病与其他疾病在一起,选其他疾病为主死因,损伤与中毒与其他疾病在一起时,选损伤与中毒为主死因等。

按某种或某类死因的死亡数占总死亡数的百分数,可计算出某地某年度居民死亡的死因构成,再按构成比的大小,由高到低排出位次。它反映该地居民的主要死亡原因,指出了卫生保健工作的重点。

第三节 期望寿命及其演变指标

一、健康期望寿命

(一) 平均期望寿命和健康期望寿命

平均期望寿命(简称期望寿命)说明在一定的年龄别死亡率条件下,各年龄尚存者今后预期可存活的平均年数。它是用生存时间长度来反映其健康水平,常用的是出生时平均期望寿命。但是平均期望寿命忽略了一定生存时间内的健康状况。随着死亡率的下降,期望寿命延长的同时残废发生率增加,人们在较差健康状况下的期望寿命延长,显然平均期望寿命已不能反映这一情形。

健康期望寿命(health life expectancy)是综合评价人群死亡和伤残的健康指标,它分析期望寿命增加的同时残疾的发生情况。换句话说,是否增加的期望寿命是在不健康的状态、疾患后状态下或依赖他人的情况下度过的。健康期望寿命包括了非缺损期望寿命(impairment free life expectancy)、非伤残期望寿命(disability free life expectancy)和非残障期望寿命(handicap free life expectancy)。在大多数发展中国家,伤残的现患资料比较容易获得,因此健康期望寿命的重点放在非伤残期望寿命方面。

(二) 非伤残期望寿命的计算

非伤残期望寿命把死亡与疾病产生的后果—伤残(即能力丧失)结合起来,在平均期望寿命中扣除伤残状态下的生存平均年数。其基本原理是:用现时期望寿命表,减去某些伤残状态或健康状况低下的生存年数,并重新计算新的期望寿命。

该指标是期望寿命的外延,计算方法简单,与平均期望寿命比较即可反映出人群中伤残的程度。

加拿大健康计划委员会把伤残(能力丧失)分为三类:住院、暂时活动受限和长期活动受限。住院资料由医院统计提供,单位是住院病人总数;暂时活动受限由健康调查提供,用因健康原因的两周活动受限天数来表示;长期活动受限也由健康调查提供,用因健康原因1年活动受限的人数来表示。各种能力丧失都被转换成同一度量单位。暂时活动受限1天计为1/365活动受限人年,长期活动受限1人计为活动受限1人年。以此为基础的非伤残期望寿命的具体计算方法见表16-3。

表16-3 非伤残期望寿命的计算方法(女性)

年龄	生存人数 (1)	生存人年数 (2)	正常期望寿命 (3)	住院率(%) (4)	住院生存人年数 (5)=(2)×(4)	住院期望寿命* (6)	院外生存人年数 (7)=(2)-(5)	活动受限率%** (8)	活动受限生存人年数 (9)=(7)×(8)	活动受限期望寿命 (10)	非伤残期望寿命 (11)=(3)-(6)-(10)
0~	100 000	1 483 184	78.23	0	0	1.76	1 483 184	3.712	55 192	16.24	60.23
15~	98 653	983 964	64.36	0.083 4	821	1.78	983 143	8.333	81 925	15.90	46.58
25~	98 121	1 946 723	54.58	0.174 3	3 393	1.78	1 943 330	14.506	281 899	15.15	37.65
45~	96 124	1 838 726	35.46	0.559 8	10 293	1.79	1 828 433	28.296	517 373	12.53	21.14
65~	85 037	1 570 321	18.47	10.272 8	161 316	1.90	1 409 005	48.754	686 946	8.08	8.49

* 15岁组的住院期望寿命为15岁及以上组别的住院生存人年数之和除以15岁组的生存人数。余类推。活动受限期望寿命的计算方法与此类似。

** 活动受限包括长期活动受限和暂时活动受限。

另外还可以计算各种疾病对非伤残期望寿命的影响,可用把影响死亡与能力丧失的各种疾病消除后非伤残期望寿命的增加数来表示。表16-4列出了美国1974年某些疾病被去除后增加的期望寿命和非伤残期望寿命。

表16-4 某些疾病被去除后增加的期望寿命和非伤残期望寿命(美国,1974)

疾病	非伤残期望寿命		期望寿命		合计	
	增加年数	顺位	增加年数	顺位	增加年数	顺位
心血管疾病	4.2	2	4.1	1	8.3	1
运动系统失调	5.1	1	0.2	7	5.3	2
呼吸系统疾病	2.2	3	0.5	5	2.7	3
恶性肿瘤	0.3	8	1.7	2	2.0	4
外伤	0.4	7	1.5	3	1.9	5
视力和听力的损害	1.1	4	—	—	1.1	6
精神失调	0.6	6	0.4	6	1.0	7
糖尿病	0.7	5	0.2	7	0.9	8
新生儿死亡	—	—	0.7	4	0.7	9
感染性疾病	0.2	9	0.1	9	0.3	10

二、减寿年数

(一)潜在减寿年数

潜在减寿年数(years of potential life lost, YPLL)是一定年龄范围内某人群死亡年龄距目标年龄损失的寿命年数,它可以衡量某种死因对一定年龄范围内某人群的危害程度。70岁以上的死亡往往伴随老化过程,不作为减寿的年龄范围。将年龄不足70岁或期望寿命而死亡者称为"早死",作为减寿的年龄范围。潜在减寿年数按下式计算:

$$YPLL = \sum_{x=0}^{x=L} D_x(L-x)$$

其中 x 为死亡年龄,分组资料即为组中值,L 为目标生存年龄,理论上为一个国家或地区的出生时期望寿命,但一般使用60,65,70,75或85岁,$L-x$ 为剩余年龄,D_x 为 x 岁时的死亡数。具体计算方法见表16-5。表中目标生存年龄为70岁;潜在减寿率为潜在减寿年数与该地区平均人口数之比。

计算结果表明1982年该地男性因为肿瘤死亡导致的寿命缩短人年数为3 714.5人年;该地1982年男性平均人口数为234 210人,YPLL率=(3 714.5/234 210)×1000‰=15.86‰,表明因为肿瘤死亡导致每千人寿命缩短的人年数为15.86人年。

YPLL是研究某死因对人群死亡影响较好的一种方法,直接反映死亡对寿命影响的实际水平。该指标容易计算,具有可加性,即:YPLL(A+B) = YPLL(A) + YPLL(B),这样有利于死因分组而不必重新计算。但是YPLL指标不能反映减少老年人的死亡后所获得的生存年数,低年龄死亡YPLL将较大,高年龄死亡YPLL将较小,且YPLL的大小与选择的目标生存年龄有关。

表16-5 某地1982年男性肿瘤潜在减寿年数和期间减寿年数

年龄组 (1)	组中值(x) (2)	剩余年龄 (3)=70-(2)	现时期望寿命(e_x) (4)	死亡数(D_x) (5)	$D_x(L-x)$ (6)=(3)×(5)	$D_x \cdot e_x$ (7)=(4)×(5)
1~	3.0	67.0	72.27	1	67.0	72.27
5~	7.5	62.5	68.50	0	0.0	0.00
10~	12.5	57.5	63.62	2	115.0	127.24
15~	17.5	52.5	58.74	3	1 755	176.22
20~	22.5	47.5	54.05	0	0.0	0.00
25~	27.5	42.5	49.46	6	255.0	296.76
30~	35.0	35.0	44.79	8	280.0	358.32
40~	45.0	25.0	35.56	31	775.0	1 102.36
50~	55.0	15.0	26.90	87	1 305.0	2 340.30
60~	65.0	5.0	19.27	152	760.0	2 929.04
合计				290	3 714.5	7 402.51

(二)期间减寿年数

期间（现时）期望寿命表是反映在一定的年龄别死亡模式条件下，某一个年龄组未来可能生存的平均年数，如果某人在某年龄死亡，其减寿年数就是该年龄的期望寿命。如果各年龄的死亡数用相应的年龄别期间期望寿命来加权，就更真实地反映了减少死亡后寿命损失的降低年数，即所获得的生存年数，这就得到了期间减寿年数（period expected years of life lost, PEYLL）。期间减寿年数按下式计算：

$$\text{PEYLL} = \sum_{x=0}^{x=L} D_x e_x$$

其中 x 为死亡年龄，L 为出生时期望寿命，D_x 为 x 岁时的死亡数，e_x 为 x 岁时的现时期望寿命。具体计算方法见表 16-5。结果表明该地 1982 年男性因为肿瘤死亡导致的期间减寿年数为 7 402.51 人年。同理：PEYLL 率 = (7 402.51/234 210)×1 000‰ = 31.61‰，表明因为肿瘤死亡导致每千人寿命损失为 31.61 人年。

（三）队列减寿年数

期间减寿年数是假定未来各年龄的死亡与当前各年龄的死亡模式一致，显然这是不真实的。而队列期望寿命表是直接反映某一年龄组实际生存的平均年数，仿照 PEYLL，各年龄的死亡数用相应的年龄别队列期望寿命来加权就可以得到队列减寿年数（cohort expected years of life lost, CEYLL），这就更加真实地反映了因死亡后导致的寿命损失。队列减寿年数按下式计算：

$$\text{CEYLL} = \sum_{x=0}^{x=L} D_x e_x^c$$

其中 x 为死亡年龄，L 为出生时期望寿命，D_x 为 x 岁时的死亡数，e_x^c 为 x 岁时的队列期望寿命。

一般 CEYLL 比 PEYLL 要小，因为队列期望寿命恒定地比期间期望寿命要大。但 CEYLL 由于队列期望寿命表中死亡资料较难获得，因此使用范围受到一定限制。

（四）标准减寿年数

由于 YPLL 中目标生存年龄的随意性，PEYLL 缺乏真实性以及 CEYLL 的难获得性，加之三种减寿年数获得的结果不尽相同，因此不同地区或人群之间一般不能直接进行比较。标准减寿年数以"理想"或"标准"的年龄别、性别别期望寿命表为依据，克服了不同地区间同年龄死亡减寿年数的差异，其目的是便于不同地区或人群之间可以直接进行比较。

标准期望寿命表是反映在标准的年龄别死亡模式条件下，某一个年龄组未来可能生存的平均年数，如果某人在某年龄死亡，其减寿年数就是该年龄的标准期望寿命，各年龄的死亡数用相应的年龄别、性别别标准期望寿命来加权计算就可得到标准减寿年数（standard expected years of life lost, SEYLL），其计算公式如下：

$$\text{SEYLL} = \sum_{x=0}^{x=L} D_x \cdot e_x^*$$

其中 x 为死亡年龄，L 为出生时期望寿命，D_x 为 x 岁时的死亡数，e_x^* 为 x 岁时的标准期望寿命。

标准期望寿命表可以是假定的或全省、全国、全世界等更大地区的或有关权威机构推荐使用的期望寿命。表 16-6 提供了世界银行计算疾病负担采用的标准期望寿命表。

(五) 工作寿命损失年数

为了衡量早期死亡对人们工作时间的影响，可以用期望寿命来估计工作寿命损失年数(work years of life lost, WYLL)。在一个人一生中具有劳动能力或可以为社会进行工作的时间，称工作寿命年，一般是开始工作年龄到退休年龄为止。生产寿命年，在不同的地区、国家有所不同，目前在中国一般男性为 15~60 岁，女性为 15~55 岁。如果一个人在这之前死亡，将导致工作时间的缩短，生产寿命的损失。与 YPLL 类似，工作寿命损失年的计算公式如下：

$$\text{WYLL} = \sum_{x=15}^{K} D_x(K - x)$$

其中 x 为死亡年龄，须大于等于 15 岁，K 为退休年龄，男性 K 为 60 岁，女性 K 为 55 岁，D_x 为 x 岁时的死亡数。由此可知男性早死导致的工作寿命损失年要大于同年龄死亡的女性。

三、伤残调整生命年

疾病负担(disease burden)是指人群由于患病所造成的各种损失，可以是健康低下、能力丧失，也可以是经济负担。世界银行发展了伤残调整生命年(disability adjust life years, DALYs)来反映疾病负担。伤残调整生命年是疾病的致死性结果与非致死性结果的综合测量，在计算时是由早死 DALYs(Years of life lost, YLLs) 和伤残 DALYs(Years lived with disability, YLDs) 相加而来，即 DALYs = YLLs + YLDs。

(一) 伤残调整生命年的原理

1. 早死导致生命时间损失

早死 DALYs(YLLs) 是经过年龄权重和时间贴现的标准减寿年数。

计算标准减寿年数使用的标准期望寿命是以西方模型期望寿命表(model life table)为基础，其女性出生时的期望寿命为 82.5 岁，男性 80 岁(表 16-6)。

使用了一个指数函数来确定不同年龄生存时间的价值(年龄权重)。该函数表明从出生到 20 岁以前，年龄权重随年龄的增加而增加，20~30 岁间年龄权重处于较高水平，25 岁时为最高值(1.51)，以后随年龄的增加而降低，到 90 岁时只有 0.40。

由于现有伤病对人体健康的作用过程可能长达数十年，因此需要给相对于现在的未来健康定值，即时间贴现。在计算 DALYs 时选择了一个较低的贴现率 3%。

表16-6提供了经过年龄权重、时间贴现的不同年龄死亡的DALYs,即早死DALYs。

表16-6 年龄别标准期望寿命和早死的DALYs

年龄(岁)	标准期望寿命		早死DALYs	
	女性	男性	女性	男性
0~	82.5	80.00	32.45	32.34
1~	81.84	79.36	33.37	33.26
5~	77.95	75.38	35.85	35.72
10~	72.99	70.40	36.86	36.71
15~	68.02	65.41	36.23	36.06
20~	63.08	60.40	34.52	34.31
25~	58.17	55.47	32.12	31.87
30~	53.27	50.51	29.31	29.02
35~	48.38	45.48	26.31	25.97
40~	43.53	40.64	23.26	22.85
45~	36.72	35.37	20.24	19.76
50~	33.99	30.99	17.33	16.77
55~	29.37	26.32	14.47	13.92
60~	24.83	21.81	11.97	11.24
65~	20.44	17.50	9.55	8.72
70~	16.20	13.58	7.33	6.55
75~	12.28	10.47	5.35	4.68
80~	8.90	7.45	3.68	3.20

2. 伤残状态下的生存时间

伤残DALYs(YLDs),其计算过程比较杂,其中关键是伤残级别、伤残分布图和伤残平均权重的确定。

在完全健康和死亡之间定义了6种伤残级别。同一级别内的伤残在类别上可能会有差别,如失明及瘫痪二者明显不同,但它们对个体的影响被认为是相同的,即严重程度相同。伤残权重是由一组专家使用人数当量法(person trade-off, PTO)确定,其参考尺度1死亡,0完全健康(表16-7)。

表16-7 伤残的6级分类及其权重

级别	描述	权重
Ⅰ	在娱乐、学习、性功能和职业四项活动中至少一种活动受限	0.096
Ⅱ	在娱乐、学习、性功能和职业四项活动中有一方面的大多数活动受限	0.220
Ⅲ	在娱乐、学习、性功能和职业四项活动中有两方面或两方面以上的活动受限	0.400
Ⅳ	在娱乐、学习、性功能和职业四方面的大部分活动受限	0.600
Ⅴ	在诸如做饭、购物和做家务等日常活动方面需要机械性帮助	0.810
Ⅵ	在诸如吃饭、个人卫生和上厕所等自我照料活动方面需要帮助	0.920

在伤残 DALYs 中统计了各种疾病所导致的 6 种伤残的概率,即伤残分布图。伤残分布图分性别按 5 个年龄组来建立:0~4 岁,5~14 岁,15~44 岁,45~64 岁,65 岁及以上。例如对于 5~14 岁儿童来说,脑膜炎急性期所致伤残严重程度在 6 级伤残的分布为:I、II、III 级都为 0,IV 级 50%,V 级 35%,VI 级 15%,合计 100%。根据各年龄组的伤残分布、6 种伤残权重和残疾比例可以计算某种疾病 5 个年龄组的伤残平均权重。

根据某病分年龄的发病率、发病年龄、病程、伤残概率、伤残平均权重等,利用积分函数计算伤残所致 DALYs,并经过 3% 的时间贴现得到最终的伤残 DALYs。

(二) DALYs 的应用

1. 综合估计疾病所造成的损失

DALYs 的值越大表示疾病造成的损失也越大,对一个国家或地区产生的影响也越大。根据世界银行全球疾病负担的研究,按 1990 年的死亡和疾病估计的疾病负担总数全世界为 1362.1 百万人年,相当于 4200 万个婴儿死亡,中国为 201.3 百万人年,相当于婴儿死亡数 620 万,中国的疾病负担占全世界疾病负担的 14.8%;每千人口 DALYs 损失全世界 257 人年,中国为 178 人年。

2. 确定疾病的重要性

分析不同疾病所致的伤残调整生命年,可用于确定疾病的优先权,找出需要预防、干预的重点疾病。这种方法比单纯用疾病的发病率、死亡率等传统指标更具全面性和有效性,更加能反映出疾病的后果以及对社会的影响。根据 1990 年世界银行的研究结果,以 DALYs 为指标,我国疾病负担前 5 位的疾病是:心血管疾病(281.1×10^5DALYs)、传染病和寄生虫病(250.6×10^5DALYs)、意外事故(233.0×10^5DALYs)、恶性肿瘤(185.1×10^5DALYs)、呼吸道慢性病(181.4×10^5DALYs)。

3. 成本效果分析

考虑疾病所带来的综合影响,卫生措施效果可以用 DALYs 表示。在具体分析时,可以对各种干预措施减少一个 DALYs 损失所需的成本费用进行比较,即用成本(费用)与干预效果(DALYs)之比,作为干预措施的成本效果分析。该数值越低,干预措施提供的货币价值越高。

(汪 凯)

第十七章

生命质量评价

第一节 生命质量的概念

生命质量的概念起源于生活质量。早期的生活质量主要表示的是人们的物质追求与享受,后来又包括了精神生活和个人自由,其内容涵盖了从获得生活必需品到实现个人满足和幸福感的广泛领域。

一、生命质量

生命质量(quality of life)是医疗卫生界提出的一个概念,也有人译为生存质量,通常认为,生命质量的范围比生活质量要局限些。它是指以社会经济、文化背景和价值取向为基础,人们对自己的身体状态、心理功能、社会能力以及个人综合状况的感觉体验。生命质量反映了个人期望与实际生活状况之间的差距,该差距越大,生命质量就越差。因此,生命质量实际上测量的是两方面的因素,一是个人期望值,个人期望值越高,生命质量相对就越低;二是实际生活状况,实际生活状况越差,生命质量也就越差。

二、健康相关生命质量

尽管生命质量涵盖的内容非常广泛,但健康是其核心。健康状态的好坏直接决定了生命质量的水平。

健康相关生命质量(health-related quality of life)是指在病伤、医疗干预、老化和社会环境改变的影响下人们的健康状态,以及与其经济、文化背景和价值取向相联系的主观体验。这是将生命质量理论与世界卫生组织对健康的定义相结合的一个概念。健康状态和主观体验构成了健康相关生命质量的主要内容。健康状态是从身体、心理和社会等三方面来描述人们的功能状态,是生命质量中相对较为客观的成分。主观体验是指人们的需求和愿望得到满足时所产生的主观反应,属生命质量的主观成分,反映人们对自己现时健康、未来健康、社会生活诸方面和自己整体情形等的认识与评判,这种评判受到人们的经济、文化背景和价值观念的影响。

三、生命数量与生命质量

生命数量(quantity of life)是指个体生存时间的长度。

生命数量和生命质量相互联系、相互制约,是人类生存的两个方面。生命数量是生命质量的基础,只有具备一定的生命数量,才可能谈及生命质量。因此,生命质量评价主要应用于慢性病或其他有一定生命数量基础的人群。

追求最大的生存时间和最高的生命质量是人类的最终目的,生命质量与数量间是统一的。但有时生命数量与生命质量亦形成对立,人们可能不得不牺牲一定生命数量来换取更好的生命质量,反之亦然。例如:鼻咽癌可采用根治手术和放射疗法两种方案,前者可明显延长病人的生存时间,但导致病人丧失语言功能,生命质量下降;后者虽然不能明显延长病人的生存时间,但可以保留部分或全部语言功能。这时,生命质量和生命数量之间就产生了矛盾,选择手术疗法还是保守疗法就应根据病人的社会经济、文化背景和价值观念加以权衡。

四、生命质量与健康

按照世界卫生组织对健康的定义,健康评价并不仅仅消极地指向疾病或病痛,其内容包含了生物、心理和社会等三个基本方面。一些健康研究还包括了疼痛、睡眠、日常活动、症状问题等。有人认为健康应包括身体活动、心理健康、社会活动、角色活动和一般健康感觉等五方面。因此从广义上讲,生命质量评价的就是健康。

但是从社会学的角度出发,生命质量的范畴比健康要广泛些,它涵盖了从基本生活需要到个人价值实现的方方面面,前者如住房、交通、食品、服饰、娱乐、职业等,后者如成就感、荣誉感、幸福感等。其中很多内容是医疗卫生部门无法涉及的。

虽然如此,健康仍是生命质量的重要构成部分,是生命质量的核心。生命质量水平的高低首先取决于健康水平的高低。一个身心健康的人才有机会、有能力更好地生活,健康水平低下或受到损害的人很难有良好的生命质量。

第二节 健康相关生命质量评价的内容与特征

一、健康相关生命质量评价的内容

通常,健康相关生命质量评价包括身体状态、心理状态、社会功能状态、一般性感觉等四个维度,但针对疾病的特异性量表往往要增加疾病症状等维度。

(一) 身体状态

身体状态反映个人的体能和活动能力,是生命质量最基本的组成成分,也是人们生活的基本条件,主要包括以下三方面:

1. 活动受限

活动受限是指日常生活活动能力因为健康问题而受到的限制。包括三个层次:一是正常躯体活动受限,如不能屈体、弯腰、伸腿、行走等;二是迁移受限,如卧床、室内活动受限、不能利用交通工具等;三是自我照料能力下降,如不能自行梳洗、穿衣和进食等。通常所说的基本日常生活活动能力(BADL)是指穿衣、进食、洗澡、上厕所、室内走动等五项指标,这是康复评价最常用的指标。

2. 角色功能受限

角色(role)是由经济、职业、文化背景等因素决定的个人在社会关系中的位置,以及与其位置相适应的社会义务、责任和社会功能,如工作和操持家务等。健康问题常引起角色活动受限,包括主要角色活动的种类和数量受限、角色紧张、角色冲突等。不仅身体状态会影响角色功能,心理损害也能干扰角色功能。角色功能本身又是社会功能的表现形式之一。因此,角色功能受限实际上是反映生命质量的一个综合指标。

3. 体力适度性

主要指个人在日常生活活动和工作中所表现出的疲劳感、无力感和虚弱感等。

(二) 心理状态

心理状态主要包括个性特征和情感反应两个方面。心理学有许多复杂的测量工具可以测量心理状态。某些个性特征如性格、个性等与生命质量的关系不大。情绪和认知能力是生命质量评价从心理测量中引用的主要评价内容。

1. 情绪

情绪是指个体感知外界事物后所产生的一种体验,包括正向体验,如愉快、兴奋、满足、自豪等,和负向体验,如恐惧、抑郁、焦虑、紧张等。情绪反应常常是生命质量测量中最为敏感的部分,这是因为它不仅直接受疾病和治疗措施的影响,而且还间接反映了个体身体功能状态和社会功能状态。

医学心理测量量表,如抑郁、焦虑、紧张等量表,其目的多数是为了鉴定心理障碍患者,所以量表的内容多为负向情绪问题。生命质量评价则不仅重视负向情绪问题,而且强调情感平衡。

2. 认知功能

认知功能包括时间与地点的定位、方向识别能力、机智思维、注意力和记忆力等,它们是个人完成各种活动所需要的基本能力,是生命质量评价的重要内容之一。几乎所有疾病的晚期阶段和达到一定年龄段的老年人,都伴有认知功能障碍。但是,认知功能的改变往往需要一定的时间,因此,认知功能在生命质量测量中并不总是敏感指标。生命质量评价量表是否将认知功能的测量纳入其中要依研究目的和对象而定。

(三) 社会功能状态

正常人生活在社会环境中,必定要进行社会交往,完成各种社会活动。有关社会功能状态的定义争议很大,但绝大多数可以归结为社会资源和社会接触两个方面。

1. 社会资源

生命质量中的社会资源(social resource)是指个人的社会网络与社会联系,包括网络的数量与质量。网络数量指可能与评价对象交往的朋友、亲属、邻居、同事等的数目。质量则指各种人际关系的紧密程度,即评价对象可能得到的社会支持的强度。社会网络通过社会接触可给予个人情感性或工具性支持,前者如激励、同情和自尊,后者如经济、劝告和指导等。

2. 社会接触

社会接触(social interaction)指评价对象与他人的实际交往密度和强度。可分为密切接触(如关系密切的朋友和亲属间的接触)、一般性接触(如参加集体活动)以及社会整合(成为团体组织成员,并以成员身分进行活动,如教徒)。在评价时通常采用接触频率或参加活动次数等指标。

(四) 一般性感觉

一般性感觉(general perception)是指个人对其健康状态、生活状况作出的自我评判,是生命质量的综合性指标。

1. 健康自评

健康自评可以是对个体目前综合健康状态的自我评量,也可以是对自己将来健康发展趋势的自我评判,反映了个体对现时健康的认识及未来健康的期望。

2. 自我生活评价

自我生活评价是个人对其生活的某个领域的自我评价,如经济状况、婚姻家庭生活、职业、闲暇活动、社会生活等,或对生活诸方面综合状况的自我评价。它反映了个体对生活的满意程度。

(五) 其他内容

死亡常常作为生命质量评价的参考状态,一般将死亡计为0.0,完全健康计为1或100,然后用其他待评状态与其比较,确定待评状态的评分值。

一些针对特殊人群或特定疾病的生命质量评价量表,常常还包含症状或其他健康问题。与生命质量评价的其他维度一样,这些内容也都是病人自述的生理症状和身体方面存在的问题,如疼痛、出血、瘙痒、虚弱、体重下降、视力下降、听力下降等,而不是传统的医务工作者所关心的组织或生化改变。生命质量评价一般不采用体检、生理测定和组织生化检查等客观指标,主要原因在于这些指标与生命质量测量的功能指标并不完全一致,如脑出血面积大,并不一定表示病人活动受限严重。此外,这些客观指标也不能用于不同疾病之间的比较。

二、健康相关生命质量评价的特征

一般来讲,健康相关生命质量评价具有以下特征:

1. 健康相关生命质量的评价内容具有综合性的特点

虽然不同研究选择的指标各有不同,但基本都包括了身体功能、心理能力、社会适应能力和一般性的总体感觉(即主观体验)等四个方面。有的研究还将死亡作为参考状态,同其他待评价状态相比,以确定生命质量的分值。

2. 健康相关生命质量评价多采用功能或行为术语,而非临床诊断和实验室检查结果

如用自我照料活动来反映身体能力,用情感活动和认知能力来说明心理功能,用社会接触和角色活动来反映社会能力等。

3. 健康相关生命质量评价通常是由评价对象对自己的状况作出判断

一般而言,医生较关注身体功能和结构的评价,家属、护理、社会工作者则倾向于心理评价,而个人自我评价往往是多方面的综合评价。

4. 健康相关生命质量评价通常采用主观指标,而非客观指标

它评价的是评价对象的功能状态和自我感受,这些问题具有普遍性,便于不同人群和不同疾病间的比较。

5. 健康相关生命质量具有时变性,即随时间的变化而变化

这就很容易反映出疾病、治疗、老化和其他卫生保健措施的作用,因此常用作卫生保健的效果指标,它常比一些客观的健康指标更为敏感。

第三节 生命质量评价的方法

一、生命质量的评价程序

生命质量评价过程可分为四个步骤:①确定评价目的、评价对象和评价内容;②选择或建立测量工具;③填答量表;④统计和分析处理。

(一)确定评价目的、评价对象和评价内容

生命质量评价的应用领域很广,但就测量工具而言,其目的不外乎:

1. 鉴别

某些测量的主要目的是为了将评价对象按生命质量特征区分开,如在0分至1分或100分之间形成一定的分布,或将人群划分为优、良、中、差等不同的类别,称为鉴别(discrimination)。

2. 预测

有时,生命质量评价的目的是为了预测病人的预后,称为预测(prediction)。

3. 评估

大多数情况下,生命质量评价的主要目的是为了评价各种状况和干预措施对评价对象生命质量产生的影响,即生命质量随时间而发生的变化,称为评估(evaluation)。

不同的测量目的决定了测量工具的特性。少数测量工具可能同时具备多种用途,但通常没有必要要求一种测量工具满足多种目的。

评价对象应按照研究目的来选择。可能是某种特殊疾病患者、某种功能发生问题的人群,也可能是患有多种不同疾病的人群或一般人群。

生命质量评价内容很多,不可能在一个研究中包容所有的内容,因此,要根据评价目的和评价对象的特征来进行选择。以评价对象和病人为核心是生命质量评价的主要特征之一。生命质量评价内容应反映评价对象所关切的问题,例如,测定麻风病人心理状态就应着眼于社会歧视和自卑心理;而肿瘤病人心理状态则应将重点放在恐惧、焦虑和抑郁等问题上。

(二) 选择或建立测量工具

自1947年第一个生命质量评价量表问世以来,目前世界上已有数百种不同的生命质量评价量表,而且新的量表还在不断涌现。量表过多就很难保证质量,对应用者作出合适的选择也带来极大的难度。因此,有专家呼吁,评价和筛选现存的生命质量评价量表。生命质量评价应用者应首先考虑从现有的测量工具中选择高质量的测量工具。

1. 选择测量工具

选择测量工具必须考虑以下因素:

(1) 设计者的测量主题和测量目的:目前,对生命质量的定义并未完全统一,尽管生命质量测量工具很多,但每一种测定工具都建立在设计者自身对生命质量定义的基础上,所包含的内容不尽相同,有的测量工具包括的内容较少,如Rosser设计的健康~疾病分类仅包括能力丧失和疼痛两个方面,有的包括的内容则很多,如SF-36包含8个领域的测量内容。因此在选择测量工具时,首先要考虑测量工具设计者对测量概念所下定义是否科学,是否符合应用者的要求。

每一种测量工具都是按照一定目的设计和完善的。同样一个主题可能因目的的差异而产生完全不同的测量工具。临床上有很多测量,主要用于区分正常人群和患病人群,如明尼苏达多相人格测验等,这些测量有明确的诊断标准,但同属正常范围的测量值的差异有没有意义?能不能用于预测和评估?对于诸如此类的问题,设计者在设计测量工具时就应该加以解答。如果我们在选择测量工具时找不到相应的答案,就必须对相应的测量工具进行检验,以明确其能否满足应用要求。

(2) 评价的层次:有的生命质量测量工具测量的是生命质量的综合值,如Q-WB,这类测量工具能够产生一个生命质量综合指数,主要用于卫生经济学评价,可以计算出单位成本所产生的生命质量变化值。但生命质量综合指数高,并不代表所有的生命质量的组成维度都得到了改善。卫生工作者为了进一步提高服务对象的生命质量,往往需要了解服务对象生命质量各个维度的变化情况,以便确定有针对性的改进措施,如重点是放在身体功能康复上还是心理调节上等。因此,临床所应用的生命质量测量工具,绝大多数都针对身体状态、心理功能、社会能力等组成生命质量的维度分别予以评价,而不是用一个综合性的指数。还有一些生命质量测量工具仅仅测量构成生命质量某一维度的其中一个方面,如身体状态中的日常生活自理能力、疼痛等。

(3) 通用型工具与特异性工具:生命质量的测定对象可以是一般人群,也可以是特殊人群或特定疾病。用于一般人群的生命质量测定工具主要反映人们生命质量中共同的特性,这类测量工具中除了反映基本生活功能的内容外,往往还有许多反映精力、活力、运动等功能的内容,能够比较各种不同疾病或状况的人群的生命质量的差异。但就某种特殊的病种而言,量表的内容可能缺乏针对性,且许多功能因疾病而受到严重限制,大多数病人的评价结果均较差,且趋于一致,不能反映出病人间的差异。此现象被称为"地板效应",因为几乎每个人的评价结果都是最差的。相反,针对特殊人群或特定疾病的生命质量测量工具则包含很多与人群特征或疾病密切相关的内容,如疾病症状等。这类测量工具能够将特定人群的生命质量差异反映出来,但如果用于一般人群或不同疾病的比较,则大多数人或某些病种的病人均不具有那些特异症状,评价结果都是最好的,称为"天花板效应"。

(4) 信度、效度及灵敏度:信度和效度是评价测量工具质量的基本指标。信度和效度的种类很多,在选择测量工具时,要根据应用目的检索测量工具相应的信度和效度。例如,评估病人在治疗前后生命质量的变化情况,要求测量工具有较好的复测信度,如果测量工具本身就很不稳定,就很难解释测量结果变化值的意义,但是一旦测量对象的实际情况发生了变化,测量工具就应该能够反映这种变化。若生命质量评价的目的是为了鉴别人群不同的健康状态,则要求测量工具不但稳定,而且具有较高的区分能力,能够将不同状态的人准确区分开,亦即较好的区分效度(结构效度的一种)。而预测性的测量工具应该具有良好的准则效度。

生命质量测量工具的信度和效度评价结果往往不是绝对的,要随人群、时间、地区等因素的变化而变化。一旦应用人群和状况发生变化,就需要重新评价信度和效度。

(5) 内容的文化适应性:由于现有的大多数生命质量评价量表都是从国外引进的,如果要进行跨文化人群的比较,除了要保证量表保持原意外,还要注意量表内容的文化适应性问题。例如,SF-36量表中有一个条目,了解身体功能是否影响开展高尔夫运动。显然,大多数中国人都很难对这一条目作出明确回答。此时,应该对相应的问题进行调整和修改。

表17-1介绍了几种常用的信度和效度较好的生命质量测量工具。以下国际互联网页收集了240余种生命质量测量工具,可供临床医务工作者选用:http://www.QLMed.org/。

2. 建立新的测量工具

如没有现存的测量工具,就应自己建立测量工具。其基本过程如下:

(1) 建立问题库:通常选取一定数量的与生命质量主题有关的人,如病人、临

第三节 生命质量评价的方法

表 17-1 几种生命质量测定工具简介

测定工具	维度和内容	条目数	调查方式	所需时间	适用对象
疾病影响量表(SIP)	身体:行动性、活动性、自我照料 心理:社会作用、交往、机敏行为、情感行为 其他:睡眠/休息、饮食、工作/家务、娱乐活动	136	自填和访谈	30分	病人
McMaster健康指数	身体:活动性、自我照料、交往和整体身体表现 社会:一般完好情况、工作/社会角色表现、社会支持和参与、整体社会功能 情感:自尊、个人关系、重要生活事件、整体情感功能	59	自填	20分	一般人群病人
诺丁汉健康量表(NHP)	6个经历方面:疼痛、身体活动、睡眠、情感反映、精力、社会孤独感 7个日常生活方面:职业、家务、个人关系、个人生活、性生活、嗜好、休假	45	自填	10分	一般人群病人
一般心理完好指数(PGW-BI)	6方面:躯体性疼痛、生活满意度、对生命的感觉、愉快和痛苦、轻松和焦虑、自我控制	22	自填和访谈	12分	一般人群
一般健康评量指数(GHRI)	6方面:过去的、现在的、将来的健康感觉、对健康的关心与担心程度、对疾病的耐受力/敏感性、疾病态度	29	自填和访谈	7分	一般人群
Torrance健康状态分类系统	4方面:身体功能、角色功能、社会情感功能、健康问题	7	自填	5分	一般人群
完好质量表(GHRI)	测量实际表现与偏好:自我照料、活动性、受限情况、社会活动、症状/问题	50	访谈	12分	病人
癌症病人生活质量指数(FILC)	活动能力、角色功能、社会交往能力、情绪状态、症状和主观感觉	22	自填	10分	癌症病人
36条目简明健康量表(SF-36)	躯体功能、因躯体问题所致的角色受限、社会功能、躯体疼痛、一般精神健康、因情感问题所致角色受限、活力、一般健康感知	36	自填、访谈	10分	一般人群

床医生、护士、心理学家、社会医学家、卫生管理人员、社区人群等,组成专题讨论小组,根据疾病、治疗方法、老化和环境等可能产生的影响,就生命质量的内容进行讨论,自由发表意见,提出有关生命质量的各种具体问题。

(2)整理问题库:由小组讨论提出的问题数量一般很多,且包括一些无关的或重复的问题。因此需要对问题库进行修改,包括归类、删除和合并等。

问题的选择依测量的目的而定。大多数应答者的回答均趋于一致的问题,不宜用于目的在于鉴别的测量工具;而非常稳定,很少发生变化的问题则不宜用于目的在于评估的测量工具。

(3) 形成初始量表:对选择出的问题,用通俗易懂、简单准确的语言进行描述。

生命质量评价的结果通常用得分值来表达,因此,还需要根据评价目的和问题的特征,确定被择答案的格式和测量结果的量化方式。

(4) 预试与修改:初始量表可以在小样本调查对象中试用,以进一步发现与他们生活联系不大的、描述不清楚、具有诱导性或易产生混淆的问题,依此来修改量表。

(5) 量表评价:量表的质量需要通过实践来检验,主要的评价指标有可行性、信度、效度、敏感度等。信度和效度良好的量表可以用于人群的鉴别,但要用于评估,还需要较高的敏感度。

(三) 填答量表

生命质量评价量表的填答方法对评价结果有很大的影响。由于生命质量是一种主观评价指标,所以无论采用自填还是访谈的方式进行调查,都应该尽可能让评价对象自己根据自身的体验和经历进行回答。从理论上来说,只有评价对象的自评结果才是真正的生命质量。但由于部分评价对象的听力、语言、书写、理解等能力受到限制,有时可能不得不采用其他的测量方式,如代答、观察等,这些测量方法均有很多缺点和局限性,要尽量不用或少用。

代答:常用的代答者包括评价对象的家庭成员、亲戚、生活照料者、护士、医生等。代答者的回答往往与评价对象自身的回答之间存在一定差异,这与代答者与评价对象接触的密切程度及其关心的问题和文化背景、价值观念等有关。就以上代答者而言,医生可能是最不适宜的代答者,传统的医生通常只关心生理、生化数据,这与评价对象的关注点和生命质量的概念差距甚远。

观察:并非所有的生命质量内容都可以用观察的方法进行评价。部分有关身体状态、心理状态和社会状态的问题也许可以用观察的方式得到答案,但要通过观察获知评价对象的一般性感觉可能就非常困难。生命质量评价的许多问题询问的是评价对象的能力而不一定是经历,因此,观察与评价对象的自评结果之间就存在很大的差异,不能完全符合生命质量评价的实际含义。

(四) 统计和分析处理

生命质量评价结果通常用得分值来表示,从测量的尺度来看,可以将其视为计量资料,用平均数、中位数和 t 检验、方差分析等进行统计分析。但是,对于结果的解释要慎重。

生命质量分值是一个没有单位的相对数字,它代表的意义要根据正常人群的分值分布状态来解释。通常,0 分表示死亡,100 分表示完全健康,那么 50 分究竟表示什么？如果已知 70% 的人得分值均低于 50 分,那么 50 分可能就是一种比较良好的生命质量状态,但如果只有 10% 的人得分值低于 50 分,50 分则是一种较差的生命质量状态。由于同一个分值代表的意义可能不同,所以,不同量表测量结果以及同一量表不同维度的得分值不能直接进行比较。一般而言,人们对正向问题

(如精力、愉快等)的平均得分值,较负向问题(如活动受限、抑郁等)要低,问题的提问方式会直接影响到生命质量得分值的高低。

生命质量水平与文化背景及期望值有关,曾有研究发现,我国一些地区的农村居民生活满意度优于城市居民,这可能与农民较低的生活期望值有关,并不能绝对地说明农民的健康状态优于城市居民。同样,对不同国家人群生命质量进行比较时也必须注意类似的问题。

如果统计学检验发现两组人群的生命质量得分值有差异,或医疗干预前后病人的生命质量得分值有差异,此时须考虑生命质量变化的临床意义。同时还要与测量工具的信度和敏感性结合起来加以分析。

二、生命质量评价的量化技术

生命质量评价的量化问题包括给答案赋予的量化值或者问题赋予的权重值。常用的量化技术有直接估计、对比评分和效用法等。

(一) 直接估计

直接估计法可分为两种情况:一是由研究者直接根据评价对象的回答结果赋值;二是请评价对象对其结果评一个分值。

1. 研究者直接赋值

生命质量评价量表中采用的问题绝大多数是封闭式问题,如果被择答案只有"是"或"否"两种,那么评分值就分别为"100"或"0"。这是最简单的一种赋值方法。但大多数问题并非简单的二元化问题,往往具有很多连续性的不同答案。如以下问题:

总的来说,您觉得您的健康状态如何?
①极差　　②差　　③一般　　④好　　⑤极好

最常用的评分方法是给上述 5 个答案分别赋予 0、25、50、75、100 等 5 个分值,这种赋值方法虽然简单,但有个前提,各答案之间的距离相等。即:从"极差"至"差"之间的距离与从"差"至"一般"之间的距离都是 25 个分值,其余以此类推。但事实上,有些答案往往不符合等距离的假设,这时可能需要应用下面介绍的方法给答案另外赋予一个恰当的分值。

在计算生命质量合计分时,许多研究者忽略问题重要性的差异,直接将各个问题的得分值相加。有研究表明,当问题数量足够多时(如超过 40 个问题),是否采用权重系数对合计分值的结果影响不大。

2. 评价对象评分

有些生命质量评价量表采用线性尺度作为答案,要求评价对象直接在尺度上估计自己所处的位置,研究者只需测量评价对象标示的位置至端点的距离,就可以得出答案的分值。这种方法还可以用于确定封闭式问题答案的评分标准以及问题的权重值。例如:

总的来说,您觉得您的健康状态如何?

①极差　②差　③一般　④好　⑤极好

假如要确定答案"好"的评分标准,需要将一定数量的回答结果为"好"的应答者选择出来,请他们再次回答此问题,而答案则采用线性尺度:

总的来说,您觉得您的健康状态如何?

|————————————————————————————|

0(极差)　　　　　　　　　　　　　　　　　　　　100(极好)

这些应答者测量结果的平均值就是答案"好"的评分标准。其余答案的评分标准均可采用相同的方法得出。以后在应用的过程中,就不再设线性尺度,只需要求应答者回答封闭式问题,然后用相应的评分标准对答案赋值即可。

同样,量表中每一个问题的重要性也可以要求评价对象用类似的方法标示在线性尺度上,研究者再将其转换为权重值。

(二) 对比评分

有时,生命质量评价量表中采用的问题或问题的答案没有明确一致的顺序关系,例如,疼痛的性质"刺痛"、"绞痛"、"胀痛"等。对此直接估计评分较困难,可采用对比评分的方法确定权重值或评分标准。常用技术有排序法和配对比较法等,下面以评分标准的确定方法为例加以说明:

1. 排序法

选择一定数量的代表性人群,请他们对待评的答案,按照对生命质量影响的严重程度排列出一个先后顺序。全部参评者对每个答案所处顺位评价结果的中位数,就是该答案的评分标准。这种方法实际上也假设各答案间的距离相等。

2. 配对比较

如果要量化的答案数量不多,可以要求参加量化的代表性人群对答案进行两两比较,评价答案对生命质量影响的相对大小。这样,就可以计算出有百分之多少的对比结果认为某个答案比其余的答案影响大。而此百分比经过适当数据处理就可成为该答案的评分标准。

(三) 效用法

效用(utility)是指人们对某种状况的偏好和满意程度。卫生经济学家常用标准概率、时间转换、等量值、意愿支付等技术确定生命质量的效用值。

1. 标准概率技术

标准概率技术(standard gamble,SG)的基本原理是要求测量对象在一个肯定结果和一个概率结果之间进行选择。概率结果是指概率为 P 的期望性结果与概率为 $1-P$ 的非期望性结果,肯定结果是位于二者间的中间性结果。测量时,询问测量对象概率 P 为多大时,对肯定结果和概率结果均没有倾向性。如图 17-1,给测量对象提供两种选择,一种是接受处理,可能有两个结局,要么恢复到正常状态并生存 t 年,其概率为 P,要么立即死亡,概率为 $1-P$。另一种选择是在慢性状态 i 下生存 t 年。概率 P 在 0~1 之间变化,看测量对象最多愿意冒多大的死亡风险 $(1-P)$ 选择接受处理,此时慢性状态 i 的量化值 $h_i = P$。

2. 时间转换技术

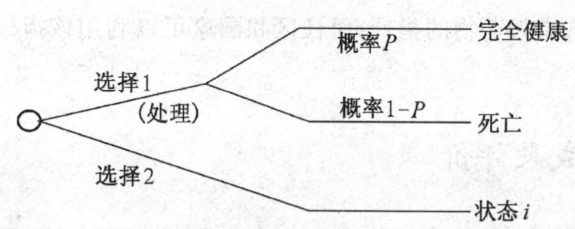

图 17-1　标准概率技术测量优于死亡的慢性状态的形式

时间转换技术(time trade-off，TTO)要求测量对象在两个肯定结果间作出选择,而不用概率的概念,以避免测量对象的理解困难。如图 17-2,给测量对象提供两种选择,一种是在状态 i 下生存 t 年,另一种是在完全健康状态下生存 x 年,如果 $t=x$,测量对象肯定选择完全健康状态,此时,逐步减小 x 值,直到测量者认为任何选择对其意义都一样,无法作出抉择为止。状态 i 的量化值为 $h_i=x/t$。

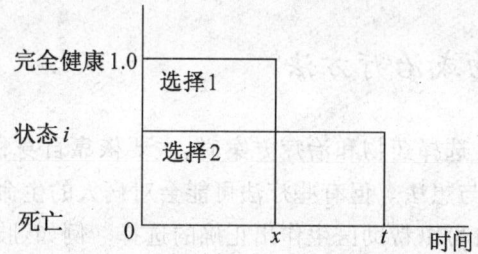

图 17-2　时间转换技术测量优于死亡的慢性状态的形式

3. 等量值技术

假定有两组人群,第一组人群处于最好的 A 状态(量化值 100),第二组人群处于比 A 状态要差的 B 状态,假定某人认为处于 A 状态下的 30 人等量于处于 B 状态下的 100 人,那么 B 状态的量化值为 30。

4. 意愿支付技术

要求测量对象回答下列问题:愿意支付家庭收入的多大比例来治疗关节炎,这个比例即为"关节炎"状态的权重值。

(四) 其他

专家咨询、统计学中的因子分析、主成分分析等也可以用于确定权重值。

第四节　生命质量评价的应用

生命质量评价的应用范围非常广泛。对于病人而言,它反映了病人对医疗卫生服务效应的期望;医务工作者可以用生命质量指标评价卫生成果、医疗技术的效果和卫生服务的效益,确定适用于病人的防治方案;医药公司则可以将生命质量指标作为评价和筛选有效药物的指针;而社区和国家可以利用该指标指导和改善卫生资源的配置。

一、卫生成果评价

传统的健康状况指标如死亡率、期望寿命等是过去评价卫生成果的主要指标。但是,随着医学模式和健康观的转变,医疗卫生服务的目标已不仅仅是治疗和处理疾病,对于老龄化和慢性病等问题越来越重视,也就是说,人们越来越重视生命质量的提高。因此,生命质量成为卫生成果评价的一个必不可少的指标。

生命质量指标既可作为国家和社区的卫生成果指标,也可用于监测小组病人或个体的动态变化。通过研究人群生命质量及其影响因素,可以帮助确定卫生工作的重点人群和重点措施。

二、选择药物或治疗方法

过去,临床医生在选择药物和治疗方案时,主要依靠自身积累的知识和经验,很少顾及病人的态度与想法。但有些疗法可能会对病人的生命质量产生很大的影响,通过生命质量评价可以帮助医生作出正确的选择。例如:肢体肉瘤的治疗方法通常有两种:截肢和保留疗法并辅以大剂量的放射治疗。传统的观点认为能不截肢尽量不截肢。但 Sugbarker 等通过对 9 名截肢和 17 名不截肢采取保留疗法的肢体肉瘤病人进行生命质量分析,发现两组病人的生命质量虽然在总体上没有差异,但在情绪行为、自我照料和活动及性行为等方面,保留疗法对病人的损害较截肢疗法更严重(表 17-2)。据此认为:以生命质量的观点来看,保留疗法并不优于截肢疗法,从减少复发的愿望出发应考虑截肢。

表 17-2 肢体肉瘤病人截肢和保留疗法的生命质量比较*

评价内容	截肢疗法(得分)	保留疗法(得分)	P 值
情绪行为	3.60	11.20	<0.05
自我照顾和活动	2.45	244.50	<0.01
性功能	0.04	3.50	<0.01

*表中低分表示生命质量较好

当然,影响生命质量的因素很多,不同人口社会学特征的人群,对治疗方案的评价可能截然不同,临床医生对个体医疗方案作决策时,必须考虑这些影响因素。

三、用质量调整生存年评价各种因素对健康的综合影响

质量调整生存年(quality adjusted life years,QALYs)是用生命质量来调整期望寿命或生存年数而得到的一个新指标,它是一个综合反映人群生命质量和生命

数量的指标,是生命质量与生命数量的有机统一。出生期望寿命把人们在不正常的功能状态下的生存时间与正常功能状态下的生存时间等同对待;而去疾病(或伤残)期望寿命则把期望寿命中疾病状态或健康状态低下的生存年数完全扣除,而不考虑其中有效的成分。因此二者都显得有些不合理。

质量调整生存年则通过生命质量评价把不正常功能状态下或疾病及伤残状态下的生存年数换算成等同于健康人的生存年数,因而显得更合理准确。

计算质量调整生存年,要首先用生命质量评价方法得出各种功能状态或不健康状态的效用值(参考尺度 0~1,0 表示死亡,1 表示完全健康),然后将效用值作为权重(W_i),计算各种状态下的生存年数(Y_i),最后的合计值就是质量调整生存年。

$$QALYs = \sum_{i=1}^{n} W_i Y_i$$

式中 n 为功能状态数。具体的计算过程如表 17-3。其结果表明某地出生时的期望寿命为 70.24 年,质量调整期望寿命为 66.14 年,说明该地因活动受限导致健康期望寿命损失 4.10 年。

表 17-3 某地男性的质量调整生存年数

功能状态	效用(W_I)	生存年数(Y_I)	$W_i Y_i$
住院	0.33	0.80	0.264
长期活动受限	0.57	7.70	4.898
暂时活动受限	0.88	2.70	2.438
完好	1.00	59.04	59.04
合 计		70.24	66.14

四、成本—效益分析

随着科学技术的进步与医疗卫生事业的发展,新技术和新方法不断涌现,医疗卫生措施的种类和选择余地越来越大,但可投入的卫生资源往往有限。为此,必须在有限卫生资源的基础上,确定重点投入领域,以期最大限度地提高人群的生命质量。成本—效益分析是配置卫生资源的基本依据。成本效益是指采取某项医疗卫生措施后,取得一个单位的效益平均需要花费多少费用,即总费用与总效益的比值。评价效益的指标很多,以经济收入表示经济效益是最简单的评价指标,但医疗卫生措施的许多效益往往很难用经济收入来表示,如消除疾病、提高健康状态和生命质量等。因此也可以用生存年数、死亡率、患病率等指标表示效益值,称为成本效果分析。传统的成本效果分析指标往往比较单一、局限,不能综合反映医疗卫生措施对人群健康各个方面的影响。生命质量评价为完善成本效果分析提供了有效的途径。近年来,许多研究采用生命质量效用值和质量调整生存年等作为效果指标,将成本效益分析又推进了一步,通常称之为成本效用分析。表 17-4 列举的是一些医疗技术的成本效用分析结果。可以看出,肾移植的成本效用远比血液透析和腹膜透析要好。束性纤维化治疗虽然费用不高,但其成本效用较差。

表 17-4 几项医疗技术的成本效用分析

医疗技术	QALY/人	年费用/人	总费用	费用/QALY
持续门诊腹膜透析(4年)	3.4	12 886	45 676	13 434
血液透析(8年)	6.1	8 569	55 354	9 075
肾移植(近10年)	7.4	10 452	10 452	1 413
肩关节移植(近10年)	0.9	533	533	592
束性纤维化治疗	0.4	250	3 290	8 225
青春期原发脊柱弯曲	1.2	3 143	3 143	2 619
神经肌肉疾病	16.2	3 143	3 143	194

(刘朝杰)

第四篇 社区卫生

第十八章

社区卫生服务

第一节 社区卫生服务的概念和特点

一、社区

(一) 社区的概念

社区(community)是以家庭为基础的社会共同体,为血缘共同体和地缘共同体的集合。我国著名社会学家费孝通认为:社区是若干社会群体(家庭、氏族)或社会组织(机关、团体)聚集在某一地域里所形成的一个生活上相互关联的大集体。人们在社区中可以得到许多日常生活的满足,包括满足医疗卫生需要,也可以在心理上获得一种归属感和认同感。认同感和归属感的强度将直接影响到人们对医疗卫生服务的需求和消费状况。

WHO认为一个有代表性的社区,人口大约是 10~30 万,面积在 0.5~5 km^2 范围。在我国城市社区一般是指城市的街道、居(家)委会,或人口 3~4 万人,服务半径 2~4 千米的范围。社区可以与行政区划一致,也可以不一致。社区是开展社区卫生服务的组织者、领导者和管理者。

(二) 社区的要素

(1) 一定人群:以一定社会关系为基础组织起来共同生活的一定数量的人群构成了社区的主体,他们既是社会产品的创造者,又是社会关系的承担者。

(2) 一定地域:一定的地理范围是社区居民进行各种活动的场所和物质条件,包括地理位置、资源、气候和交通等。

(3) 一定生活服务设施:社区有一定数量和质量的生活服务设施,以满足居民的物质需求和精神需求,也是社区发展程度的重要标志。

(4) 一定行为规范:每个社区都有自己的历史传统和社会条件,都有其特定的文化背景、生活方式和行为准则,从而形成特有的行为规范,使社区人群具有心理上的认同感及其对社区的归属感。

(5) 一定的生活制度和管理机构:为谋求规章制度的具体落实,社区要建立各种社会机构,如祠堂、教会、会社、民间组织以及政治机构,以便协调社区中的各种社会关系。

社区各要素都与居民的健康和医疗卫生服务密切相关。社区人群既是卫生服务的提供者,也可能是卫生服务的消费者。一定的地理范围是社区卫生服务的基础。社区卫生服务的发展一定要与社区的经济发展和社会发展相一致。医疗卫生机构尤其是社区卫生服务机构应是社区生活服务设施中重要的构成成分。社区居民的行为规范将对居民的健康和疾病起到制约或促进作用。各种管理机构将对社区卫生服务提供重要保证。

二、社区卫生服务

(一) 社区卫生服务的概念和特点

社区卫生服务(community health services)是以社区为基础,健康为中心,人群卫生服务需求为导向,由社区卫生服务机构利用适宜技术向社区居民提供的综合、经济、方便、可及的基本卫生服务。社区卫生服务具有如下的特点:

(1) 综合性:社区卫生服务是集医疗、预防、保健、康复、健康教育和计划生育技术服务于一体的卫生服务,而不仅仅是医疗服务。

(2) 连续性:社区卫生服务的范围覆盖了从出生到死亡的全过程,包括婚前医学检查、孕产期到儿童生长发育全过程的保健,从发病到疾病康复或死亡的治疗和生命质量提高的过程,从治疗疾病到健康促进的各个阶段。

(3) 广泛性:各级政府及其所属职能部门、社区卫生机构、社区卫生人员、社区的全体居民等都要主动积极地参加到社区卫生活动中来。社区卫生服务不仅要服务于病人,而且也要服务于正常人,不仅要服务于有健康问题的人群,而且也要给一般人群提供服务,因此服务对象也具有广泛性。

(4) 可及性:是指社区卫生机构提供的卫生服务是社区居民在经济上可承受的、技术上可靠的、地理上方便的、文化上可行的适宜技术,而非高精尖的医疗技术服务,也即基本的卫生服务。

(5) 灵活性:社区卫生机构提供服务的类型和数量必须以社区的卫生需求为导向,因此要求服务机构和服务者要有相应的灵活性,不断地根据新的社区卫生问题,居民新的健康需求提供恰当的服务或社区卫生干预计划。

(二) 发展社区卫生服务的意义

(1) 满足社区居民的基本医疗卫生服务要求:社区卫生服务提供基本的、适宜的卫生服务,能够满足社区居民日益增长的卫生服务需求,是提高社区居民健康水平的重要保证。同时社区卫生服务强调预防为主、防治结合,有利于将预防保健工作落实到社区、家庭和个人,因此社区卫生服务是预防为主工作方针落到实处的具体体现。

(2) 促进城市卫生体制的改革:社区卫生服务有利于调整城市卫生服务体系

的结构、功能,形成以社区卫生服务机构为基础,大中型医院为医疗中心,卫生防病、健康教育等机构为预防保健中心,适应社会主义市场经济的卫生服务体系新格局。

(3) 有利于控制医疗费用过快增长:把社区卫生服务纳入到基本医疗保险制度中,可以使参保职工就近诊治一般常见病、多发病、慢性病,指导合理利用专科化医疗服务,并通过健康教育等各种预防保健措施促进职工健康,既保证基本医疗,又降低成本,符合基本医疗保险中"低水平,广覆盖"的原则。

(4) 促进新型医患关系的建立:社区卫生工作综合性、持续性、主动性的特点使全科医师对居民的健康状况比较了解,对病人的病情、病程及相关环境比较熟悉,从而有利于建立密切的医患关系,赢得病人的信任,使病人增强自我保健意识。

第二节 社区卫生服务的原则和内容

一、社区卫生服务的原则

(一) 公平合理原则

卫生服务的公平性最好的体现就是"人人享有卫生保健"。这种公平性也只有在社区水平的卫生服务才有条件得以实现。这主要表现在以下几方面:

(1) 社区卫生服务是基本的医疗卫生服务,也是多数居民能支付得起的服务。

(2) 社区卫生服务首先为社区内妇女、儿童、老年人、慢性病病人和残疾人等重点人群服务。这些人群由于其特殊的社会、经济地位和生理特点,而成为最需要卫生服务的人群。只有他们得到了卫生服务,才能体现公平。

(3) 社区卫生服务坚持以健康为中心,预防为主,对大多数人群提供服务。如危险因素的干预、健康教育、改善环境卫生、预防接种等这些措施,都是以健康促进为目的,一般社区中的大多数成员都能享受。

(4) 社区卫生服务要求动员社区的每个家庭和个人积极参与和支持社区健康促进工作,包括经济和行动的支持。

(二) 多部门协作原则

社区卫生服务是一项复杂的系统工程,涉及到社区内方方面面,因此必须坚持政府领导、多部门参与。一般要求各级政府要成立相应的社区卫生服务协调组织,卫生、计划、财政、物价、劳动和社会保障、民政、人事、教育、建设、计划生育、中医药等有关部门,按照各自的职能,各负其责,协调配合,完善有关配套政策和措施,为社区卫生服务的发展提供良好的环境。

(三) 社区需要原则

由于各社区的自然环境、社会经济文化、卫生条件、居民健康状况等方面都有很大的差异,在提供社区卫生服务时一定要针对社区的实际情况和居民健康需求提供适宜的服务。社区要进行社区诊断,找出本社区的主要社会卫生问题及其影响因素,分析社区居民卫生需求和可利用的资源,制定和实施符合本社区区情的卫生计划。如某社区的社区卫生问题为高血压,那么社区卫生工作的重点之一就是宣传高血压的预防知识、识别高血压的早期症状、发现和筛选高血压等。

(四)低投入高产出原则

社区卫生服务针对大多数人群,必须坚持低投入高产出的原则。预防保健服务、使用适宜技术和连续服务是实现低投入高产出的主要途径。开展预防保健服务,尤其是健康教育和健康促进活动,其投入一般都比较小,但可以增强人们的保健意识,提高社区居民自觉控制影响健康的有关因素,形成良好的行为生活方式,预防某些疾病的发生;在社区中推广成本低、效果好、居民容易接受的适宜技术,可以达到少花钱多办事的目的;提供连续服务是少投入多产出的有效措施,如针对高血压提供高血压知识的宣传教育、高血压的筛检、有关行为的干预、病人的治疗、定期随访等一揽子服务,既方便了群众又节省了资源,同时解决高血压问题的效果又好。

(五)可持续发展原则

社区卫生服务一定要充分利用和挖掘社区的现有资源,做到自我发展、自我生存。在经费方面主要依靠社区自身的力量,实行国家、集体和个人合理分担,要教育引导居民树立正确的健康消费意识,增加健康投入;在技术方面,社区卫生工作者要不断学习,积累经验,尤其是全科医学知识和社区卫生工作方法的学习,以提高自身的技术水平和服务能力;在社区动员方面,要积极动员社区群众间的互助,以增强居民的自我保健意识,关心和参与公共卫生问题;在提供服务方面,要开展自下而上的服务。制定提供卫生服务的计划一般被认为是政府或卫生行政部门的事情,这种自上而下的工作方式和思维模式强调了共同的问题,但忽略了每个社区的特殊性。

二、社区卫生服务的内容

(一)预防工作

社区卫生服务的连续性和综合性,是贯彻"预防为主"工作方针的有效途径。社区预防工作包括常见疾病预防、传染病管理、保护环境卫生、食品卫生管理、饮用水安全等,其中预防疾病是主要的任务之一。包括针对病因的一级预防(如健康教育、危险因素的评估和干预、预防接种、定期体检等),针对疾病过程的二级预防(通过筛检来早期发现、早期诊断和早期治疗疾病)以及防止病残和开展康复工作的三级预防。在传染病的管理方面应及时填写疫情卡,发现和报告传染病,以及按《传染病法》对病人进行管理。

(二)常见病与多发病的诊治

社区卫生服务机构是社区居民与国家卫生服务体系联系的第一环节,全科医师要提供基本的医疗服务,负责诊断和治疗社区的常见病和多发病。常见病一般是指发病率或患病率较高、病情不严重、诊断和治疗的方法相对较简单的疾病。一般要求常见病不出社区,社区卫生机构要同上级医疗机构建立双向转诊制度。社区卫生服务机构要及时把自己不能诊治的病人转诊到上级医疗机构,在上级医疗机构中明确诊断后或疾病急性期得到控制后又适宜在社区和家庭进行治疗、护理和康复的病人转向社区。这不仅可以节约卫生资源,同时有利于使各级医疗机构的功能和作用更趋合理。

(三)康复工作

一些残疾人、老年人、慢性病人、精神病人在急性发作期的临床治疗后,为促进他们的身心健康,社区卫生服务机构可提供进一步的康复保健服务,使其在社区或家庭通过一定的治疗和康复训练促进疾病好转和痊愈,尽量做到病而不残、残而不废,减少复发和转移,以减轻社会和家庭的负担。康复的重点在于维护和增强身体功能、心理障碍的解除以及社会能力的恢复,提高他们的生命质量。

(四)健康教育

社区卫生工作者要开展经常性的健康教育、健康咨询和以家庭为中心的卫生指导,包括一般性的健康教育和有针对性的健康教育。前者是一般性卫生知识宣传,如卫生宣传专栏、发放小册子等,后者指针对特定的人群或特定卫生问题的健康教育,如针对糖尿病人的健康教育,其目的性更强效果也相对较好。

社区健康教育的内容包括与主要疾病有关的一般性健康知识,如普及一般性生理卫生知识、日常生活卫生、食品及营养卫生知识,预防常见病、流行病及传染病知识,精神卫生知识、心理卫生知识等以及特殊人群保健知识的宣传等。同时要指导居民建立有利于健康的行为生活方式,如饮食营养、体育锻炼等。

(五)计划生育技术服务

社区计划生育技术服务是落实我国基本国策,提高民族人口素质的重要保证。社区全科医师有责任进行"国策"的宣传工作、提供优生优育的宣传咨询、计划生育技术指导服务以及出生缺陷监测工作。同时帮助计划生育部门做好计划生育的管理工作,如帮助建立育龄妇女档案、及时发现怀孕妇女、做好孕前期和孕期的保健服务管理、基本出生数据的收集等。此外,在开展计划生育技术服务工作中要严格遵守技术规程,保证质量及安全有效。

(六)特殊人群保健

特殊人群主要是指妇女、儿童、老年人和残疾人。要求贯彻《母婴保健法》,针对妇女和儿童不同生理阶段提出相应的保健措施,使保健工作既有阶段性又有连续性。参与儿童保健系统管理和孕产妇系统管理工作。老年人保健的重点应进行分级系统管理。

第三节　社区卫生服务的实施

1999年国务院十部委《关于发展城市社区卫生服务的若干意见》提出了我国社区卫生服务实施的步骤,包括三个阶段:2000年,全国基本完成社区卫生服务试点和扩大试点工作,部分城市应基本建成社区卫生服务体系框架;到2005年,各地基本建成社区卫生服务体系框架,部分城市建成较为完善的社区卫生服务体系;到2010年,建成较为完善的社区卫生服务体系,成为卫生服务体系的重要组成部分,使人民获得与经济发展相适应的卫生服务,提高人民健康水平。具体措施如下。

一、建立社区卫生服务网络

发展社区卫生服务要有健全的社区卫生服务网络。网络需以社区卫生服务中心作为主体,接受疾病控制中心(卫生防疫站)、妇幼保健院(所)、健康教育所等预防保健机构的业务指导,与上级医疗机构建立双向转诊关系并接受业务指导。

社区卫生服务中心的设立要以区域卫生规划为指导,以基层医疗卫生机构为主体。一般以街道办事处所辖范围设置,或以人口3~4万人,服务半径2~4千米范围设置。服务范围过大或人口过多的,可下设适量的社区卫生服务站(一般以居委会为范围设立,服务人口以8 000~10 000为宜)。服务范围过小或人口过少的,可合并设置。在拓展完善社区卫生服务网络中,要充分发挥基层现有卫生资源的作用,防止重复建设、资源浪费。申请设置社区卫生服务的单位,必须是持有《医疗机构执业许可证》的基层医疗机构。中心要求要有一定的规模,房屋设计要功能分区合理,符合无障碍通行要求,适量设置以观察为主的病床,基本设备中除了常见的医疗技术设备外要注重预防保健设备、康复设备、健康教育设备、信息系统设备的配置。

在社区卫生服务中心的科室设置上,应以"六位一体"的服务功能为依据,设置全科医师诊室、预防保健科、康复治疗室、健康教育室、信息资料管理科室以及基本的医技科室,禁止配置高精尖的医疗设备。

在功能和作用方面,各级医疗卫生机构和社区卫生服务中心一定要按照有关分级管理的要求责任清楚、任务明确。同时要理顺它们之间的关系,尤其是卫生防疫站、妇幼保健院(所)、健康教育所与社区卫生服务中心的联系。

二、配备社区卫生服务的人力资源

社区卫生服务人员主要由全科医师、护士及有关专业卫生技术和管理人员组成。社区卫生工作者还包括公共卫生工作者、心理精神卫生工作者、康复医学工作者、社区营养师、社会工作者、口腔医生等。

从事社区卫生服务的卫生技术人员须符合《执业医师法》、《护士管理条例》等有关法律法规要求，医护人员必须接受全科医学培训。社区卫生服务中心负责人必须经过社区卫生培训。一般按 2 000～3 000 服务人口配备 1 名全科医师，医护比 1:2 或以下，医技人员按需要配备。社区卫生服务中心至少要有 1 名副高以上职称的全科医师。一般每 5 000 人口必须有卫生防疫人员、妇幼保健人员各 1 名。社区卫生服务站至少要有 1 名副高以上职称的全科医师。

全科医师是社区卫生服务的专门人才。全科医师所处的工作环境和面临的工作任务与专科医生不同，他们应具备临床医学、预防医学、康复医学、卫生统计学、社会医学、流行病学、健康教育、卫生管理等学科方面的基本知识。在技能方面，全科医师应具备：常见病的诊断和治疗能力、基本检查操作能力、转诊及会诊能力、康复技能、随访观察能力、人际交流能力、家庭服务能力、社区预防能力、社区保健能力、家庭和个人保健能力、健康教育和健康咨询能力、健康档案的管理分析、社区诊断和制定社区卫生计划的能力等。

全科医师对病人与家庭来说，是医生、健康监护人、健康咨询者、健康教育者、卫生服务协调者；对医疗保健与健康保险体系来说，是首诊医生、守门人、团队管理与教育者；对社区居民来说，是健康的组织与监测者。

社区护理人员是社区卫生工作者中的另一重要成员，按照整体护理的要求，以 1～2 倍于全科医师的数量配备。其作用是提供社区护理，尤其是家庭护理，其特点是：强调以疾病预防为主的健康护理，维护护理的连续性，提供社区、家庭和个体等不同层次上的护理服务。社区护理人员除具备一般的护理学基本知识外，还应具备心理学、社会学、老年学、公共关系学、健康教育、行为科学等相关学科的知识。

三、建立健康档案

健康档案是对居民的健康状况及其发展变化，以及影响健康的有关因素和享受卫生保健服务过程进行系统化记录的文件。健康档案为社区医生提供了完整的系统的居民健康状况数据，可以评价社区居民的健康状况，进行社区诊断发现社区卫生问题，同时健康档案是制定社区卫生计划，开展有目的性、有针对性的社区卫生服务的重要依据。对长期的、连续的健康档案的比较分析可以对社区卫生服务工作效果做出评价。

健康档案可分为社区健康档案、家庭健康档案和个人健康档案。社区健康档案以社区为单位，主要用于记录社区的基本情况、卫生服务、卫生条件、居民健康状况等有关社区卫生方面的数据；家庭健康档案以家庭为单位，主要记录家庭的规模、结构、家庭的功能和家庭经济状况等有关家庭卫生方面的数据；个人健康档案以个人为记录单位，存放个人健康、疾病和危险因素的文件。另外健康档案包括一般健康档案和特殊健康档案。一般健康档案主要针对一般社区人群，特殊健康档案针对某些特殊人群(如儿童、妇女、老年人以及慢性病人群)而设立。

居民健康档案的形式与内容应以建立健康档案的目的为依据,要求能满足社区卫生服务的需要,尤其是要反映居民的医疗保健需求。建立健康档案要以生物心理社会医学模式为指导,把预防与促进健康作为重要内容,同时要求将医疗、预防、康复、保健、计划生育等有关社区卫生服务的内容有机地结合起来,考虑一般人群和重点人群的健康需求和服务,简明适用,方便计算机管理。

一个完整的健康档案内容至少应包括以下几个方面的内容:①个人、家庭或社区的基本背景资料。②卫生服务需求方面的数据。③与个人健康有关的生物遗传、环境(包括自然环境、社会环境、心理环境)因素、行为生活方式和卫生服务等因素,即危险因素资料。④疾病、生育史、家族史。⑤有关现患疾病的资料。

四、进行社区诊断

社区诊断是采用一定的方式和手段对社区卫生状况进行检查和分析,以便发现社区卫生问题及其影响因素的过程。这里的社区卫生问题是一个较为广泛的概念,包括社区居民的健康、疾病、健康教育、环境卫生、家庭健康、卫生资源和卫生服务的提供及利用等方面的问题。社区诊断所使用的手段或方法常是社会医学、流行病学、卫生统计学、卫生经济学、健康教育学等相关学科方法的综合应用。社区诊断面临的对象是人群,它是对社区人群健康状况及其影响因素的诊断,要求提出解决社区卫生问题的处方即社区卫生措施。

社区卫生工作者进行社区诊断的目的主要是为了发现社区存在的卫生问题及其影响因素,评价居民的卫生服务需求,确定社区卫生问题的优先权。从社区诊断开始,到制定社区计划,再到计划的实施、监测和监督、效果评价,再到社区诊断,这是一个循环往复的过程,因此社区诊断是社区卫生活动中的一个重要环节,社区诊断的结果可以帮助社区制定计划,同时社区诊断中的一些方法也可用于社区卫生计划的监测评估和效果评价。

一般社区诊断可以分为4个步骤:

(1) 确定需要的社区诊断资料:进行社区诊断需要什么样的资料,要依据目的来决定。收集资料范围必须从生物、心理、社会医学模式的观点出发,即将影响健康的生物因素、环境因素、行为生活方式及卫生服务皆列入考虑之中。要求所收集的资料涉及范围要广,必须考虑到要同时应用健康状况测量的传统和非传统性数据。

(2) 收集资料:资料的来源可利用现存资料和专项调查两个途径。一般来讲首先在现存资料中寻找所需要的资料,在充分利用现有资料的基础上,如果还不能完全得到自己所需信息,那么就要进行专项调查。专项调查包括定性调查和定量调查。选择什么样的调查方法,由所需要的信息来决定。

(3) 分析资料:收集资料的方法不同,所得资料性质也不同,分析采用的手段也有所区别。社区卫生分析方法包括定性和定量分析方法,以及简单和复杂的分析方法。归纳起来主要有统计学方法、归纳综合法、索因分析法、健康状况指标分析法、健康状况指数分析法、健康危险因素评价、卫生服务评价、生命质量评价等。

(4) 作出社区诊断:社区诊断一般要求写出社区诊断报告,报告内容包括社区诊断的背景、目的和意义;主要的社区卫生问题有哪些;问题的影响范围或涉及人群大小,问题的严重程度;引起问题的主要原因、次要原因,哪些原因是可变原因、哪些是不可变原因;问题所涉及到的卫生服务提供和利用情况;通过社会动员解决该问题的可能性等。

五、制定社区卫生计划

计划是规定预期要达到的目标,以及达到这个目标要采取的策略和方法。通过计划的实施和评价,验证计划的科学性和可行性。计划是工作过程(计划、实施和评价)三个步骤之一。

社区卫生计划是在了解社区卫生需求和进行社区诊断的基础上,提出在未来一定时期内社区要达到的目标及其实现目标的策略和方法。制定社区卫生计划就是提出解决社区卫生问题的方法的过程。

一般制定社区卫生计划的步骤有:

(1) 准备工作:此阶段属于计划的基础工作。①数据准备:制定社区卫生计划时需要有社区诊断报告、健康档案的分析结果等,同时应掌握社区经济、人口、文化、卫生资源、环境卫生等资料。②组织准备:制定社区卫生计划必须由社区作出决策,参加人员应包括社区领导、妇女组织、社区居民代表、卫生行政人员和社区医生以及社区有关部门的领导者或协调者等。③思想准备:参与制定计划的人员要明确认识制定计划的意义和目的、原则和依据。

(2) 明确社区现存问题和优先领域:首先应根据社区诊断等提出现有的社区卫生问题,其次分析问题的严重性(问题是否与疾病有关,是否导致死亡,是否导致残疾;如果问题与疾病无关,是否是社区的重大问题)和问题发生的频率(问题涉及多少人,发生地理范围大小,发生的时间),来确定各种社区卫生问题的重要性,排列需要解决问题的优先次序。

(3) 制定目标:目标是为了减少和消除某一问题所制定的预期要达到的标准。在制定目标中要明确消除或减少的问题有什么样的变化和改进,以及达到这些改进和变化的时间。目标必须是可实现的并具有可测量性和富有挑战性。

(4) 制定实现目标的策略:首先分析问题发生的可能原因和解决问题的障碍,如资源短缺、地理环境条件限制、时间不充分、人员素质或技术条件差、卫生条件落后、社会文化观念限制、领导不重视、没有足够的信息等。然后制定实现目标的策略。策略是为实现既定的目标而采取的一系列措施原则。策略的提出要立足于本社区的资源和现状。常常可以针对一个问题提出和采取多种策略。

(5) 确定可能的解决办法:根据问题发生的每一原因和制定的策略提出减少和消除问题的具体活动或措施,活动是可操作的。解决办法要尽可能的符合社区情况,并尽可能地详细,包括解决办法的具体内容是什么、在什么地方去实行、什么时间开始和完成、由谁去执行这些解决问题的措施以及怎样去完成。表 18-1 列出了某社区确定社区卫生问题、目标、原因、策略和解决办法实例。

表 18-1　某社区确定社区卫生问题、目标、原因、策略和解决办法实例

问题:家庭病床按人口计算只有 2‰,而社区中有 15% 的家庭反映需要家庭病床
目标:3 年之内将家庭病床按人口计算提高到 10‰

可能原因	策略	解决办法
1. 领导和政府没有足够的重视	1. 开发领导,动员政府	1. 开会,宣传,提交报告,参观
2. 缺乏相应的社区医生	2. 培训全科医师	2. 培训 CHS 中心的全科医师,引进相应的社区卫生人才
3. 缺乏专门训练的家庭护士	3. 培训家庭护士	3. 培训 CHS 中心的护士,引进家庭护士
4. 群众对社区卫生中心缺乏信任	4. 提高服务质量,改善服务态度	4. 培训学习,提高技术水平,完善医德医风评估体系
5. 群众对家庭病床认识不足	5. 宣传教育,提高居民对家庭病床的认识	5. 举办讲座班,张贴宣传画,发放健康教育小册子
6. 缺乏设置家庭病床的启动资金	6. 筹集资金	6. 政府、CHS 中心等多种渠道筹集资金
7. 部分居民离社区卫生中心太远	7. 设立社区卫生站	7. 在距 CHS 中心较远的居民区设置 CHS 站

(6)确定优先解决办法:一个社区卫生问题常常有多种解决办法,但是受到社区卫生财力、物力和人力资源的限制,不可能将每种方案都加以实施,必须确定优先实施的解决办法和活动。一般通过分析每一种解决办法的有效性、可行性(技术、经济、地理等),是否对现存的服务有所帮助,在文化观念上是否被社区所接受等来确定优先解决办法。

(7)制定工作计划:在确定社区优先解决办法之后,应制定社区解决问题和实施活动的计划,计划应包括社区要解决问题所需的所有任务。制定的工作计划应包括实施的活动、所需资源、活动地点、经费预算、时间安排、实施者、监督与评价等。表 18-2 列出了某社区针对家庭病床少的工作计划实例。

表 18-2　某社区针对家庭病床少的工作计划实例

计划时间:2000.6.1—2001.6.1

活动	所需资源	地点	经费	时间	负责人
培训家庭护士	CHS 中心护士 3 人	某高校	6 000 元	2000.8—2001.6	CHS 中心袁护士长
动员政府拨建立家庭病床的启动基金	CHS 文件、其他地方启动基金来源	区政府办公室	1 000 元	2000.9 完成	社区中心杨主任
举办家庭病床和家庭护理讲座	幻灯机、幻灯片、挂图、教师	社区老年活动中心	2 000 元	2000.6—12	CHS 中心健教科张科长、居委会李主任

六、实施社区卫生计划

在社区卫生计划制定完毕后,应将其付诸于实际。在实施过程中关键是进行有效的监督和评估。在实施过程中既要严格按照计划执行,又要体现足够的灵活性,要随着实际情况的变化不断的合理的调整计划;要有严格的有效的监督机制,随时进行监督和管理;在实施过程中要进行科学的过程评估,以反映不同阶段存在的问题和效果;在实施完毕后要进行终末评估,科学评价社区卫生计划所带来的社会效益和经济效益,同时发现新的社区卫生问题。

第四节 社区卫生服务评价

一、制定社区卫生服务评价指标的原则

选择社区卫生服务评价指标时应遵循以下原则:
(1)指标应体现现代医学模式的特点,应具有综合性。
(2)指标应具有导向性,指标定值要适合我国城市社区的区情。
(3)指标要体现社区卫生服务的投入、过程和效果。
(4)指标要容易操作,同时适用一般社区人群范围。
(5)数据来源方便、省人力物力和财力。
(6)指标应反映出社区重点人群特征。

二、社区卫生服务评价内容

依据上述原则,社区卫生服务评价应包括以下内容:
(1)社区卫生政策:主要评价社区政府在社区卫生服务中的作用和支持程度。
(2)社区卫生资源:主要用于评价社区在人、财、物等方面的投入力度。
(3)健康档案:评价时要考虑社区卫生基线调查、社区诊断、家庭健康档案、重点人群健康建档、健康档案科学管理等内容。
(4)提供社区卫生服务:指社区卫生服务人员提供的疾病预防、常见病与多发病的诊治、伤残康复、健康教育、计划生育技术服务、特殊人群保健等服务的数量和质量。
(5)健康状况:除了反映健康状况的一般内容外,有必要把生命质量的理论应用到社区卫生服务评价中,如考虑慢性病人和老年人生命质量的改变状况。
(6)满意度:用于评价一般居民、病人等社区的各种人群和部门对社区卫生服务的满意程度。

三、常用的社区卫生评价指标

(一) 社区卫生服务投入

(1) 社区卫生服务领导体制完善的比例(%):一般指社区卫生服务领导体制完善的街道数占全区(市、县)街道总数的百分比。

(2) 把社区卫生服务纳入政府工作目标并制定当地社区卫生服务概略规划或年度计划的比例(%):指经过人大或政府发布文件,将社区卫生服务纳入区(市、县)政府工作目标,并制定当地社区卫生服务概略规划或年度计划的比例。

(3) 社区卫生服务纳入各级领导目标考核的比例:指政府发布的文件中对各级领导目标考核项目含有社区卫生服务内容的街道数占全区(市、县)街道总数的百分比。

(4) 年度人均社区卫生服务经费(元):指区(市、县)年度人均占有的社区卫生服务经费。

(5) 社区卫生服务(中心)站覆盖率(%):指城区已设社区卫生服务中心(站)数,占应设社区卫生服务中心(站)总数的百分比。

(6) 合格社区卫生服务中心(站)覆盖率:指合格社区卫生服务中心(站)数,占已设社区卫生服务中心(站)总数的百分比。合格社区卫生服务中心(站)应按照国家的标准来建立。

(7) 年度全科医学培训计划完成比例:指区(市、县)制定当地全科医学培训计划并按计划完成全科医学教育人数的百分比。

(8) 社区卫生服务人员接受全科医学培训的比例:指社区卫生中心(站)已接受全科医学培训的社区卫生人员数占社区卫生服务人员总数的百分比。

(二) 社区卫生服务信息管理

(1) 社区卫生服务中心(站)进行社区卫生状况基线调查的比例:指开展合格社区卫生服务状况调查的社区卫生服务中心(站)占全部社区卫生服务中心(站)的比例。

(2) 社区卫生服务中心(站)进行社区诊断的比例:指开展合格社区卫生服务状况分析进行社区诊断,发现社区卫生问题并制定相应社区干预措施的社区卫生服务中心(站)占全部社区卫生服务中心(站)的比例。

(3) 社区卫生服务中心(站)建立家庭健康档案的比例(%):社区建立健康档案的户数占社区总户数的比例。

(4) 社区重点人群健康档案的建档案率(%):指建立重点人群健康档案的人群占基线调查重点人群的百分比。

(三) 提供社区卫生服务

(1) 社区卫生服务站建立双向转诊的比例(%):建立双向转诊的社区卫生服务中心(站)总数与全区(市、县)已设社区卫生服务中心(站)总数之比。双向转诊包括从社区卫生机构向上级医疗机构的转诊,也包括从上级医疗机构向社区中心的转诊。

(2) 社区儿童保健系统管理率(%)。

(3) 儿童计划免疫"四苗"单苗和乙肝疫苗接种率(%)。

(4) 孕产妇保健系统管理率(%)。

(5) 社区老年人分级管理率(%)。

(6) 社区精神病人系统管理率(%):指已经建立卡片、获得精神卫生服务的精神病人数占精神病人总数的比例。

(7) 社区主要慢性非传染病人的系统管理率(%):指社区内接受系统管理的慢性病人数占同期已建档慢性病人总数的百分比。慢性病的系统管理主要指:①对社区内主要的慢性病人有登记并建立有个人健康档案。②定期查体、治疗并有记录。③根据不同的疾病对象对病人及其家庭进行有针对性的保健指导。④针对不同病人所具有的行为危险因素开展相应的健康教育和社区干预。管理的慢性病主要指社区发病、患病或死亡居前5位的疾病。

(8) 社区卫生服务中心(站)开展健康教育的比例(%):指开展健康教育的社区卫生中心(站)占全部社区卫生服务中心(站)的比例。社区卫生中心(站)应有健康教育工作者,有健康教育计划和具体的措施,有健康教育专栏和材料,有针对性的健康教育处方。

(9) 社区卫生中心(站)传染病及时报告率。

(10) 家庭保健合同签订率(%):指签订家庭保健合同的家庭户数占全社区家庭总户数的百分比。

(四) 社区卫生服务效果

(1) 慢性病人生活能力增加率(%):指本年与上年相比慢性病人生活能力平均分数增加的幅度。慢性病人的生活能力包括身体活动、体力活动、生活自理和社会交往活动等。分值由统一的量表进行测定。量表一般要求纳入慢性病个人健康档案中。

(2) 60岁及以上老年人生活能力增加率(%):指本年与上年相比60岁及以上老年人生活能力平均分数增加的幅度。根据生活能力测定量表进行测量评定,生活能力有所增加或维持在一定水平的时间越长,表明其健康状况维持越好,生活质量较高,社区卫生服务照顾有效。

(3) 5岁以下儿童死亡率(‰):指一年内每千名活产中不满5周岁的死亡数。一般要求以区(市、县)为评价单位。

(4) 居民满意度百分比(%):指对社区卫生服务表示满意的居民数占被调查居民总数的百分比。一般要求在评价过程中对社区居民进行随机抽样调查,样本量不少于45人。满意度指社区的一般居民对社区卫生服务总体上的满意情况。

(汪 凯)

第十九章

老年人的社区保健

第一节 老年人的健康问题

一、人口老龄化的挑战

人类的生长发育在 20~25 岁达到成熟期,此时各种生理功能达到最高储备、活力及潜力状态。随年龄增加,30 岁左右各系统、器官的形态结构和生理功能逐渐出现退行性变化,60~65 岁老化速度加快。老化是一种正常的生命过程,具有以下 4 个特点:①普遍性,老化或迟或早都要发生,没有一个人可以幸免。②内源性,如同诞生、发育、死亡一样,老化是人体固有的、非外界的力量所能变更的一种过程,是机体内在的遗传等生物因素决定的。③进行性,老化具有渐进而不可逆转的性质,一旦出现和产生,便不能复原。④危害性,老化直接导致生理功能的下降,影响人的身心健康,并最终走向死亡。

联合国 1956 年出版的《人口老化及其经济意义与社会意义》一书中提出以 65 岁作为老年人的起点。1982 年 7 月联合国在维也纳召开的"老龄化问题世界大会"提出以 60 岁及 60 岁以上为老年人的标准后,包括我国在内的许多国家都采纳了这一标准。其中 60 至 69 岁者为低龄老人,70 至 79 岁者为中龄老人,80 岁以上者为高龄老人。联合国规定:一个国家和地区,年满 60 岁及以上的老年人数占总人口数的 10%以上,或年满 65 岁及以上的老年人数占总人口数的 7%以上,即可称为老年型社会。

1990 年全国第四次人口普查显示,我国 60 岁及以上的老年人口为 9 739 万,是世界上老年人口数量最多的国家,占总人口的比例已达 8.59%。截至 1999 年 10 月 1 日,我国 60 岁及以上老年人口达 1.26 亿,已占总人口的 10%,比预计提早 1 年进入老龄化社会。而且,我国的老年人每年还以 3.2%的速度增加,这在世界人口发展史上是少有的。我国人口老龄化的过程具有以下特点:

(1) 老年人口增长快于总人口增长:1982 年至 1990 年间,我国 60 岁及以上人口的年平均增长率为33.6‰,大大超过了全国人口年平均增长率12.3‰,前者为后者的2.73倍。

(2) 人口类型由成年型向老年型过渡时间短:从人口年龄结构由成年型进入老年型的转变过程,英国、德国、瑞典和法国分别用了45年、45年、85年和115年才完成,而我国仅用了17年。

(3) 老年人口高龄化快:目前我国老年人中大多数是低龄老年人,70岁以下的占62%,80岁以上的高龄老年人不到10%。预计21世纪30年代以后,高龄老人将以较快速度增长,到21世纪中期将超过8 000万人,占老年人口的20%,占全部人口的6%。

(4) 人口老龄化地区间发展不平衡:我国人口密度较高、生育率较低的东部沿海地区已提前步入老龄化社会,继而是中部,人口密度较低、生育率较高的西北地区将拖后进入老龄化社会。

(5) 我国是在生产力不发达的条件下迎来老龄化的:生育率的迅速下降是导致我国人口老龄化的主要因素。在生产力不高的情况下,主要依靠医疗卫生条件的改善使人口(尤其是老年人)死亡率下降对老龄化的影响作用在不断上升。人口多,底子薄,未富先老的基本国情对我国社会可持续发展必将产生重大影响。

二、老年人的患病率高

老年人的患病率高。据1993年全国卫生服务调查资料,老年人的两周患病率(250‰)和慢性病患病率(540‰)以及住院率(61‰)均远高于其他年龄的人群。同时,老年人患病的临床表现还具有以下特点:①采集病史难。老年人感知觉迟钝,近事记忆差,语言表达不准确,甚至因种种原因而隐瞒症状,较难反映真实情况,病史参考价值较小。②同时患有多种疾病。国内资料统计,住院老年病人中,同时患有两种以上重要疾病者占85%左右,有3~4种疾病者占50%左右。③发病缓慢。由于老年病多系慢性退行性变化,有时生理和病理的界限难以区分。④症状和体征不典型。由于老年人器官功能下降,感知觉迟钝,往往疾病已发展到严重程度,老人也无明显不适,或仅表现为生活规律的变化,或有时病、症不一致,并且很多老年病人常先出现神经精神症状,因此常易误诊。⑤发病诱因不明确,容易发生并发症和多脏器功能衰竭,药物治疗容易出现不良反应等。

三、老年人的保健服务需求大

1995年6月,北京市老年学会对北京市城区606位老人入户调查结果表明,老年人对保健服务的需求大,但实际得到服务的比例很小。如能得到传授保健知识、家庭病床和定期体检服务的老人约占需求者的四分之一,三分之一和一半,需求和满足之间存有较大差距,老年保健服务不足的问题是比较突出的(表19-1)。

表 19-1 老年人对服务的需求

服务类型	已接受服务/%	需要服务/%
入户家务料理(收费)	3.2	18.7
志愿者服务	1.8	26.2
老年应急服务	4.0	45.1
传授保健知识	9.3	36.8
热线咨询电话	0.8	17.4
老年人饭桌(盒饭)	0.7	13.9
家庭病床	14.6	42.4
老龄优待证	39.7	46.5
托老所	0.5	18.9
定期体检	27.6	57.8

第二节 影响老年人健康的因素

一、生理因素

衰老是随年龄增加而逐渐演变的全身性退行性变化的过程，是人体对内外环境适应能力降低的表现，是人类在生命过程中整体形态、结构和生理功能逐渐衰退的总称。由于先天性遗传因素的影响，不同个体之间衰老的速度和程度会有很大的差异，但细胞数量和细胞内水分减少、代谢速度减慢，各器官重量减轻和功能下降是普遍存在的。衰老过程中通常发生以下变化：①体表外形变化。老年人须发变白，脱落稀疏；皮肤变薄有皱纹，颜面和手背上出现棕色斑点(老年斑)；牙龈组织萎缩，牙齿松动脱落；骨骼疏松，活动不灵；身高降低，脊柱弯曲、行动迟缓。②器官功能下降。主要表现为器官储备能力减少、适应能力降低和抵抗能力减退。③机体调节控制和整合作用降低。表现为机体自稳作用速度减慢、范围很窄，在外环境骤然变动的条件下和应激状态时，老年人需要更长时间才能恢复和维持机体内环境的稳定，表现出对致病因素的感受能力升高，对损伤的修复能力降低。

二、心理因素

由于人的心理活动都以神经系统和其他器官的功能作为基础，同时也受社会因素的制约，因此老年人心理具有个体之间差异大、自身各种心理机能变化不一致的特点。

(一) 老年人的心理机能

(1) 老年人的感知觉：人到老年，感觉逐渐迟钝，对微弱刺激物的感知和分辨能力下降。如视觉敏锐度降低，近距离视力减退明显，暗适应能力降低，对颜色、尤其是对波长短的绿、紫等色彩的辨别能力明显下降;听觉衰退,高频听力衰退更为明显;甜、酸、苦、咸4种味觉刺激阈值上升,其中甜、咸两种味觉比较迟钝;皮肤痛觉、触觉趋于迟钝等。

(2) 老年人的记忆:记忆过程包括识记、保持、再认或回忆三个基本环节。识记是记忆中保存的条件和前提,再认或回忆是大脑储存信息的提取和利用过程,是记忆中保存的结果和显现。老年人意义记忆完好,而机械记忆不如年轻人;老年人初级记忆(容量有限的信息,短时储存,保持时间不超过 1 min)保持较好,次级记忆(对信息进行组织、加工、转入长时储存)减退比较明显;老年人近事记忆差,而远事记忆好。

(3) 老年人的智力:与文化知识和经验积累有关的、后天习得的语言、文字、观念和逻辑推理等抽象思维能力——晶态智力易保持,随年龄增长不但不减退,反而有所提高。而直接依赖于神经系统结构和功能的感知、记忆、注意和反应速度等形象思维能力——液态智力下降明显,随年龄增长而减退,减退速度也较快。

(二) 老年人的人格

从中年到老年,每个人的人格既相对稳定,又有变化的一面。从整体上看,老年人的人格多具有以下一些特征:①自我中心性;②内向性,有抑郁倾向;③保守性,偏爱旧习惯、旧想法;④猜疑性、嫉妒心加重;⑤缺乏坚韧性和灵活性,较执拗;⑥对环境的适应能力衰退,有失落和寂寞感;⑦喜欢回忆往事;⑧怨天尤人,牢骚满腹;⑨爱管闲事;⑩依赖性强。

三、社会因素

(一) 经济收入

我国1987年的抽样调查表明,老年人经济收入增长速度低于在职职工工资的增长速度,两者的差距还在扩大。老年人再就业是补助经济不足的重要方式,在社会高速发展和科学技术不断进步的洪流中,绝大多数退居落伍行列的老年人步履艰难,再就业率很低。随着经济收入的减少,城市老人的家庭经济地位也随之下降。乡村老人的经济收入无固定保障,主要来源于自己劳动和子女接济,经济收入低的问题更为突出。低收入严重影响老年人的营养、生活条件和医疗保健等,导致健康状况不佳和生活质量较差。

1995年6月,北京市老年学会调查发现,北京市城区仍有44.4%的老年人就医困难,老人就医主要困难依次为:①医药费高(27.1%),②没钱看病(12.0%),③没人陪同看(7.1%),④路远不能及时去医院(6.1%),⑤有病治不了(4.0%),⑥医院服务差(2.3%)。由此可见,老年人的医疗困难主要是经济上的困难;其次,在老年人患病后、生活无法自理时,为他们提供必需的医疗条件和照顾是十分重要的;最后,缺乏受过专门训练的为老年人提供服务的医护人员,是很难满足老年人健康方面的需要的。

(二) 婚姻和家庭

人到老年,从社会转向家庭。家庭对老年人具有物质支持、精神安慰和生活照顾三大功能,成为影响老年人健康的重要因素。完整的家庭结构、和睦的家庭气氛、尊老爱幼的优良传统有利于老人的身心健康。反之,则会严重损害老人的健康。我国1990年人口普查资料表明,老年人的有配偶率男性为72.64%,女性为49.72%;丧偶率男性为23.60%,女性为51.44%。这种一高一低(丧偶率高,有配偶率低)的婚姻状况现象,随着老年人年龄的增高而加剧。目前,家庭变化的趋势是由大家庭向小家庭发展,核心家庭及独居家庭逐渐增多。我国由于实行计划生育,老年人口家庭的生命周期中无明显的空巢期,但有较长的离巢期和鳏寡期,这在一定程度上不利于老人的健康。更新陈旧观念,正确对待老年再婚问题,处理好与子女的关系,使老年人得到赡养和及时照料,是十分重要的。

(三) 社会交往

脱离工作岗位以后,老年人与同事及同所从事工作有关人员的联系骤减以至中断,与朋友的交往也因行动不便而逐渐减少,与邻居,亲戚交往开始增多。原先的与他人进行利益交换、工作交流和事业探讨的需求退至其次,代之以主要为了交流、沟通感情,排遣心中的抑郁、不快或分享彼此的愉悦的"互相慰藉"的目的。这种交流与沟通,多在同龄人之间进行,"共同"点多者,相互间交往也多。相对而言,文化程度高者,参加社会活动的能力较强,有较多的社会交往,日常生活丰富、充实,精神较为愉快。值得注意的是,城市老人的社会活动,社会交往圈较大,社交活动已扩展到了亲缘关系之外的情感性联系和地缘关系之外的功利性联系。其中,老年男性的非亲缘、非地缘关系的交往均多于女性。

(四) 社会支持

世界上许多国家在解决老龄问题时都制定了相应的政策和对策,建立了管理老人的机构和为老人服务的组织,增加了老年人需要的商品以及医疗卫生保健设施。我国于1996年制定了《中华人民共和国老年人权益保障法》,1999年成立了全国老龄工作委员会,为发展我国的老龄事业奠定了基础。由于我国老年社会保障体系不完善,老年福利设施不足,加上传统文化习俗的影响,95.3%的老人在遇到困难时由子女或配偶照料,2.3%向亲友求助,很少有人向社会求助。因此,我国各地正在建立以家庭养老为主,充分发挥社区及社会力量的作用,使老人获得必要的社会支持,包括医疗保健照顾与其他福利,以提高老年人的生活质量。

第三节 老年人的保健服务

一、建立健全老年服务管理机构

新中国成立以后,我国在发展经济的同时,大力发展社会福利事业,实现了劳动保险、离退休人员组织管理、社会救济、供养五保户等制度和政策。建立了从中央到省、市、县、乡各级老龄工作办事机构"老龄委员会"。组成了从中央民政部到省市民政厅局、县级民政局、乡级民政干事负责管理老年人福利事业的机构。成立了由劳动部门、人事部门兼管的"退休职工管理委员会"(退管会)、老干局等组织管理机构和从中央卫生部医政司老年卫生康复处到省、市、县卫生厅、局医政处、科专人负责老年保健的服务机构。此外，还发挥非政府组织与社会团体的作用，开展了敬老助残和社区服务等工作，促进了社会稳定、经济发展和精神文明建设。但是，我国现有的老年服务设施数量不足，规模不大，多在经济文化较发达的大中城市，布局结构不合理，远不能适应人口老龄化的需要，社会养老保险覆盖面也较小。

二、建立社区老年保健服务系统

我国有系统的医院、卫生防疫和妇幼保健机构，分别负责所在社区全部人群的医疗预防保健服务。目前，有的城市开设老年医院、综合医院中的老年病科或老年专科门诊，成立老年病治疗中心、老年护理院等，但数量少、规模小，无法满足老年病人医疗、护理和康复服务的需要。

近年来，世界各国开展老年保健的趋势是把以医院为中心的传统保健方式转化为以社区老人为中心的现代保健形式。社区服务受到普遍重视的主要原因是它既方便服务对象，又节省资金投入，可以收到更好的效益。

我国现有的城乡三级医疗预防保健网是社区老年保健服务最重要的卫生资源，应充分利用，发挥其作用。因社会经济和医学科学技术发展水平的影响，不同地区间社区老年卫生服务网络建设模式也有很大差异。建立社区老年保健服务系统要从各地实际情况出发，合理配置卫生资源，重点加强基层卫生和预防保健，开展以全科医学为基础、以预防为导向、以社区为范围、以家庭为单位、以老人为中心的综合性、连续性和协调性服务。表19-2老年保健服务谱可供参考。

表19-2 老年保健服务谱

服务类型	内容
深入服务	技术性护理机构，慢性病医院，临终关怀，延伸病床，护理院
急性服务	内外科、心理、康复住院服务；咨询服务
移动服务	医务室，门诊，白日医院，托老所，心理卫生门诊，卫星门诊，社会心理咨询，药物成瘾
家庭保健	家庭医疗服务，家庭治疗，耐用医疗器械，家庭访视，送饭服务，家务与个人卫生护理
延伸与连接	筛查，信息咨询，电话联络，紧急反应系统，交通，老年组织
健康促进	健康教育，体育锻炼，娱乐，老年志愿者活动，住房、饮食、支持系统

三、建立老年人健康档案

建立老年人健康档案的主要目的是掌握社区老年人和社区资源的基本情况，为制定老年人的社区医疗保健计划、提供高质量医疗保健服务的依据。完整的健康档案应包括个人健康档案、家庭健康档案和社区健康档案三个部分。

(一) 个人健康档案

个人健康档案包括以问题为中心的个人健康问题记录和以预防为导向的周期性健康检查记录。

(1) 个人健康问题记录:多采用以问题为导向的医疗记录,内容包括个人基本情况、问题目录、问题描述和病情流程表等。基本情况指被记录者的人口学特征、健康相关行为、既往史、过去家庭生活史和危险因素等资料。问题目录主要是过去、现在正在影响或将来还将影响病人健康的异常情况。分为主要问题记录和暂时性问题记录,前者记录慢性或尚未解决的问题,后者记录急性、一次性或自限性的问题,通常置于档案首页,使医生对病人的情况一目了然。问题描述是该记录的核心部分,是每次就诊的详细记录,包括病人的主诉和病史、客观检查结果、医生对问题的评价及针对问题的诊疗计划。病情流程表则以列表的方式描述慢性病或某些特殊疾病在一段时间内的变化情况,以便及时掌握病情,修订治疗计划。

(2) 周期性健康检查记录:周期性健康检查着眼于一二级预防,运用格式化的健康筛检表格定期记录检查结果,以便早期发现疾病及其危险因素,及时加以防治处理。

我国目前尚无统一的周期性健康检查计划表。一般认为老年人周期性健康检查应包括以下内容:冠心病(血压、血脂、体重、吸烟、锻炼和精神压力等),高血压,高胆固醇血症(血胆固醇总量、LDL),脑血管病,糖尿病,肺结核,结肠和直肠癌(大便隐血、镜检与钡餐),肝癌(甲胎蛋白、超声波)和乳腺癌(自检、乳房摄影)等。

(二) 家庭健康档案

家庭是个人的主要环境之一,人们三分之二以上的时间是在家庭中度过的。因而家庭环境,尤其是家庭成员间的人际关系是影响个人健康的非常重要的因素。老年人多数退休在家,家庭的影响更为重要,必须予以重视。健康档案中有关家庭方面的内容主要包括:家庭成员的基本资料、家系图、家庭功能评估和家庭主要问题等,是社区医生实施以家庭为单位的保健的重要参考资料。

(三) 社区健康档案

社区健康档案是在社区的基础上分析老年人群的总体健康状况、卫生资源、卫生需求与服务利用情况,找出主要问题,充分利用已有的社区资源,加以解决,提高老年群体的健康水平。与老年人健康相关的各种问题,社区医生必须与其他老年服务人员一起协商解决,共同做好老年保健工作。

四、老年人生活质量的评价

社区老年医疗保健服务的对象是社区内所有的老年人,每个老年人因健康状况和生活质量的差异,所需要的服务项目和内容是不同的。只有对老年人的生活质量进行科学的评价,预测潜在的服务需要,才能真正达到预防为主、综合服务、避免浪费和提高效率的宗旨。

老年人生活质量评价应包括生理、心理和社会功能等各个方面。除一般的健

康检查记录外,必须重视老年人的功能评估。常用的评价领域和评价量表简介如下:

(1) 对健康状况的自我评价和幸福度测量:健康自评量表很多,其量化方法可以用分级(一般将健康状况分成5级),也可以用图表法。幸福度的测量,目前多采用纽芬兰纪念大学幸福度量表(MUNSH)。

(2) 日常生活功能评价:日常生活能力量表(ADL)由躯体生活自理量表(PSMS)和工具性日常生活活动量表(IADL)组成。前者包括上厕所、进食、穿衣、梳洗、行走和洗澡6项,后者则有打电话、购物、备餐、做家务、洗衣、使用交通工具、服药和自理经济等8项。

(3) 智能评价:智能评价是老年人生存质量评价的重要组成部分。韦氏智商量表是公认的较好的智商测量工具,但不适用于老年人。老年人常用简易智力状态检查量表(MMSE)或痴呆简易筛查量表(BSSD)进行智能评价。

(4) 社会功能评价:常用功能活动调查表(FAQ)评价老年人的社会适应能力,对老年人能否在社会上独立生活,至关重要。

五、社区老年人的分类管理

照料是老年人的普遍需求,一是日常生活照料,如吃饭、穿衣、洗澡、上厕以及采购、散步等等;另一是生病时的照料,包括陪同就诊、住院护理、康复期间的侍奉等等。大量调查研究数据表明,老年人对后者的需求更大。随着年龄增高和慢性病引起的体力下降,老年人的照料需求与日俱增。由美国华人社区创办的安乐居是一种专门为老年人服务的综合性的长期医疗照护模式。20世纪80年代初,针对老年人医药费用高而效益低的问题,安乐居将医疗服务纳入并成为重要的服务内容之一。它是对原有的分散的社区保健模式加以整合、从"人"而非"病"的角度提出的一种长期的全面的老人服务系统,按照老年人的功能情况分别给予不同的保健服务(表19-3)。

表19-3 老年人全面保健服务内容

健康老人	虚弱老人	功能受限老人		患病老人
		生活在社区	生活在机构	
自我照顾	非正式保健	家庭保健	护理院	急性病治疗
互助	食品服务	连续保健	慢性病保健	门诊服务
健康促进	交通服务	托老所	康复服务	社区健康门诊
提供信息	家务服务	姑息治疗		医生或其他卫生工作者
教育咨询	社区支持	流动食品		
老年俱乐部	社区健康门诊	家庭学习		
老年中心	协助独立生活	老年痴呆中心		
辩护	个人警报反应系统	公共托管		
旅游	受虐待老人的服务	老年病评价		

续表

健康老人	虚弱老人	功能受限老人		患病老人
		生活在社区	生活在机构	
老年就业				
受害者服务				
法律服务				

根据健康档案和生活质量评价,依照年龄、生活自理能力、患病和家庭等情况,逐个进行分析,将社区内的老年人划分为没有困难、有些困难和很困难三种类型,实施分类管理和提供相应的保健服务。应特别注意向高龄和丧失日常生活能力的老年精神障碍者,患有多种疾病、特别是新近出院的患者,独居或丧偶的老年人提供保健服务。保健工作的重点应放在早期预防疾病和意外事故以及控制危险因素的有害影响,采用健康生活方式延缓衰老、保持健康的一级预防服务上。提供识别早期症候和定期体检的便利条件,及早诊断和合理治疗,终止新发疾病的发展、使受损功能尽可能得到恢复的二级预防服务也是十分重要的。三级预防服务是采用适当治疗和康复手段,防止已患各种疾病的恶化,减少老年人残废的发生。对处于治疗无效的疾病末期的弥留病人或其他状态下的濒死阶段的老人提供临终关怀服务,善终其最后人生岁月(表19-4)。

表19-4 社区老年人的分类管理与相应的保健服务

没有困难	有些困难	很困难
传授保健知识	门诊、巡诊服务	护理院
营养指导	急性病治疗	托老所
健康生活方式	慢性病控制	住院服务
预防病伤	家庭病床	临终关怀
定期体检	康复服务	
老人互助活动		

目前,我国在传统的家庭养老为主的基础上,大力发展社区卫生服务为补充的老年保健服务模式。以设置家庭病床和老年互助的方式开展保健服务工作。家庭病床是以病人(主要是老年病人)熟悉的家庭环境为场所,进行医疗保健和管理的一种医疗形式。它是医院、患者、家庭三者结合的和医疗、康复、预防三位一体的好形式,受到了患者、家庭和社会的普遍欢迎。老年人互助即由健康状况良好、精力充沛的低龄老人为身体较差或生活不能自理的高龄老人提供照料服务。这种被称之为"夕阳工程"的老年人的互助,不但可以减轻社会对老年人的负担,而且也为那些身体健康的老年人提供了参与社会活动、发挥余热和再现自我价值的机会。

(祁秉先)

第二十章

妇女儿童的社区保健

妇女儿童保健的对象是15岁以上的女性人口和15岁以下的儿童。妇女和儿童的人数众多,约占总人口的三分之二,他们分布在每个家庭。做好这部分人群的保健工作,关系到人口的大多数,关系到每个家庭的健康和幸福。

妇女一生中要经历青春期、孕产期、产褥期、哺乳期和更年期等一些特殊的生理时期。在这些时期,妇女全身各个系统,特别是内分泌系统的变化较大,容易发生感染性、损伤性疾病,对环境中的危害因素也比较敏感。儿童从婴儿、幼儿、学龄前儿童发展到学龄儿童,形体上、生理上和心理上不断发生变化,是一生中生长发育最快的阶段,也是奠定身心健康的基础阶段。儿童的免疫防护机能尚不健全,缺乏独立生活和保护自己的能力。妇女儿童都属于高危人群,必须通过全面系统的社区保健工作,才能保障他们的身心健康,提高健康水平。

妇女儿童的保健工作是提高人口素质的关键,关系到国家和民族的未来。人体发育的每一个阶段都是以前一个阶段为基础,同时又影响下一个阶段。这一代人的健康,受上一代人的影响,同时又直接影响下一代人的健康。健康的母亲才能孕育出健康的子女。母亲又是儿童最早、最亲的保护者和教养者,母亲的卫生知识水平,教养方式直接影响着儿童的身心健康。儿童是国家的未来和希望,是未来的建设者,是构成未来人口的主体。健壮的幼年才能成长为强壮的成年。只有做好妇女儿童的保健工作,才能提高我国的人口素质,促进国家和民族的繁荣昌盛。因此,妇女儿童的保健工作是社区保健的重要内容。

第一节 妇女儿童的身心特点和保健

一、妇女

(一) 青春期

青春期是指从儿童到成人所经历的一个转变时期。通常把青春发育征象的开始出现至生殖机能发育成熟为止的一段时期称为青春期。青春期的年龄范围尚未统一,医学上常将 10~14 岁称青春早期,15~19 岁称青春晚期。WHO 专题委员会 1965 年决定:将 10~20 岁作为青春期。

1. 青春期的生理特点
(1) 身高、体重、胸围等发育加速。
(2) 各系统和内脏的发育加快,功能增强。
(3) 生殖系统发育成熟、第二性征及月经初潮出现。

2. 青春期的心理特点
在 10~14 岁的青春早期,一方面保持着儿童的某些心理特征,表现为幼稚,另一方面已具有成人的某些心理特征,思维活动逐渐完备,情感更为复杂和热烈,对异性开始萌发爱慕之情。15~19 岁的青春晚期时,是少年向成人的过渡阶段,心理发育逐渐成熟。这个时期的青少年逐步进入社会独立生活,容易受环境因素影响,有人称此时期为"危险时期"。

3. 青春期保健
(1) 注意经期卫生及月经异常。
(2) 重视性教育,避免早恋和少女妊娠。
(3) 杜绝不良嗜好,培养健康行为。
(4) 进行营养和心理卫生指导。
(5) 按照年龄进行体格锻炼,以增强体质,促进发育。

(二) 孕期

1. 妊娠期的生理特点
妊娠期间由于胎儿发育的需要,母体发生一系列适应性生理变化。即生殖系统、乳腺、心血管系统、血液、呼吸系统、泌尿系统、消化系统、皮肤、内分泌系统、新陈代谢等十大变化。

2. 妊娠期的心理特点
由于孕妇肾上腺皮质激素分泌增加,孕妇易有情绪波动、烦躁不安、焦虑、悲伤等反应。尤其是孕早期内分泌改变,引起胃肠功能紊乱,妊娠呕吐,导致上述心理变化加重,心理活动平衡失调。

3. 孕期保健
(1) 注意妊娠期营养。
(2) 避免环境有害因素对孕妇和胎儿的不良影响。
(3) 做好孕妇的系统管理,防止妊娠并发症及合并症。
(4) 开办孕妇学校,讲解妊娠及分娩的有关知识。

(三) 更年期

更年期是妇女从生育功能旺盛走向衰退的过渡时期,是一个逐步变化的过程,一般可以分为绝经前期、绝经期以及绝经后期。由于卵巢内分泌减退是逐渐发展的,并有个体差异,一般绝经前期始于 45 岁左右,持续 2~4 年,即进入绝经,绝经后期持续 6~8 年,卵巢分泌日益减少,以至达最低水平。故更年期的全过程约为 8~12 年。

1. 更年期的生理特点

更年期的各种生理及解剖上的变化均与卵巢的功能衰退有关。由于卵巢分泌的性激素特别是雌激素减少,引起机体一些器官的功能产生改变。生殖道、乳房、泌尿道、皮肤与毛发等相继发生变化,月经周期紊乱,经量减少,绝经。同时,由于内分泌平衡失调,导致下丘脑及植物神经系统功能紊乱,可引起血管舒缩功能障碍,骨质重吸收增加可引起骨质疏松等。

2. 更年期的心理特点

更年期妇女由于内分泌功能失调,导致下丘脑及植物神经系统功能紊乱,产生不同程度的临床症状和心理反应。常见的心理反应有:①焦虑;②悲观;③个性及行为改变。

3. 更年期保健

(1) 对更年期妇女进行健康教育和健康咨询,普及更年期生理卫生知识。
(2) 定期体格检查,及时发现与治疗更年期常见疾病。
(3) 防治更年期综合征、更年期忧郁症、骨质疏松等疾病。

二、儿童

根据不同年龄段儿童生长发育过程中所表现的不同特点,可将儿童分为婴儿期(从出生～1岁);幼儿期(1～3岁);学龄前期(3～7岁);学龄期(7岁及以上),各期儿童的身心发育特点及保健问题有所不同。

(一) 婴儿期

1. 婴儿期的特点

由于婴儿期的生长发育比任何时期都快,因此,对能量和蛋白质的要求特别高,否则易发生营养不良和发育落后;进食多,以乳类为主,但消化和吸收功能发育不完善,易发生消化不良和营养紊乱;从母体得到的免疫力逐渐消失,后天获得的免疫力很弱,易患感染性疾病。

2. 婴儿期保健

婴儿期的保健主要有以下几点:合理喂养;定期进行生长发育监测,以便及时发现问题,采取相应措施;按时进行预防接种;根据年龄特点安排适当的户外活动和体格锻炼;结合婴儿一日生活实践,教育、训练由近及远认识生活环境,促进感知觉发展;常见病如小儿营养缺乏症和感染的防治。

(二) 幼儿期

1. 幼儿期的特点

幼儿期正处在刚断奶之后,如不注意饮食营养,则容易发生营养不良。此时,幼儿的神经精神发育迅速,表现在语言、动作明显发展,与成人交往增加,往往表现出违拗性。由于幼儿已能控制大小便,活动范围逐渐加大,发生意外事故和接触感染的机会增多。

2. 幼儿期保健

幼儿期保健主要有以下几点:合理安排膳食;营养充足,食品多样化,以促进幼儿食欲;培养良好的生活卫生习惯;注意进行以促进动作和语言发展为主要内容的早期教育;预防传染病;预防意外事故。

(三) 学龄前期与学龄期

1. 学龄前期与学龄期特点

这两个时期儿童的生长较缓慢,速度平稳,6 岁以后乳牙松动脱落,恒牙长出。学龄前期神经精神发育迅速,语言、动作发展逐渐成熟。免疫系统及消化系统功能逐渐成熟,传染病及消化道疾病减少,意外事故和免疫性疾病增多。学龄前期进入学龄期儿童的环境变化较大,与教师、同学的接触和正规的学习过程影响着儿童的身心发育。

2. 学龄前期与学龄期保健

这两个时期的保健主要有以下几点:合理安排膳食,注意营养素的平衡,避免偏食、挑食、吃零食;学龄前期要开展学前教育,学龄期要创造良好的学习环境;学龄期要安排好作息制度,加强体格锻炼,增强体质;定期进行健康检查,预防疾病及意外事故;通过健康教育和心理卫生教育,预防和纠正行为异常,促进心理健康发展。

第二节 影响妇女儿童健康的社会因素

一、经济因素

经济因素主要通过政府对妇幼保健事业的投入,教育和福利设施,食物营养的供给等途径影响妇女儿童的健康。因此,经济发达的国家,妇女儿童的健康状况优于不发达的国家。据统计全世界每年大约有 50 万孕产妇死亡,平均每天死亡约 1 400 名。其中 99% 的孕产妇死亡发生在发展中国家与不发达国家,这些国家的孕产妇死亡率平均高达 800~1 000/10 万,而在发达国家平均仅为 30/10 万,在欧洲及北美洲的发达国家更低。联合国儿童基金会报道,1991 年加拿大的孕产妇死亡率为 5/10 万,美国为 10/10 万,爱尔兰为 2/10 万。1996 年我国统计资料显示,北京、天津、上海等大城市孕产妇死亡率仅为 22/10 万左右,婴儿死亡率 10‰左右。而云南、贵州、甘肃、青海等经济发展较为落后的省区,孕产妇死亡率在 100/10 万以上,婴儿死亡率 30‰以上。我国安徽省的调查也发现,经济水平低的人群孕产妇死亡高,按 1989—1992 年的经济收入状况,月收入小于 20 元的孕产妇死亡相对危险是月收入大于 100 元的 20.75 倍。一项对 58 个发展中国家的抽样调查指出,在其他条件相同的情况下,人均收入下降 10%,则婴幼儿死亡率上升 2%~3.5%。这些都说明经济发展水平及人们的富裕程度可以影响妇女儿童的健康。

二、文化因素

我国经历了漫长的封建社会,一些封建道德观念如"三从四德"、"男尊女卑"等仍然影响着一部分人的思想观念,尤其是边远、贫困的农村地区,这些封建道德观念影响妇女接受教育,参加社会活动,享受社会保障的权利,影响到妇女的身心健康。目前,在我国农村,妇女往往要承担农活、家务劳动和养育孩子三大重任,劳动时间长、强度大,但得到的营养物质在家庭成员中最少。据世界银行1980年世界发展报告介绍,种种事实表明,在多数发展中国家,妇女得到的伙食占其所需要的比例比男子低。城市妇女也肩负着工作和家务劳动双重负担。有调查表明,女性的家务劳动时间明显长于男性。上述种种状况的形成与人们的道德观念、风俗习惯等有密切的联系。因此,必须提高妇女的地位包括政治地位、法律地位与经济地位,做到妇女与男人在政治上、受教育机会、就业机会、社会价值认同等方面的平等,确认妇女在社会中的作用和妇女生育的特殊价值,才能从道德观念上彻底转变。

三、妇女受教育程度

据资料分析,国内孕产妇的死亡原因主要是产后出血,约占总死亡原因的70%左右。产后出血引起的死亡可以通过做好孕产妇的产前检查工作及产后访视,提高住院分娩率来预防和控制。我国一些地区的研究表明:妇女的文化程度越高,接受产前检查率也越高。妇女的受教育程度不仅影响妇女本身的健康状况,而且影响到儿童的健康状况。美国的研究表明,母亲的文化程度对婴儿死亡率的影响大于家庭经济状况的影响。来自13个非洲国家的1975~1985年的资料表明:妇女的识字率增加10%,儿童的死亡率将下降10%。在25个发展中国家的调查表明:在其他条件相同时,即使母亲仅有1~3年受教育的文化程度,也能使儿童死亡率下降约15%。印度喀拉拉邦的调查表明,当家庭经济状况基本相同时,主妇文化程度高,营养不良者明显减少。如每月收入在250~500卢比的家庭,主妇文化程度高的,营养不良者比例为35%,文化程度低的为84%。因为,受过教育的妇女能使她们自己及其子女享受到合理的饮食、免疫接种、卫生保健及充分地利用卫生服务,因而促进了妇女及其子女的健康。

四、行为因素

影响妇女和儿童健康的行为因素包括吸烟、酗酒、求医行为、性行为及生育行为等。吸烟对健康的危害早已证实,吸烟除了是肺癌等疾病的危险因素外,孕妇吸烟会造成婴儿出生体重减轻、宫内胎儿发育迟缓,孕期缩短、自发流产率增高,妊娠和产时并发症增多,围产儿死亡率增高等。父母吸烟,婴儿的支气管炎和肺炎的发病率有加倍升高的危险。儿童吸烟会出现呼吸道综合征增多,儿童开始吸烟的年龄越早,他们享有健康生活的机会越少,过早死亡的机会越多。据世界卫生组织报告,在许多国家,男子吸烟有减少的趋势,而儿童少年和妇女的吸烟却有增多的趋势。根据1996年全国吸烟行为的流行病学调查,从15岁开始,吸烟率上升,开始吸烟的平均年龄较1984年提前了3岁,男性为19岁,女性为25岁。女性总吸烟率为4.2%,其中年轻女性的吸烟率有上升趋势。值得注意的是女性和青少年受到被动吸烟的危害高于成年男性,且被动吸烟的场所主要是家庭。

求医行为主要是指妇女儿童对医疗服务的利用,包括妇女怀孕之后是否进行产前检查,儿童是否进行计划免疫,接受儿童预防保健服务,患病之后是否及时就医等等。妇女儿童的求医行为要受到母亲的受教育程度,家庭经济状况等因素的影响。在我国农村由于传统的重男轻女的旧习俗,求医行为甚至会受到儿童性别的影响。

不良的性行为可能导致性传播疾病的发生,不但影响妇女的健康,还可能通过母婴传播影响儿童的健康。不良的性行为还有可能通过破坏家庭结构和功能影响妇女和儿童的身心健康。不良的生育行为也会影响妇女儿童的健康。普遍认为,母亲生育时太年轻、生育时年龄太大、怀孕间隔太密、怀孕次数太多等四种情况会增加妇女死亡的危险,生育太多太密也使儿童死亡的机会增加。因此,通过有计划的生育可以促进妇女儿童的健康。我国推行计划生育以来,妇女生育年龄提高,生育数减少,大大减轻了妇女怀孕哺乳的负担,也减少了与妊娠、生育有关的疾病的发生。

第三节 妇女儿童的社区保健服务

一、妇女儿童社区保健措施

(一) 建立和完善社区妇幼保健服务机构

开展妇女儿童的社区医疗保健服务,首先要落实相应的服务机构。我国各地城乡都建有三级妇幼保健网。妇幼保健网是指由妇幼保健专业机构形成的组织系统,在城市,由省、市、自治区(或地、市)的妇幼保健院(站、所)与该级医院的妇产科、儿科构成最高一级,区妇幼保健院(所)与该级医院的妇产科、儿科构成第二级,街道(地段)医院的妇产科、儿科或妇幼保健组构成第三级。在农村,市(县)妇幼保健站(院、所)与市县医院的妇产科、儿科构成第一级,乡镇卫生院预防保健组构成第二级,村卫生室为第三级。三级妇幼保健网是开展社区妇幼保健工作的组织基础。

(二) 开展社区调查

开展社区调查是使社区妇幼保健服务有的放矢,更好得到开展的重要措施。

调查内容包括：

（1）人口状况：包括社区妇女儿童的人口数、年龄构成、文化程度、职业状况、婚姻与生育状况等。

（2）健康状况：包括主要威胁社区妇女儿童健康的疾病及社会卫生问题，妇女儿童不同时期重点疾病，导致疾病的直接和间接的原因，已采取的措施等。

（3）资源及环境：包括：①卫生资源，如提供妇幼保健的卫生机构、卫生人员、卫生服务的种类、经济补偿机制等；②非卫生资源，与妇幼保健工作及妇幼人群健康相关的部门；③社区环境，包括社会环境与自然环境。如社区经济状况、居住条件、文化氛围、交通状况、地理地貌、气象特征等。

（4）卫生服务状况：服务的针对性和公平性、服务的覆盖面（资源的可得性、地理的可及性、服务的完整性）；人们对服务的利用以及对服务的需求和满意度；服务质量与效果；服务人员的素质和态度等。

（三）提供社区妇幼保健服务

根据社区调查的结果，针对社区内妇女儿童的健康状况和卫生问题，以及对卫生保健的需求提供相应的服务。服务的内容在不同的社区有所不同，但主要都应包括以下内容：

（1）健康教育和健康咨询：采用多种形式向社区居民宣传妇女儿童保健工作的重要性，使社区居民尤其是妇女、家长了解妇女儿童在不同时期的健康问题及掌握基本的预防保健方法，并及时解答他们所关心的问题。

（2）青春期性教育与咨询：青春期性教育包括性生理、性心理、性道德三方面内容。应向青少年提供有关生长发育、家庭生活和性问题的精确信息；帮助他们建立自尊，促进对个体差异的理解；鼓励他们做出明智、负责任的决定；减少对性发育的恐惧与焦虑；促进他们与父母进行性问题的交流；努力创造相互信任的人际关系等。

（3）婚前检查与咨询：通过询问病史、体格检查及相关检查，了解男女双方的健康状况，及时发现不宜结婚、不宜生育或暂时不宜结婚的疾病或发育异常，并给予指导和矫正，同时要指导双方掌握受孕时机和避孕方法。

（4）计划生育宣传与技术服务：计划生育宣传包括普及人口理论知识、优生优育知识，进行孕前、孕期教育等。计划生育服务包括向育龄夫妇普及节育知识，提供适宜的避孕药物和避孕工具，使其切实掌握有效的节育措施；提供适宜的人工流产技术和绝育与输卵管复通术；开展节育手术质量管理；开展手术并发症的防治和并发症病人的管理等。

（5）计划免疫：组织社区计划免疫工作的实施，按照儿童计划免疫的程序和方法，进行各种疫苗的免疫接种，处理预防接种可能出现的各种反应，做好免疫接种过程中的各项管理工作。

（6）妇女儿童定期的健康体检：妇女健康体检主要包括常规妇科检查、宫颈涂片检查、白带检查、乳房检查及一些特殊检查等。儿童健康体检主要包括问诊、体格发育测量及全身各系统的检查。

(7) 妇女儿童疾病的防治：主要进行常见妇女病、妇科肿瘤、妇科急症、产科急症、性病、新生儿常见病、小儿贫血、婴幼儿腹泻、小儿肺炎及小儿常见危重疾病等的防治。

(8) 妇女儿童保健系统管理：包括儿童保健系统管理和孕产妇保健系统管理。其目的分别是减少儿童患病率，降低儿童死亡率，增强儿童体质，提高儿童健康水平；以及降低孕产妇和围生儿患病率，降低孕产妇和围生儿死亡率，并提高母婴生活质量。

(四) 建立非正式支持组织

社区保健强调社区群众的有效参与，社区群众在社区保健中具有重要作用，可以在社区中成立一些非正式组织，如老年人协会、妇女小组等以促进社区妇女的有效参与。世界卫生组织指出：没有一个国家能够提供正式的卫生保健及社会服务足以取代非正式支持系统的作用，即使它想做也做不到。非正式组织是社区专业保健机构与社区群众的中介，是社区保健活动中的骨干力量，在传播卫生保健知识、转变人们的行为方面具有重要的作用。

二、妇女儿童保健系统管理

妇女儿童保健的系统管理，在城市以街道或居委会为单位，由所在辖区的医疗保健机构承担，并根据其能力大小实行就近划片包干负责制。在农村依靠三级妇幼保健网络，以乡为单位，乡村配合，实行分级分工负责制。疑难患者转上级医疗保健机构处理。

(一) 孕产妇保健系统管理

孕产妇保健系统管理运行的程序是指孕妇怀孕3个月前检查一次；3个月后每4周检查一次；7个月后每2周检查一次；9个月后每周检查一次。凡经确诊为怀孕的孕妇应填写孕产妇系统管理保健手册，定期到所属医院或社区保健机构进行产前检查。妊娠到36周后持保健手册到医院住院分娩，出院后母婴一同转入社区保健机构进行产后3、7、14、28、42天随访检查登记，发现问题及时处理。如发现孕妇有高危因素时，按高危妊娠专案管理。孕产妇保健系统管理的内容如下：

(1) 健康教育：采用多种形式开展健康教育工作，普及围产保健知识，使群众懂得和掌握各期的保健要求，提高孕产妇的自我保健能力，动员社会和家庭都关心和支持母婴安全工作。

(2) 早孕保健：做到早发现、早检查、早确诊。发现高危妊娠应及时转诊和处理，避免病毒感染和接触有害物质，避免乱用药，建立孕产妇保健卡或围产保健卡。

(3) 产前检查：健全产前检查制度，提高孕12周前检查一次的初检率，高危孕妇酌情增加检查次数。提高产前检查质量，加强对孕妇健康和胎儿生长发育的观察指导，防治妊娠高血压综合征、胎位异常等。认真填写表卡，绘制妊娠图。

(4) 高危妊娠筛查、监护和管理：通过产前检查及时筛出高危孕妇，进行专门登记和重点监护，按其危险程度及早转上级医疗保健单位诊治，并全面衡量其危险严重程度,选择最有利的分娩方式,属妊娠禁忌证者,应尽早终止妊娠。

(5) 产时保健:严格执行接产操作常规,加强产程观察,预防和正确处理难产,提高接生质量,严格掌握手术指征。防治滞产感染、出血、窒息、冻伤,加强高危产妇的分娩监护等。

(6) 新生儿保健:掌握新生儿健康状况,对急危重症新生儿进行重点监护严密观察。正常新生儿要早吸吮、早抱奶、促进母乳喂养。严格消毒隔离制度,防止交叉感染。儿科医生应进产房协助抢救新生儿,产前产后对母亲传授新生儿喂养和护理知识。

(7) 产褥期保健:严格执行产褥期护理常规,防止产褥感染。开展产后访视,指导产褥期卫生,进行新生儿卡介苗初种。

(8) 建立孕产妇死亡及围产儿死亡评审制度:定期对社区内的孕产妇死亡、围产儿死亡情况及原因进行调查分析,找出围产保健工作的薄弱环节,制定改进措施,促进工作的发展。

(二) 儿童保健系统管理

儿童保健系统管理的运行程序,在新生儿期访视 3~4 次,健康体检 1 岁以内每季 1 次,1~2 岁每半年 1 次,3~6 岁每年 1 次,同时要定期进行计划免疫。生长发育监测 1 岁以内测体重 5 次,1~2 岁测 3 次,2~3 岁测 2 次。对发现的体弱儿进行专案管理。儿童保健系统管理的内容如下:

(1) 建立儿童保健系统管理的保健卡(册):婴儿出生后即建立系统保健卡(册),做到一人一卡(册),并交由承担系统保健的机构管理。

(2) 开展新生儿访视:婴儿出生并返家后,由妇幼保健人员到产妇家中随访,作好记录,填写系统保健卡(册)。在新生儿期要求访视 3~4 次,至少应访视 2 次(初访、满月访),对体弱儿应酌情增加随访次数,并专案管理。访视中,了解和观察一般情况外,要进行全身检查,指导合理喂养和护理。

(3) 定期健康体检:儿童在 1 岁以内每季度 1 次,1~2 岁每半年 1 次,3~6 岁每年 1 次,体检时填写保健卡(册、表)。有条件的地方可适当增加体检次数和项目。体弱儿应专案管理。

(4) 定期计划免疫:按照儿童计划免疫,定期进行预防接种,按规定必须接种的四种疫苗是:卡介苗、脊髓灰质炎活疫苗、麻疹活疫苗、百白破三联制剂。以预防结核病、脊髓灰质炎、麻疹、百日咳、白喉、破伤风等 6 种疾病。

(5) 生长发育监测:为了及早发现生长缓慢现象,适时采取干预措施,保证儿童健康成长,要使用小儿生长发育监测图来进行生长发育监测。连续地测量小儿体重,绘出体重曲线,即可动态观察婴幼儿生长发育趋势。要求 1 岁以内测体重 5 次,1~2 岁测 3 次,2~3 岁测 2 次。

(6) 体弱儿的管理:对发现和筛选出的体弱儿要进行专案管理。体弱儿是指低体重儿(出生体重小于 2 500 g)、早产儿、弱智儿、佝偻病活动期、Ⅱ度以上营养不良,中度以上缺铁性贫血,反复感染,以及患先天性心脏病、先天畸形、遗传代谢病等疾病的儿童。对体弱儿要采取针对性措施,定期访视,指导家长正确护理喂养,注意保暖,防治感染等。要督促患儿就医,建立专案病历,制定治疗方案,定期复诊治疗。待恢复正常情况和疾病治愈后,转入健康儿童系统管理。

(7) 健康教育:要采取多种形式,利用各种媒介大力宣传优生、新生儿护理、科学喂养、营养、疾病防治、健康行为等儿童保健知识和儿童优教知识,提高广大群众的保健意识,养成良好的卫生习惯,适时利用医疗保健服务,促进儿童健康成长。

(李宁秀)

第二十一章

慢性病的社区防治

随着社会经济的发展，人们的生活环境、工作环境、生活饮食习惯、医疗卫生服务水平也发生了明显改变，影响居民健康的疾病谱有了显著的变化。慢性非传染性疾病的发病率和死亡率越来越高，已成为我国重要的社会卫生问题。由于慢性病的特点，对其控制应采取以社区为基础的综合防治措施。

第一节 概 述

一、慢性病的特点

慢性非传染性疾病，简称慢性病(chronic disease)，一般来讲是指患病时间长，反复发作，难以彻底治愈，危害较大的一类疾病。与急性病相比，慢性病有以下一些特点：

(1) 发病原因复杂，多种因素综合作用的结果：一般的急性病，尤其是急性感染性疾病，都能找到比较明确的原因，如结核病的病原体是结核杆菌，对结核病的防治重点之一就是控制结核杆菌的传播。而慢性病与此不同，病因没有特异性，常是多种危险因素共同作用或联合作用的结果，如冠心病与肥胖、高脂肪饮食、高盐饮食、吸烟、A型性格等因素相关，但很难确定谁是决定性因素。这就决定了对慢性病的控制必须采取综合性措施。

(2) 潜伏期较长，发病时间不清：危险因素导致疾病需要一定的作用时间和剂量，一般人体每次接触的剂量都很小，因此从危险因素与机体的接触开始到发病，往往需要很长的时间，有时需要十几年甚至几十年。较长的潜伏期给慢性病的预防与控制提供了较好的机会。同时由于危险因素的循序渐进作用，一般也不容易明确慢性病的发病时间，临床上的发病时间往往指初次诊断的时间。

(3) 病程迁延持久，累及多个器官：一般来讲慢性病的病程较长，症状体征迁延不愈，常伴随病人终生。疾病开始常局限于一个特定器官的病理改变，逐渐发展，引起全身性病变，其病理过程一般是不可逆的。因此慢性病是一类危害较大的疾病,除了自身的一些症状和体征外,还有较高的致残率,严重影响病人的劳动能力和生命质量。

(4) 预后较差,诊断治疗费用高:即使现在使用了大量的高精尖诊疗技术,对慢性病的诊断治疗仍然未取得令人满意的效果。临床治疗效果一般都较差,大多数的治疗技术可延缓或暂时控制慢性病的发展,减少残疾的发生或阻止进一步恶化,但慢性病的病理过程很难改变。相反,由于需长时间的医疗指导或康复,加上大量的先进技术的使用,慢性病所消耗的医疗费用越来越大。因而其诊断治疗的成本效益较差,给国家、社会、家庭带来沉重的经济负担。

二、慢性病的危害

(一) 慢性病已成为我国重要的社会卫生问题

我国自20世纪70年代末期开始,居民死因谱逐渐从以传染病为主转变为以慢性非传染性疾病为主,恶性肿瘤、心脏病和脑血管病已成为当前我国居民死因顺位的前三位,慢性病已成为我国重要的社会卫生问题。这在城市中表现得尤为突出。

慢性病患病率和发病率的升高,还导致了城乡居民卫生服务费用的增加。我国城市及县医院中慢性病住院病人占全部住院病人的比例呈上升趋势,1996年住院病人中恶性肿瘤、脑血管病和心脏病病人所占的比例较1990年上升了31%。

(二) 慢性病的致残率较高,严重影响人民群众的生活质量

由于慢性病一般具有不可逆的病理损害,大多数慢性病都有较高的致残率,严重影响病人的生命质量。疾病负担中伤残DALYs可以反映疾病的致残情况。根据世界银行疾病负担的研究,我国1990年非传染性疾病的DALYs为121 248千人年,其中伤残DALYs为60 547千人年,占49.9%;而传染病和寄生虫病DALYs为15 622人年,其中伤残DALYs为5 827人年,只占37.3%;损伤的DALYs为36 712千人年,其中伤残DALYs为12 867千人年,占35.9%。可见非传染性疾病伤残所带来的人年损失明显高于其他两类疾病,并且在疾病总负担中所占的比例也明显偏高。

(三) 慢性病给社会和家庭带来严重经济负担

据卫生部资料,我国平均每一门诊病人医疗费用由1986年的4.4元上涨到1996年的52.5元,每一出院病人住院费用由167元增加到2 189.6元。医疗费用上涨速度过快,主要与慢性病患病率上升和慢性病人均治疗费用增加有关。慢性病病程长,同时可影响居民对卫生资源的充分利用。1994年全国慢性病治疗费用为418.817亿元,同年全国卫生总费用为1 448亿元,慢性病治疗费用占卫生总费用的28.9%。估计2000年慢性病治疗费用将高达1215.697亿元。

三、慢性病社区防治原则

(一)贯彻三级预防思想

根据危险因素与慢性病的关系,慢性病的社区控制应从机体的内外环境中无危险因素阶段开始,直到慢性病导致的死亡结束的整个过程对慢性病进行管理。包括第一级预防、第二级预防和第三级预防。临床上着重于第三级预防,而卫生防病部门重点在第一级预防和第二级预防。在社区应把各层次的预防措施有机地结合起来。无病时控制危险因素,并通过疾病的筛检早期发现和早期治疗疾病,有病时积极进行治疗,防止伤残。一般要求对慢性病进行系统化管理。

(二)个体服务与社区干预相结合

社区卫生服务包括个体、家庭和社区水平等多层次的服务。对慢性病的控制也不例外,既要强调对慢性病人的治疗和预防,也要重视慢性病的群体预防,尤其是危险因素的控制,在人群中实施一些干预措施,往往会取得事半功倍的效果。

(三)采取综合性防治措施

慢性病的发病原因复杂,危险因素众多,需要综合运用预防医学、健康教育、社会医学、行为医学、流行病学、临床医学等学科的理论与方法,采取综合性措施来控制,实践已经证明,单一措施对慢性病的控制效果并不理想。综合措施的应用需要社区卫生人员采取"团队"式的工作方式。

(四)强调对危险因素的控制

危险因素的控制是社区慢性病控制的重要措施,不仅有效,而且成本低。慢性病出现病理损害时,一般难以恢复,加上大多数慢性病的危险因素是人群自创的,因此在慢性病的社区预防中,需把危险因素的控制放在重要地位。在无危险因素时,要加强健康教育,防止危险因素的出现,在有危险因素时,要采取措施,消除和降低危险因素的作用。

(五)注重提高病人的生命质量

由于慢性病的临床治疗一般只能改善病人的症状,或延缓病程进展,而不能改变病理过程。因此,慢性病人社区防治的重要原则就是通过综合性保健措施,提高病人的生活能力,改善病人的心理状态和社会功能能力,以减轻病人家庭负担。

第二节 慢性病社区防治工作的内容

一、健全社区慢性病防治网络

首先需要建立以各级医院、卫生防疫站、健康教育所、社区卫生服务站等机构组成的慢性病专业防治网络。在此基础上扩大卫生部门内与卫生部门外的协作,全社会参与,把慢性病防治工作纳入社区卫生服务之中,并作为重点工作来抓。慢性病防治管理机构由政府组织,卫生系统管理,街道负责执行,社区卫生服务机构具体实施。各级卫生机构职责不同,卫生局为协调领导核心,社区卫生服务机构负责第一级预防、行为干预和慢性病的康复;卫生防疫站或疾病控制中心负责第二级预防,对轻症患者进行早期干预控制,减少并发症;区医院负责第三级预防,对并发症进行治疗,控制其发展,稳定后回社区康复。

社区慢性病的控制要以"团队"的形式进行,"团队"中,要有预防医学与公共卫生工作者、临床医学工作者、社会工作者、家庭医学工作者等。

二、实施标准化健康档案管理

对正常人,从预防慢性病的角度出发,需要建立健康档案,其重点放在危险因素,以便于进行不良行为的监测、干预和早期发现疾病。对慢性病人,健康档案中除了有关危险因素的内容外,重点应放在疾病本身的描述和处理过程。同时,为了有效预防慢性病,不仅要建立个人健康档案,而且也应建立完整的家庭健康档案和社区健康档案。社区卫生人员要对各种健康档案的内容及时更新和充分利用。

慢性病的健康档案一般应包括以下内容:①病人的基本情况,如年龄、性别、职业、文化程度等;②患病情况,如病名、严重程度、病期、治疗处理方法和过程等;③个人卫生、饮食习惯,如吸烟、饮酒、体育锻炼、膳食情况等;④疾病史、家族史、接触史等各种历史性资料;⑤体格检查和实验室检查结果,如身高、体重、血压、血脂、血糖等;⑥生命质量量表测量结果等。

三、进行社区筛查

慢性病早期无明显症状,病程长且预后差,所以做好第二级预防,早期发现、早期诊断和早期治疗特别重要。社区筛查是第二级预防中最常采用的方法。社区筛查(community screening)是指社区卫生人员运用快速诊断、检查或其他技术,有组织地对社区人群进行检查,以早期发现外表正常的"可疑患者"的方法。

筛查的主要目的:①从社区人群中挑选出外表正常的"可疑患者",进行进一步的早期诊断、治疗和追踪观察。②可发现易感人群或高危人群,及时采取相应的预防措施。③了解某种疾病或健康状况在人群中的分布规律。

筛查的疾病特点:①是当地当前重大的公共卫生问题;②对其自然史有较清楚的了解;③早期症状明确;④有进一步确诊和治疗方法。筛查的方法是:快速、经济、有效,使用简便,伤害性少,群众易于接受,同时具有较高的灵敏性、特异性和稳定性,成本低,收益高。

筛查的主要方式有:婚前健康检查、孕妇产前产后检查、儿童发育检查、中老年人体检、专项调查等。筛查项目有测量体重、血压,检测血糖或尿糖、血脂,胸部X线检查,子宫颈涂片,乳房自我检查,癌症信号检查等。筛查结果纳入到人群健康档案后,进一步的追踪检查和及时的临床治疗就非常重要,特别是无明显症状者。筛查出的"可疑病例"需进一步确诊,并给予适当的治疗,必要时可转诊到适当的上级医疗机构。不同的慢性病,选用筛查方法和应用的人群范围不同(表21-1)。

表21-1 常见慢性病的筛查方法及其应用

疾病	筛查项目	应用人群和频率
高血压	测量血压	3岁以上至少每年1次;25岁以上每次就诊时都测量
无症状冠心病	血压、血脂、体重、吸烟、膳食脂肪和胆固醇摄入、体育锻炼情况、精神压力、运动后心电图	45岁及以上
高血脂	血清低密度脂蛋白(LDL)、血清总胆固醇	20~35岁5年1次,35~65岁定期进行
脑血管病	血压、尿糖、血脂、颈动脉杂音、颈动脉狭窄	40岁以上
糖尿病	尿糖、空腹或随机血糖、糖耐量试验	一般人群;怀孕24~28周妇女
乳腺癌	乳房临床检查	40~50岁,两年1次
	乳房X线摄影	50岁以上每年1次
	乳房自我检查	成年妇女月经前后
结肠直肠癌	肛指检查	40岁以上成人每年1次
	大便潜血试验	50岁以上每年1次
	直肠镜检查	50岁以上3~5年1次
子宫颈癌	脱落细胞涂片	有性生活的妇女,1~3年1次,检查正常者65岁后停止
前列腺癌	肛指检查、超声波	40岁起男性每年1次
肥胖症	体重、身高	所有的儿童及成人均应定期测量
缺铁性贫血	血红蛋白或血细胞容积	全部婴儿和孕妇;1~4岁、5~12岁、13~20岁各至少1次;成人每5年1次
痴呆症	问卷法测定认知功能	有症状的老年人
乙型肝炎	测定乙肝表面抗原	第一次产前检查的孕妇

四、建立家庭病床

慢性病病程长,治疗期间长,有的甚至需终身治疗;病人致残后康复时间也长,如果长期住院,所需费用一般家庭承担不起,同时医院也没法容纳所有的慢性病患者。因此只要慢性病患者的病情控制到稳定程度便可出院,其他治疗及定期的追踪医疗指导在家庭病床完成。家庭病床内容包括医疗服务、家庭护理、特殊性康复、心理辅导及社会工作等。故必须是具不同专业知识的人员,才能提供理想的家庭病床服务,全科医生是比较理想的提供者。据估计,70%的慢性病患者,通过家庭病床即可得到满意的照顾。推广家庭病床可以缩短病人住院天数、节省医药费用、避免长期占用床位、家属照料方便,对维持家庭完整性、稳定病人情绪、维持治疗的系统性、减少复发或并发症大有帮助。

五、实施社区干预

在实施社区干预时,首先要确定社区干预的重点。可用流行病学、卫生管理学、卫生经济和社会医学等的方法进行调查分析,并在分析慢性病人健康档案的基础上,确定主要慢性病的各种危险因素及其危害(包括存在的普遍性和严重性)。了解社区现有可以利用的资源,判定各种危险因素的可干预性,以确定优先权。其次,在社区干预重点的基础上,考虑干预措施的优先权和社区内可利用的资源,并按照三级预防的原则,制定慢性病干预计划。干预计划应具有可行性和有效性,其主要内容应包括:干预目的、疾病诊断与评价方法、干预对象与范围、确定干预方法、干预过程的质量控制、实施计划的组织机构、资料整理与分析评价等。在进行社区干预时,应针对疾病的危险因素有的放矢,在覆盖社区全人群的同时,重点对象为高危人群、中小学生、慢性病患者及其家属。

六、开展社区康复工作

在慢性病的临床治疗后或急性期后,在社区提供一些适宜的、及时的康复服务,可控制或延缓残疾的发展,减少残疾带来的生理、心理、社会功能的负面影响,提高生活自理能力和生命质量。社区康复不同于医疗康复。医疗康复在医院中由专业医生进行,注重解决复杂的残疾问题,但受益面小,强调功能康复,忽略作为社会成员的整体康复,且费用高。社区康复是在社区中由社区卫生服务人员进行,不涉及复杂的技术,并充分利用现有的资源,对病人进行康复训练。其目的是使病人疾病好转或痊愈,生理功能得到康复,心理障碍得到解除,使残疾者能更多地获得生活和劳动能力,达到全面康复。因此社区康复是全面康复。慢性病社区康复的主要内容有:

(1) 进行宣传教育,提高社区内各部门对社区康复的重视,制定社区康复的相关政策,同时激发社区居民、病人及其家属参与社区康复的意识。

(2) 以社区和家庭为基础,对慢性病人采取相应的康复措施,包括运动训练、生活自理能力训练、劳动技能训练、语言能力训练、体能训练和物理治疗,以及开展心理咨询、家庭保健及社会服务等,改善生活自理能力和劳动能力,提高其生命质量。

(3) 协调社区有关部门,开展教育康复、职业康复、社会康复,促进全面康复的实现。

慢性病的社区康复应遵循以下原则:①对象需考虑不同种类、不同程度的残疾者;②以病人及其家属为中心,主要场所为患者家庭;③越早开始,效果越好;④应用正确的康复知识和技术。

第三节　心脑血管疾病的社区防治

心脑血管疾病对人群健康危害最大的有急性风湿热、风心病、肺心病、原发性高血压、冠心病、脑卒中等，尤以后三者为最。据 WHO 1997 年统计，全世界每年有 1 530 万人死于心脑血管疾病，占总死亡人口的 30%。近几年，我国心脑血管疾病的死亡率均居前几位。

一、高血压的危险因素

高血压为心脑血管疾病的主要危险因素，控制好高血压可减少 60% 心脑血管病例发生。高血压的主要危险因素如下：

(1) 高钠与低钾膳食：WHO 组织的国际合作 Intersalt 研究证实了高钠低钾与血压升高有关系。

(2) 超重或肥胖：体质指数(BMI)、腰围臀围比值同血压呈正相关。肥胖者患高血压的危险增加 2～6 倍，减重 1 kg，收缩压/舒张压平均下降 57.33/44.00 Pa (0.43/0.33 mmHg)。肥胖还是儿童高血压的重要危险因素。

(3) 遗传因素：高血压为多基因遗传，遗传度约为 60%，其显性受环境因素的制约。

(4) 饮酒：调查表明饮酒量与高血压患病率呈剂量反应关系，戒酒后血压可下降。

(5) 体育活动：在休闲时间坚持有氧运动同血压存在负相关。至少中度强度的和有规律的有氧运动，对预防和治疗高血压均有益处。

(6) 应激：社会心理应激引起的长时间情绪紧张，如内向、压抑、愤怒等负性精神状态，可导致血压升高。物理性应激，如寒冷、高温、噪声或振动也可能引起血压升高。

二、冠心病的危险因素

(1) 高血压：高血压促使全身动脉硬化，使冠心病发病率和死亡率增高。血压升高与冠心病危险呈近似线性关系，并且不随年龄增长而减弱。

(2) 高胆固醇血症：高饱和脂肪、高胆固醇膳食或某种遗传性疾病，可致高血清胆固醇血症，并沉积在动脉壁，引起冠心病。其中 LDL 是危险因素，而 HDL 是保护因素，可用 LDL/HDL 比值预测发病可能性。

(3) 吸烟：吸烟降低氧的利用率，增加血小板黏滞性，损伤动脉内皮，降低

HDL,引起急性心肌梗死、猝死。高血压者戒烟可使心血管病危险下降50%。

（4）糖尿病：糖尿病者脂代谢紊乱，致血清胆固醇升高，并常伴有血压升高、肥胖等，引起所谓的X综合征。糖尿病患者发生心绞痛的RR男女分别为1.6和1.9，发生心肌梗死的RR男女分别为1.5和2.6。

（5）肥胖：肥胖与冠心病有关，是否有不依赖血压、血糖和血脂的独立作用尚不肯定。

（6）体力活动不足：有氧运动能预防冠心病，减少发作。

（7）A型行为类型和应激。

三、心脑血管疾病的社区防治

（一）心脑血管疾病的社区预防策略

通过健康教育，使社区居民知晓心脑血管疾病有关知识和危害，动员全社会参与，因人、因地制宜地采取综合防治对策。包括：

（1）寻求全社会支持，创造有益于健康的社会支持环境。

（2）针对社区居民进行有效的健康教育。

（3）防治工作与社区卫生规划和卫生服务相结合。

（4）充分利用现有的初级卫生保健网络。

（5）采取三级预防的综合措施，及时治疗和管理现患病人。

（6）建立科学的监控与评估系统。

（二）心脑血管疾病的综合预防措施

以心脑血管疾病的危险因素为中心进行综合预防。Victoria宣言中提出心脏卫生的四大基石：健康膳食，不吸烟，有规律的体育活动以及良好的心理社会环境。

（1）参照中国居民膳食指南（中国营养学会，1997）调整自己的日常饮食。通过合理膳食以控制体重，降低血胆固醇。

（2）禁烟限酒。

（3）增加有氧运动，如适宜的体育活动。

（4）控制高血压、高胆固醇血症和糖尿病。

（三）高血压的社区防治措施

（1）对高血压病人进行三级管理，使现症病人管理率达85%；提高其治疗率和服药率，控制率应达40%以上；降低患者行为危险水平，如戒烟、减少脂肪摄入；控制病人的高胆固醇血症、糖尿病、冠心病等。

（2）开辟多种途径的血压监测场所，15岁以上人群至少每年测一次血压者达85%以上，高血压知晓率应达到85%以上。

（3）卫生政策支持，多部门参与，强化健康教育；其目标人群应为高血压病人、中小学生、医务人员、教师及一般居民，使其高血压危险因素知晓率达85%以上。

（4）通过良好的生活方式来降低血压，如减轻体重、减少酒精摄入量、增加体育活动和限制食盐（每日小于6 g）等。

第四节 糖尿病的社区防治

糖尿病(diabetes mellitus,DM)是遗传和环境因素联合作用所致的一种全身慢性代谢性疾病,为体内胰岛素分泌的相对或绝对不足而引起的糖、脂类、蛋白质以及水和电解质的代谢紊乱。糖尿病的患病率逐年升高,近年且有增长加快的趋势,患者年龄趋于年轻化。糖尿病及其并发症不仅影响病人的健康,降低生活质量,同时也给家庭和社会带来沉重的经济负担。

一、糖尿病的危险因素

(1) 遗传因素:II型糖尿病为多基因遗传病,I型糖尿病源自 β 胰岛细胞的破坏,源于与遗传基因相关的自身免疫性。糖尿病具有明显家族聚集性,种族差异也十分明显。随着分子生物学技术的发展,遗传因素在糖尿病的发生和发展中所起的作用将会不断被揭示。

(2) 肥胖或超重:体质指数(BMI)$\geqslant$25,腰围/臀围(WHR)男性$\geqslant$0.90,女性$\geqslant$0.85是II型糖尿病的重要易患因素。我国调查发现男女 BMI>24 者,糖尿病患病率为 23.20% 和 18.05%,而非超重组分别为 4.08% 和 3.66%,标化相对危险度为 2.91 和 2.84;BMI<20 者的发病率为 0.8/1 000人年,而 BMI>40 者高达 72/1 000人年,两者呈线性正相关。肥胖的类型和发生时间也决定糖尿病的发病率。

(3) 体力活动:体力活动影响葡萄糖代谢,体育训练和体力活动可以增加胰岛素敏感性;而体力活动明显减少,如卧床休息,容易导致胰岛素水平升高和糖耐量异常。

(4) 饮食因素:高能饮食是致II型糖尿病增加的重要环境因素。精制糖有增加糖尿病的危险,而膳食纤维却具保护作用。膳食中饱和脂肪酸和某些不饱和脂肪酸的高水平摄入可以增加胰岛素分泌,引起胰岛素的外抵抗,是糖尿病的危险因素。

(5) 高危状况

1) 糖耐量低减(IGT):IGT 系指血糖水平介于正常人与糖尿病人之间的一种中间状态。IGT 患者是 II 型糖尿病的高危人群。研究发现,IGT 诊断后 5~10 年进行复查时,大约有三分之一的人发展为糖尿病,三分之一转变为正常,三分之一仍维持 IGT 状态。

2) 胰岛素抵抗:指机体对一定量的胰岛素的生物学反应低于预期正常水平的一种现象,常伴有高胰岛素血症。胰岛素抵抗是糖尿病高危人群的重要特征之一。

3) 妊娠:研究发现妊娠次数与 II 型糖尿病的发生有关,妊娠次数多者糖尿病阳性家族史多见。妊娠过程中常发现糖耐量异常,尤其是妊娠的中 3 个月和末 3

个月。糖耐量异常随分娩转化为正常,这种现象被称为妊娠期糖尿病。妊娠期糖尿病增加其后代糖尿病患病率。

4) 心血管疾病史:如高血压、冠心病等。许多研究表明高血压病人发展为糖尿病的危险明显高于正常血压者。

5) 病毒感染:I型糖尿病的发病与感染有关,特别是病毒感染。病毒感染后引起自身免疫性胰岛细胞损害。

6) 其他因素:如年龄、文化程度、社会心理因素、经济状况、出生及1岁时低体重、服药史等也可能是II型糖尿病的易患因素。

二、糖尿病社区预防策略

卫生部制定了一系列的政策和措施以控制糖尿病的流行。1995年下发的《1996—2000年国家糖尿病防治规划纲要》,1997年成立卫生部糖尿病专家咨询委员会,1997年将糖尿病列为国家慢性病防治的重点之一,并明确提出糖尿病防治的具体目标、任务、对策和措施,倡导建立健全在卫生部统一领导下的糖尿病三级预防网,从政府、社会和个人三方面采取"预防为主"的综合措施。糖尿病的人群防治范围也从单纯针对糖尿病扩展到同时针对IGT和并发症,手段已从宏观发展到宏、微观并举;已从认识危险因子,发展到采取干预措施降低发病危险,并形成了重视社区防治的态势。

有效控制糖尿病的社区预防应该包括:旨在减少糖尿病发病率的一级预防;通过尽快对高血糖等生化异常的控制,进而减少糖尿病并发症、患病率的二级预防;以及减少或延缓糖尿病并发症致残和早亡的三级预防;理想的防治策略应该把一级预防放在首位。

糖尿病的一级预防策略:①改变现在已知为糖尿病危险因素的生活方式与环境因素;②对可能发展为糖尿病的高危个体或人群采取针对性预防。如减轻体重、控制肥胖和高血压、纠正血脂紊乱等。

糖尿病的二级和三级预防:①及早对糖尿病病人进行干预以改变疾病的过程、延长部分恢复期。②实施干预措施以防止糖尿病的主要并发症和残疾,如心血管疾病、肾病、视网膜病变、神经病变的发生。防治的核心问题是预防或延缓大血管和微血管并发症的发生,降低死亡率和致残率,提高生命质量,而不仅仅是降低血糖。

为系统、高效地控制糖尿病,必须将其纳入心血管疾病、高血压、恶性肿瘤等慢性非传染性疾病的社区综合防治方案内,共同防治,建立、健全社区卫生服务网络。此外,糖尿病及其预防也可以并入现有的初级卫生保健服务中。

三、糖尿病预防措施

(1) 在人群中进行糖尿病健康教育,提高全社会对糖尿病危害的认识,改变不健康的生活方式。教育对象不仅是糖尿病患者和家属,而且是整个社会人群。可采用多种形式对基层医生、患者、学生、居民等进行培训和指导,开设糖尿病专科门诊,加强糖尿病患者的登记和管理,实现群防群治,提高防治质量。内容可包括:

1) 注意控制体重:肥胖和超重是糖尿病肯定的危险因素。肥胖者,尤其是高血压肥胖者,减轻体重就能减少糖尿病的发生。肥胖者应严格限制吃高糖和高脂肪的食物,多吃富含纤维素和维生素的蔬菜和水果,防止能量的过分摄取。

2) 参加适当的体育锻炼和体力活动:经常参加适当的体育活动可以减轻体重,增强心血管功能,从而预防糖尿病及其并发症。

3) 提倡合理的膳食结构:避免摄入过多的能量。可用复杂的糖类取代容易吸收的糖类。膳食纤维(果胶)有益于控制血糖,改善脂蛋白构成,因此多食谷类、水果、蔬菜等食物,减少饱和脂肪酸的摄入。有糖尿病家族史且血清胆固醇高的人尤应注意避免饱和脂肪酸的摄入过多。提倡低脂肪高糖类的膳食结构,糖类可占总热量的50%～60%,限制脂肪占总热量的30%以下,其中饱和脂肪酸、多不饱和脂肪酸和不饱和脂肪酸的比例为1:1:1。

4) 避免服用损伤糖耐量的药物:许多抗高血压的药物有致糖尿病的作用,有糖尿病家族史的高血压病人应慎用降压药物,可采用非药物治疗(控制体重,限制钠盐、饱和脂肪酸、酒精的摄入,增加钾、镁和膳食纤维的摄入,戒烟等)法。

(2) 通过社区服务网络,早期发现隐形糖尿病人和IGT。可通过危险因素调查确定糖尿病高危人群,如:①年龄在40岁以上。②有糖尿病家族史。③肥胖者。④曾患妊娠糖尿病的妇女。⑤娩出过巨大儿的妇女。⑥高血压者。⑦高血脂者。可以采用分阶段筛检,先测定空腹血糖,阳性者再进行口服葡萄糖耐量实验(OGTT)。对筛检的糖尿病病人和IGT,应该进行积极的治疗,控制血糖,预防并发症的发生。治疗包括心理治疗、饮食治疗、药物治疗以及对患者的健康教育。

(3) 对已确诊的糖尿病人进行登记、管理和随访。对患者进行健康教育,鼓励患者积极治疗,控制病情,预防并发症,提高患者的生活质量。

第五节 恶性肿瘤的社区防治

20世纪80年代以来,全球恶性肿瘤发病人数一直呈逐年上升趋势。恶性肿瘤死亡率高,使人类的生存质量降低,期望寿命减少,造成人力和社会资源的损耗,并给患者及其家庭带来巨大的精神损失。因此,恶性肿瘤的防治成为社区卫生服务的重点。

一、恶性肿瘤的危险因素和病因

恶性肿瘤是一种多因素、多效应、多阶段、多基因致病的多病因疾病,其危险因素概括为个人不良的行为生活方式、环境有害因素和机体因素等三方面。

(一) 行为生活方式

(1) 吸烟、饮酒：烟草是致癌的罪魁祸首，含有多种致突变剂和数类致癌剂。吸卷烟可致肺癌(OR 约为 7)，提高肺癌死亡率 10 倍以上。开始吸烟年龄越早，吸烟年数越长，吸烟数量越多，吸入越深，得肺癌的危险性也越大，并有明显的剂量反应关系。戒烟可降低其危险性。饮酒是口腔癌、咽癌、喉癌、直肠癌等的危险因素。长期饮酒可导致肝硬化，继而致肝癌。饮酒和吸烟有明显的协同效应，同时吸烟和饮酒者得某些恶性肿瘤的危险性更高。

(2) 膳食：据 WHO 统计，30%～40% 的男性癌症，60% 的女性癌症与饮食因素有关。胃癌、乳腺癌及结、直肠癌与饮食因素的关系尤为密切。全球性分析显示，动物脂肪及肉类可以增加乳腺癌、结肠癌和前列腺癌的患病机会。精细缺少纤维素的食物，增加结肠癌的危险性。食物中长期缺乏微量元素和维生素 C，可使食管癌和胃癌的危险性增加。黄曲霉菌污染稻谷、玉米后产生黄曲霉毒素，食用后发生肝癌、食管癌的危险性增加。食物的烹调不当，可产生亚硝胺、杂环胺类、多环碳氢化合物和糖醛呋喃类致癌物质。

(3) 饮水：对江苏启东、海门等肝癌高发区的研究表明，饮用沟、塘水者得肝癌的危险性大。这些水中的致癌物包括天然存在的砷酸盐、水氯化消毒过程中产生的大量氯化物。水中的藻类生长繁殖，产生藻毒素，是强致肝癌剂。一些环境污染物也可通过污染水体而致癌。

(二) 环境理化因素

(1) 环境化合物：目前已证实可对动物致癌的环境化学物约有 100 多种，对人类有致癌作用的达 30 多种。环境污染通过对水、空气、土壤、食物的污染进入人体。其中室内空气污染比户外更重要，最常见为氡气，氡与吸烟有协同致肺癌效应。苯并(a)芘类大气污染物与吸烟有联合相加作用，使其致肺癌作用更明显，这可能是近年来肺癌发病率不断升高的原因。

(2) 电离辐射：电离辐射可引起人类多种癌症。紫外线、慢性灼伤、机械性与外伤性刺激以及地理环境等物理因素也与某些癌症的发生有关。如长期日光照射与皮肤癌。

(三) 病毒等生物病因

能引起人类癌症的生物因素包括病毒和一些其他微生物。约有 15%～20% 的肿瘤与病毒等有关。目前认为与人类恶性肿瘤关系较密切的有：EB 病毒与 Burkitt 淋巴瘤、鼻咽癌；乙型肝炎病毒与原发性肝细胞癌；单纯疱疹病毒 II 型与宫颈癌等。

(四) 机体因素

(1) 遗传易感性：欧美妇女乳腺癌的研究表明约有 10%～30% 的病例表现出遗传倾向，进一步的研究表明肿瘤遗传易患性的生物机制可能与抑癌基因、原癌基因、DNA 修复基因、代谢基因和修饰基因异常有关。

(2) 精神因素：特殊的生活史引起的感情和精神状态与癌症的发生可能有关。

如家庭中的不幸事件、过度紧张、人际关系不协调、心灵创伤、家庭破裂等导致的长期持续精神紧张、绝望等都与癌症的发生有关。这些重大生活事件一般都先于癌症起病前6~8个月。个体的性格特征,如忧郁、内向、易怒、孤僻等也与癌症的发生有一定的关联。

(3)其他:个体年龄、性别、免疫和内分泌功能对癌症的发生也有一定影响。随着年龄增长,免疫监测功能降低,致癌因素作用时间又同步增加,恶性肿瘤的发病率也随之增高。内分泌异常与女性乳腺癌关系密切,乳腺癌患者在阻断卵巢功能后病情可缓解。

二、恶性肿瘤的社区防治

(一)恶性肿瘤的社区防治策略

(1)建立一级预防为主,二、三级预防并举的三级医疗防治网,贯彻执行《中国常见恶性肿瘤诊治规范》和《中国常见恶性肿瘤筛查方案》。

(2)政府领导,多部门协作,全社会参与,将肿瘤防治纳入社区卫生服务范畴。

(3)以健康教育为主导,健康促进为手段开展社区恶性肿瘤的综合防治工作。

(4)建立健全居民健康档案。

(5)建立和完善以下5个系统:组织领导、防治网络、疾病监测、专家咨询和有效的评价体系。

(6)加强肿瘤防治的应用性课题研究。

(7)因地制宜地对不同人群、地区采用不同的防治措施。

(二)恶性肿瘤的社区防治措施

(1)一级预防措施:消除和控制恶性肿瘤的危险因素,防患于未然。基因治疗是近几年发现的一种治疗癌症的有效方法,而且是一种应用前途非常广阔的病因治疗方法。

1)检测、控制和消除环境中的致、促癌剂,制定其环境浓度标准,保护和改善环境,治理环境污染。去除或取代职业致癌因素,或限定其使用浓度,提供良好的保护措施,防止接触。对接触致癌因素的职工和居民,要定期体检,及时诊治。

2)使用疫苗接种和化学预防方法,抑制或逆转癌细胞的产生。疫苗接种可防止生物因素引起的致癌效应,如接种乙肝疫苗预防肝癌。化学预防可降低致癌剂的作用剂量和时间,阻止致癌化合物的形成和吸收,防止肿瘤的发生,如维生素类(如叶酸、维生素 A、C、E)、矿物质(如硒、钼、钙)、天然品(如胡萝卜素、硫氰酸)和合成物(如维生素 A、D 衍生物)。

3)改变不良生活方式。在社区劝阻吸烟预防肺癌;提倡性卫生以预防宫颈癌;去除紧张、情绪沮丧等精神心理因素的不良作用;注意口腔卫生防止口腔癌、舌癌等;加强锻炼,增强机体抗癌能力。

4)合理膳食营养,防止食物污染。推广食物的冷冻保鲜,注意饮食营养平衡;减少脂肪、胆固醇摄入量,多吃富含维生素 A、C、E 和纤维素的食物;不吃霉变、烧焦、过咸或过热的食物,少吃腌制及烟熏食物。

(2) 二级预防措施:早期发现、早期诊断和早期治疗癌症病人。包括有筛查,发现和防治高危人群,根治癌前病变,寻找高灵敏的生物标志物,提高诊治能力。研究遗传性易感基因,计算个体危险度,对易感性强的高危人群,应注意定时检查。

烟龄长的慢性支气管炎老年患者,应定时检查,特别注意肺部的变化;40岁以上妇女应推行乳房自我检查,有条件时每年做一次临床检查,应注意月经初潮早、初育迟、绝经迟、肥胖、高脂膳食、有卵巢病史和子宫内膜炎病史的高危人群;有性生活的妇女均应每2～3年做一次宫颈脱落细胞涂片检查。对40岁以上人群定期进行肛门指检等,力求早期发现肠癌患者。通过健康教育,使居民意识到"癌症可预防",认识常见的癌前病变,注意可能发生癌症的一些常见机体变化,并懂得到社区卫生服务部门得到及时的诊治。

(3) 三级预防措施:尽量提高癌症病人的治愈率、生存率和生存质量,注重康复、姑息和止痛治疗。包括对癌症病人提供规范化诊治方案和康复指导,进行生理、心理、营养和身体锻炼指导。

(艾玲保)

附表

常用食物营养成分表（摘自《食物成分表(全国代表值)》）

类别	食物名称	食物/%	热能/kcal	水分/g	蛋白质/g	脂肪/g	糖类/g	膳食纤维/g	灰分/g	视黄醇当量/μg	维生素E/mg	硫胺素/mg	核黄素/mg	烟酸/mg	抗坏血酸/mg	钙/mg	铁/mg	锌/mg	硒/μg
粮谷类	大米	100	346	13.3	7.4	0.8	77.2	0.7	0.6	—	0.46	0.11	0.05	1.9		13	2.3	1.70	2.23
	小麦粉	100	344	12.7	11.2	1.5	71.5	2.1	1.0	—	1.80	0.28	0.08	2.0		31	3.5	1.64	5.36
	玉米面	100	340	13.4	8.0	4.5	66.9	6.2	1.0	—	6.89	0.34	0.06	3.0		12	1.3	1.22	1.58
	小米	100	358	11.6	9.0	3.1	73.5	1.6	1.2	17	3.63	0.33	0.10	1.5		41	5.1	1.87	4.74
豆类	黄豆	100	359	10.2	35.1	16.0	18.6	15.5	4.6	37	18.90	0.41	0.20	2.1		191	8.2	3.34	6.16
	蚕豆	100	304	11.5	24.6	1.1	49.0	10.9	2.9	8	4.90	0.13	0.23	2.2		49	2.9	4.76	4.29
	豆浆	100	13	96.4	1.8	0.7	0	1.1	0.2	15	0.80	0.02	0.02	0.1		10	0.5	0.24	0.14
	豆腐	100	98	80.0	12.2	4.8	1.5	0.5	1.0	5	6.70	0.05	0.03	0.3		138	2.5	0.63	1.55
动物性食物	猪肉	100	395	46.8	13.2	37.0	2.4		0.6	—	0.49	0.22	0.16	3.5		6	1.6	2.06	11.97
	牛肉	100	190	68.1	18.1	13.4	0		1.1	9	0.22	0.03	0.11	7.4		8	3.2	3.67	19.81
	羊肉	90	198	66.9	19.0	14.1	0		1.2	22	0.26	0.05	0.14	4.5		6	2.3	3.22	32.20
	鸡肉	66	167	69.0	19.3	9.4	1.3		1.0	48	0.67	0.05	0.09	5.6		9	1.4	1.09	11.75
	猪肝	99	129	70.7	19.3	3.5	5.0		1.5	4972	0.86	0.21	2.08	15.0	20	6	22.6	5.78	19.21

续表

类别	食物名称	食物/%	热能/kcal	水分/g	蛋白质/g	脂肪/g	糖类/g	膳食纤维/g	灰分/g	视黄醇当量/μg	维生素E/mg	硫胺素/mg	核黄素/mg	烟酸/mg	抗坏血酸/mg	钙/mg	铁/mg	锌/mg	硒/μg
动物性食物	猪血	100	55	85.8	12.2	0.3	0.9		0.8	—	0.20	0.03	0.04	0.3		4	8.7	0.28	7.94
	鸡蛋	87	138	75.8	12.7	9.0	1.5		1.0	310	1.23	0.09	0.31	0.2		48	2.0	1.00	16.55
	牛奶	100	60	88.1	3.1	3.0	5.1		0.7	13	微	0.12	0.16	—	—	114	0.1	0.38	2.50
	带鱼	76	127	73.3	17.7	4.9	3.1		1.0	29	0.82	0.02	0.06	2.8		28	1.2	0.70	36.57
	鲢鱼	61	102	77.8	17.8	3.6	0		1.2	20	1.23	0.03	0.07	2.5		53	1.4	1.17	15.68
	河虾	86	84	78.1	16.4	2.4	0		3.9	48	5.33	0.04	0.03	—		325	4.0	2.24	29.65
蔬菜水果类	小白菜	81	15	94.5	1.5	0.3	1.6	1.1	1.0	280	0.70	0.02	0.09	0.7	28	90	1.9	0.51	1.17
	菠菜	89	24	91.2	2.6	0.3	2.8	1.7	1.4	487	1.74	0.04	0.11	0.6	32	66	2.9	0.85	0.97
	菜花	82	24	92.4	2.1	0.2	3.4	1.2	0.7	5	0.43	0.03	0.08	0.6	61	23	1.1	0.38	0.73
	青椒	82	22	93.0	1.0	0.2	4.0	1.4	0.4	57	0.59	0.03	0.03	0.9	72	14	0.8	0.19	0.38
	黄瓜	92	15	95.8	0.8	0.2	2.4	0.5	0.3	15	0.46	0.02	0.03	0.2	9	24	0.5	0.18	0.38
	西红柿	97	19	94.4	0.9	0.2	3.5	0.5	0.5	92	0.57	0.03	0.03	0.6	19	10	0.4	0.13	0.15
	胡萝卜	97	43	87.4	1.4	0.2	8.9	1.3	0.8	668	0.41	0.04	0.04	0.2	16	32	0.5	0.14	2.80
	马铃薯	94	76	79.8	2.0	0.2	16.5	0.7	0.8	5	0.34	0.08	0.04	1.1	27	8	0.8	0.37	0.78
	柑子	77	51	86.9	0.7	0.2	11.5	0.4	0.3	148	0.92	0.08	0.04	0.4	28	35	0.2	0.08	0.30
	苹果	76	52	85.9	0.2	0.2	12.3	1.2	0.2	3	2.12	0.06	0.02	0.2	4	4	0.6	0.19	0.12
	香蕉	59	91	75.8	1.4	0.2	20.8	1.2	0.6	10	0.24	0.02	0.04	0.7	8	7	0.4	0.18	0.87
	葡萄	86	43	88.7	0.5	0.2	9.9	0.4	0.3	8	0.70	0.04	0.02	0.2	25	5	0.4	0.18	0.20
	香菇	95	211	12.3	20.0	1.2	30.1	31.6	4.8	3	0.66	0.19	1.26	20.5	5	83	10.5	8.57	6.42
	海带	98	77	70.5	1.8	0.1	17.3	6.1	4.2	40	0.85	0.01	0.10	0.8	—	348	4.7	0.65	5.84

续表

类别	食物名称	食物/%	水分/g	热能/kcal	蛋白质/g	脂肪/g	糖类/g	膳食纤维/g	灰分/g	视黄醇当量/μg	维生素E/mg	硫胺素/mg	核黄素/mg	烟酸/mg	抗坏血酸/mg	钙/mg	铁/mg	锌/mg	硒/μg
纯热能食物	豆油	100	0.1	899	—	99.9	0	—	—	—	93.08	—	微	微	—	13	2.0	1.09	3.32
	猪油	100	0.2	897	—	99.6	0.2	—	—	27	5.21	0.02	0.03	—	—	—	0.6	0.06	—
	白糖	100	微	400	—	—	99.9	—	0.1	—	—	—	—	—	—	20	—	—	—
	啤酒			33	0.4				0.4				0.03					0.29	

参 考 文 献

1. 蔡宏道主编. 现代环境卫生学 第一版. 北京:人民卫生出版社,1995
2. 王簃兰主编. 劳动卫生学 第三版. 北京:人民卫生出版社,1992
3. 何廷尉主编. 预防医学与社会医学. 成都:四川科学技术出版社,1995
4. 姚志麒主编. 环境卫生学 第三版. 北京:人民卫生出版社,1992
5. 王翔朴主编. 卫生学 第四版. 北京:人民卫生出版社,1995
6. 刘文魁. 物理因素职业卫生. 北京:科学出版社,1995
7. 何廷尉主编. 社会医学理论与实践. 成都:四川科学技术出版社,1991
8. 陈炳卿主编. 营养与食品卫生学 第四版. 北京:人民卫生出版社,2000
9. 闻之梅,陈君石主译. 现代营养学 第七版. 北京:人民卫生出版社,1998
10. 中国预防医学科学院营养卫生研究所编著. 食物成分表(全国代表值). 北京:人民卫生出版社,1991
11. 陈洁主编. 临床经济学. 上海医科大学出版社,1999
12. 李立明主编. 流行病学 第四版. 北京:人民卫生出版社,1999
13. 郭 清. 社区卫生服务理论与实践. 广州:暨南大学出版社,2000
14. 中国营养学会主编. 中国居民膳食营养素参考摄入量. 北京:中国轻工业出版社,2000
15. 汪向东执行主编. 心理卫生评定量表手册. 北京:中国心理卫生杂志,1993
16. 杨德森主编. 行为医学. 长沙:湖南师范大学出版社,1990
17. 中国预防医学科学院等. 1996年全国吸烟行为的流行病学调查. 北京:中国科学技术出版社,1997
18. CDC. Preventing emerging infectious diseases: a strategy for the 21st century. 1998
19. CDC. Hospital infection control practices advisory committee (HICPAC) practice guidelines. 2000
20. Okeke IN, Lamikanra A, Edelman R Socioeconomic and behavioral factors leading to acquired bacterial resistance to antibiotics in developing countries. EID 1999,5(1):18~27
21. Streiner DL, Striner DL, Norman GR. Health measurement scales: a practical guide to their development and use. 2nd ed. New York: Oxford University Press, 1996
22. Mosteller F and Falotico-Talor J. Quality of life and technology assessment. Washington D C: National academy press, 1989

23. T Abelin *et al*: Measurement in health promotion and protection. WHO, Regional for Europe, Copenhagen, 1987
24. Robbins LC and Hall JH. How to Practice Prospective Medicine. Indianapolis: Methodist Hospital of Indiana. 1974
25. Hall JH and Zwemer JD. Prospective Medicine. Indianapolis: Methodist Hospital of Indiana, 1979
26. Peterson KW and Hilles SB. Handbook of Health Risk Appraisals. 3rd Edition. Pittsburgh: Society of Prospective Medicine, 1996
27. Dunn DL, Applications of health risk adjustment: what can be learned from experience to date? Inquiry 1998;37(2):143~6
28. CDC. health risk appraisal user manual. Atlanta, 1984

郑 重 声 明

高等教育出版社依法对本书享有专有出版权。任何未经许可的复制、销售行为均违反《中华人民共和国著作权法》，其行为人将承担相应的民事责任和行政责任，构成犯罪的，将被依法追究刑事责任。为了维护市场秩序，保护读者的合法权益，避免读者误用盗版书造成不良后果，我社将配合行政执法部门和司法机关对违法犯罪的单位和个人给予严厉打击。社会各界人士如发现上述侵权行为，希望及时举报，本社将奖励举报有功人员。

反盗版举报电话：(010) 58581897/58581896/58581879
传　　真：(010) 82086060
E - mail：dd@hep.com.cn
通信地址：北京市西城区德外大街 4 号
　　　　　高等教育出版社打击盗版办公室
邮　　编：100120

购书请拨打电话：(010)58581118